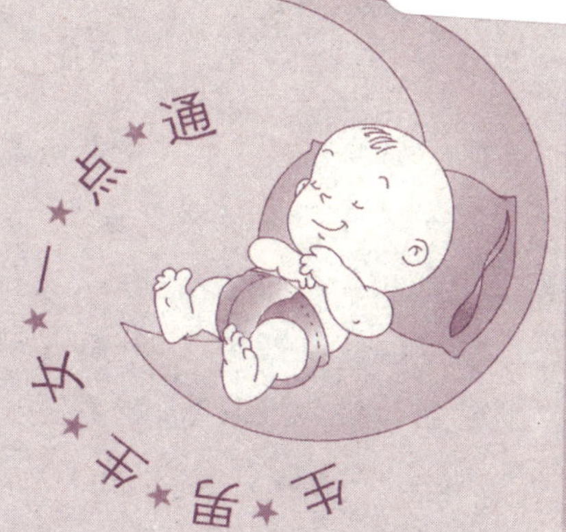

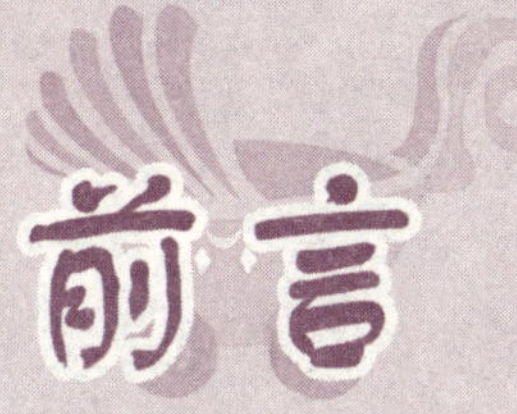

前言

千百年来，人类一直在努力寻找一种能决定孩子性别的方法。民间更是流传着各种稀奇古怪的传说，比如：在床垫下放一把剪子就会生女孩；放一把斧头就会生男孩。迷信而又求女(子)心切的人没少试过，但不见灵验。那么，能不能有选择地孕育出一个优质宝宝呢？选择生男生女的几率是多少？影响生男生女的相关因素有哪些？饮食对胎宝宝的性别有影响吗？想生男孩宜吃哪些食物，忌吃哪些食物？想生女孩宜食哪些食物，忌食哪些食物？为什么阴道酸碱度直接影响生男生女？有助于生男生女的碳酸氢钠冲洗法如何操作……，这诸多的问题一定时时萦绕在你的脑际。

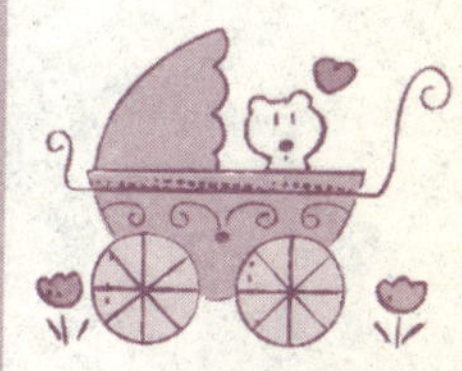

有选择地生育曾经是许多父母的梦想，过去只能祈望“天意”的安排，科学技术发展到今天，有选择地生育已不是什么未知的奥秘，并在多方面给了我们实践的机会。我们知道，自然界的生命体都遵循着一定的遗传规律，人也不例外。因为遗传，有的后代能保持父母的一些优秀特征，而有的却遗传了父母的缺陷，特别是在父母双方都带有不正常基因时，生下缺陷儿的机率会更高。而科学家们经过实践发现人工选择生男生女法可在一定程度上阻断遗传病的传递，为那些深受遗传病困扰的人们提

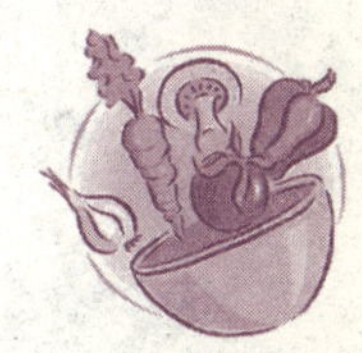

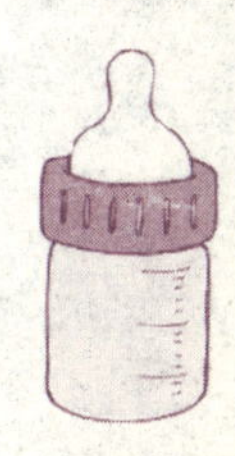

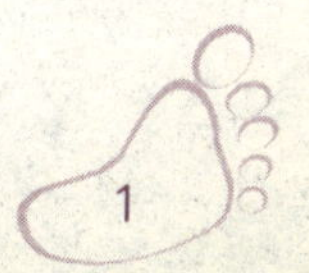

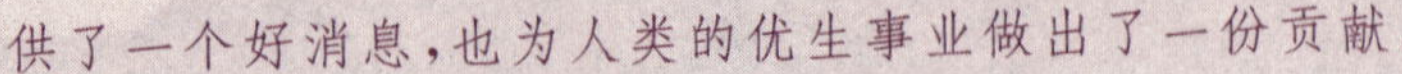

供了一个好消息，也为人类的优生事业做出了一份贡献。

为了让您生出一个健康、聪明的小宝宝，生下一个正如自己期望的“他”或“她”，我们组织有关专家精心编写了这本《生男生女一点通》，本书将就以上问题为您详细解答。

本书寓科学于优生、寓医学于保健，用通俗易懂的语言、科学可信的生活智慧，一目了然地介绍了生男生女的知识准备、生男生女的饮食要求、生男生女的房事要求、孕早期的每月优生方案、孕中期的每月优生方案、孕晚期的每月优生方案、新生儿的护理以及产后保健等。为了深化阅读，我们还在书中穿插了许多生动并且实用的生活小贴士，并以图解的形式进行了生动的阐述，以增加书籍的可读性和趣味性。内容点点滴滴，温情实实在在，细细品味，仔细研究和实践，定会让您心想事成、美梦成真。

本书版式优美、图文并茂，一看就懂，一学就会，不用花钱，就能把专业的优生专家带回家。真可谓一书在手，全程无忧！

编　者

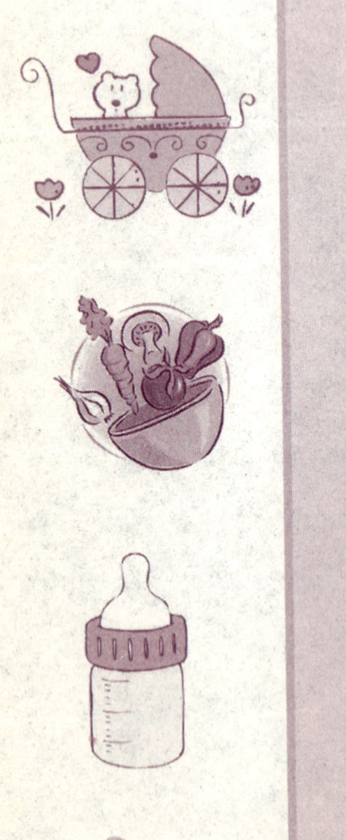

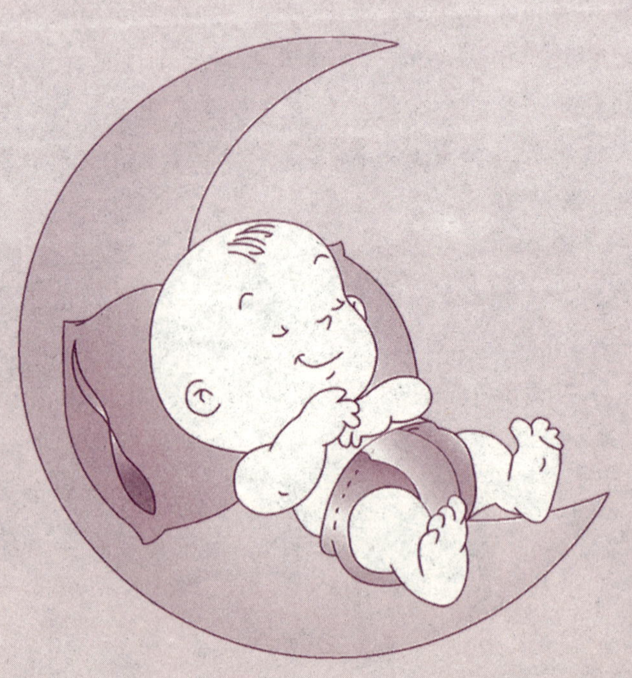

一部最权威的怀孕百科 · 一部最实用的优生宝典

Yidiantong

生男生女一点通

吴利平 李艳秀/编著

中医古籍出版社

图书在版编目（CIP）数据

快乐孕育一点通/吴利平，李艳秀编著．—北京：中医古籍出版社，2007.4

ISBN 978－7－80174－500－2

Ⅰ．快…　Ⅱ．①吴…②李…　Ⅲ．①妊娠期－妇幼保健－基本知识　②婴幼儿－哺育－基本知识　Ⅳ．R715.3　R174

中国版本图书馆CIP数据核字（2007）第031502号

快乐孕育一点通

生男生女一点通

编　　著：吴利平　李艳秀

责任编辑：石　玥
封面设计：胡椒设计
出版发行：中医古籍出版社
社　　址：北京东直门内南小街16号（100700）
印　　刷：北京集惠印刷有限责任公司
开　　本：710mm×1000mm 1/16
印　　张：24
字　　数：250千字
版　　次：**2015年1月第4版　2015年1月第1次印刷**
印　　数：0001～3000册
书　　号：ISBN 978－7－80174－500－2
定　　价：26.80元（全套134.00元）

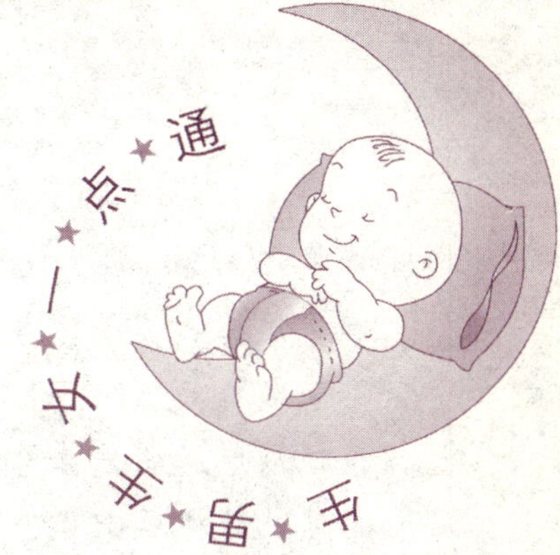

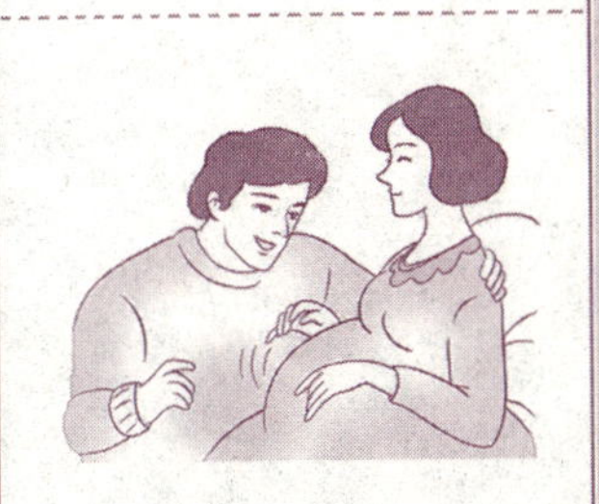

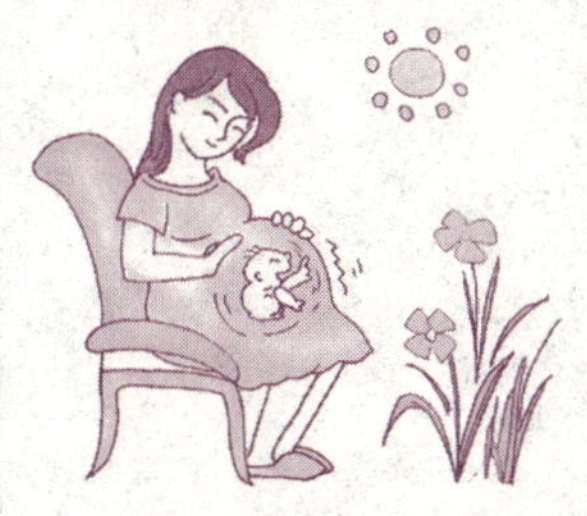

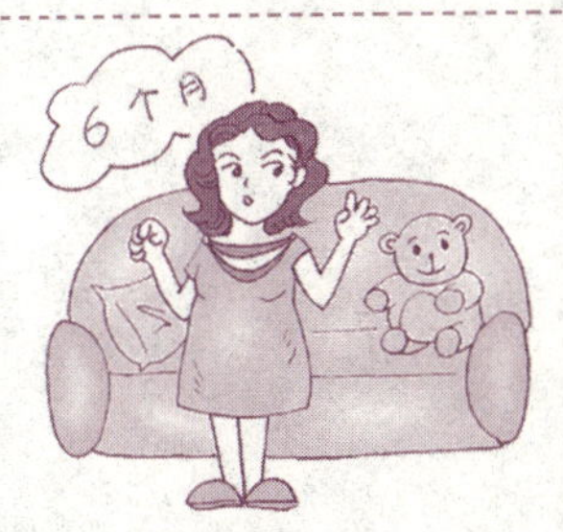

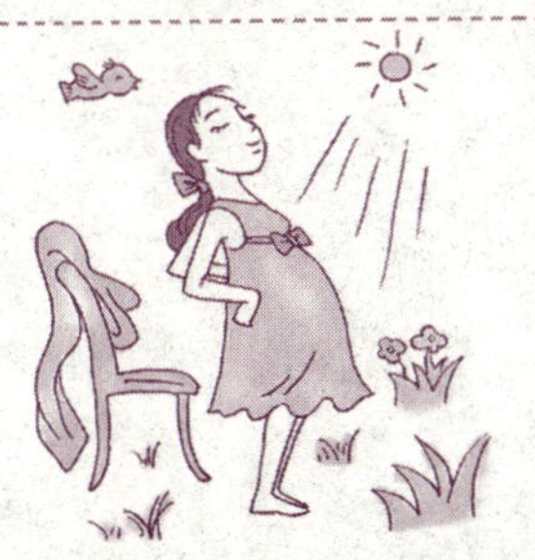

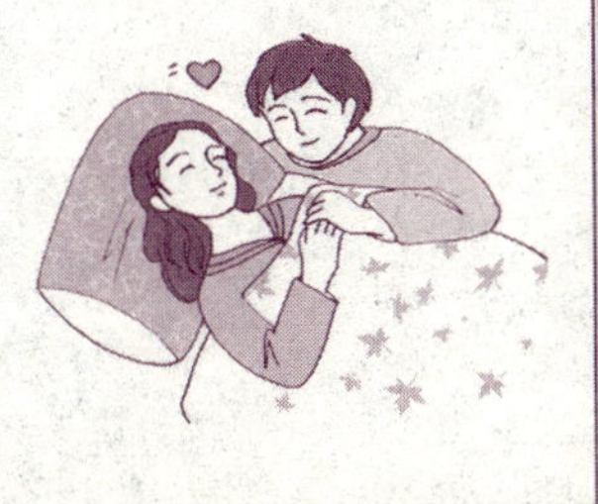

目录

第一章　龙子凤胎，生男生女的孕前准备

第二章 生男生女,小食品里有"大文章"

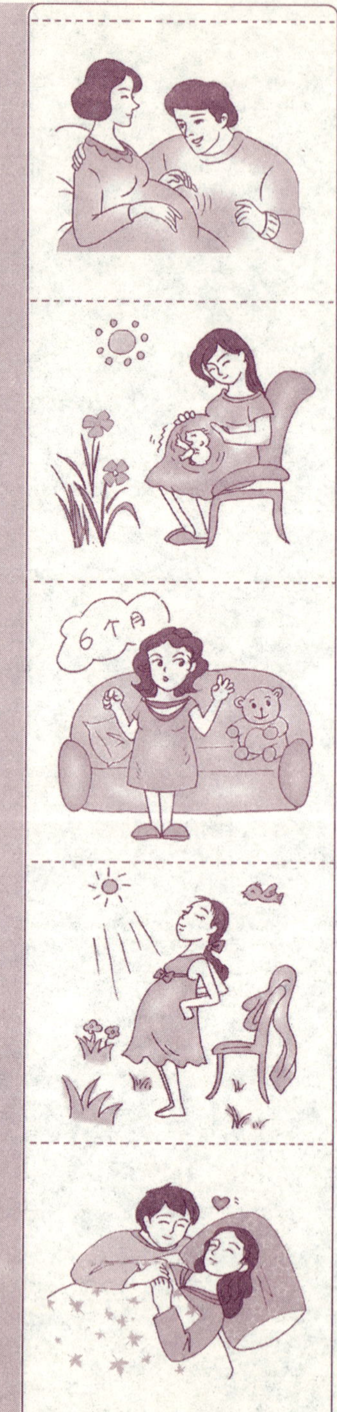

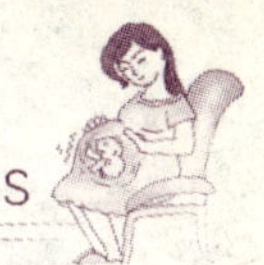

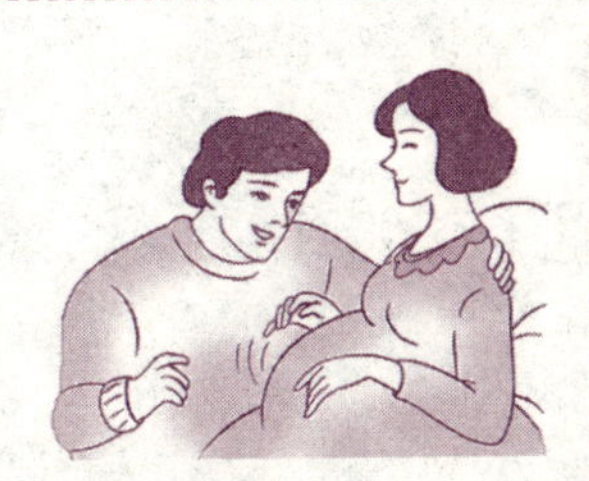

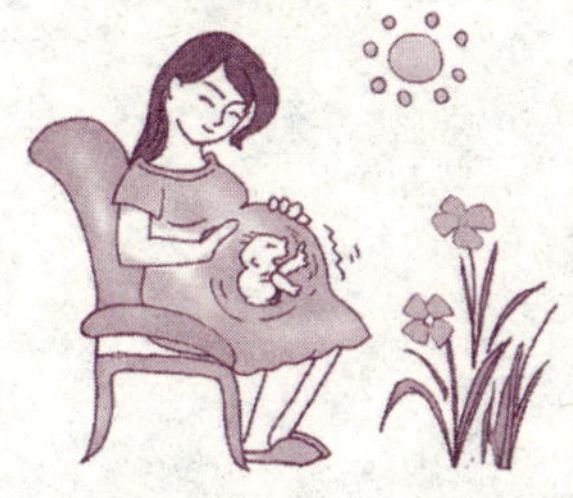

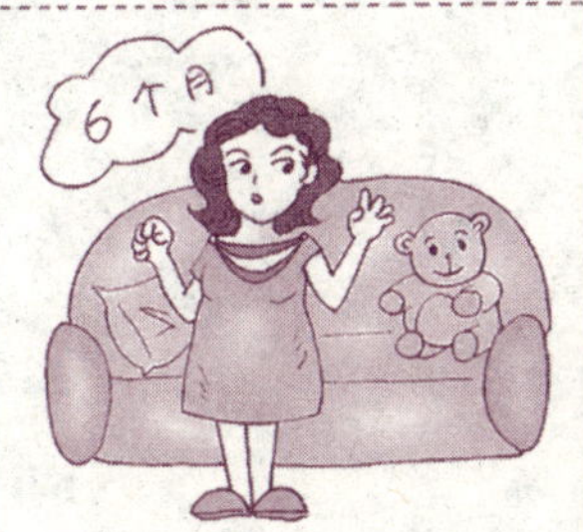

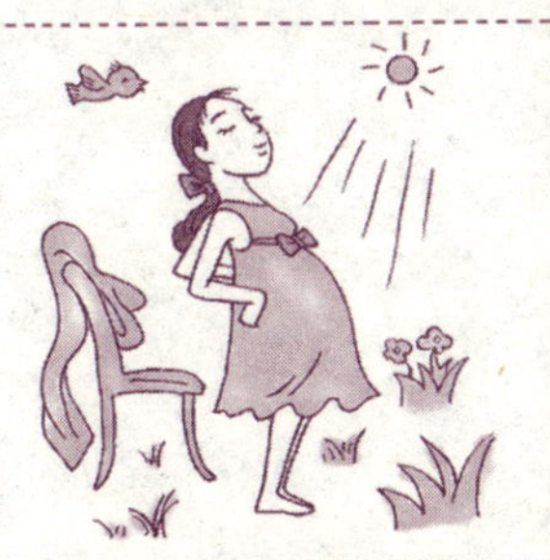

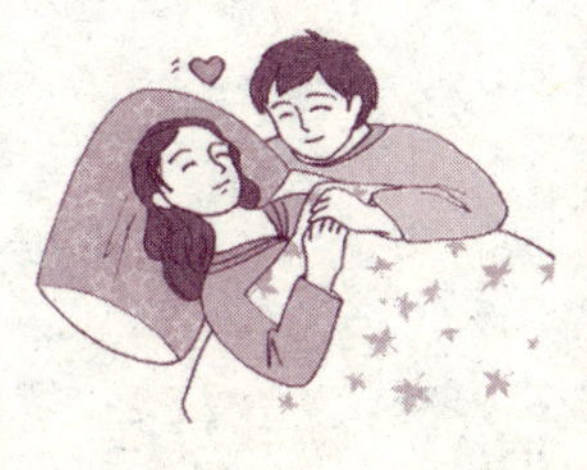

第三章 性别抉择，房事中蕴藏“大学问”

第四章 优生是关键:孕早期的每月优生方案

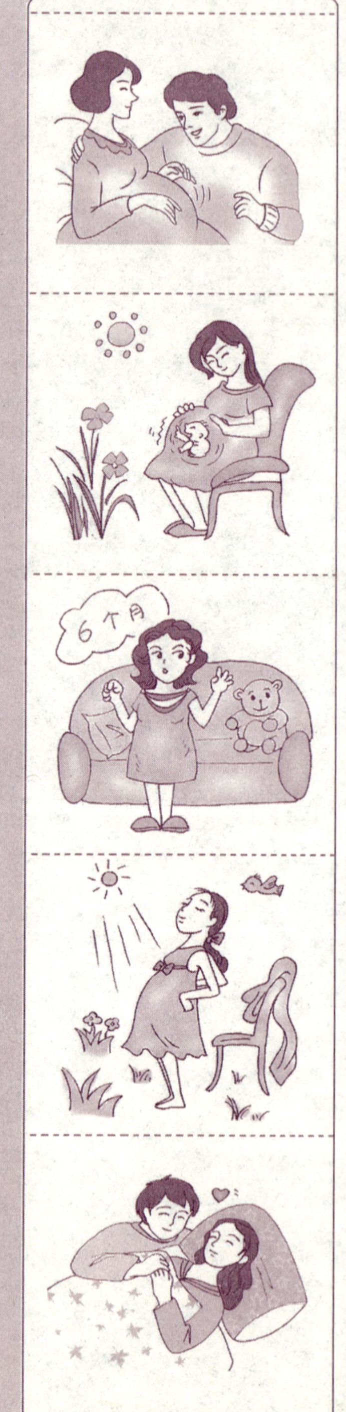

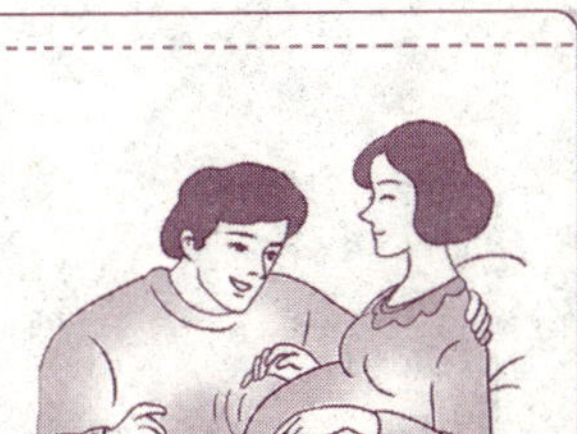

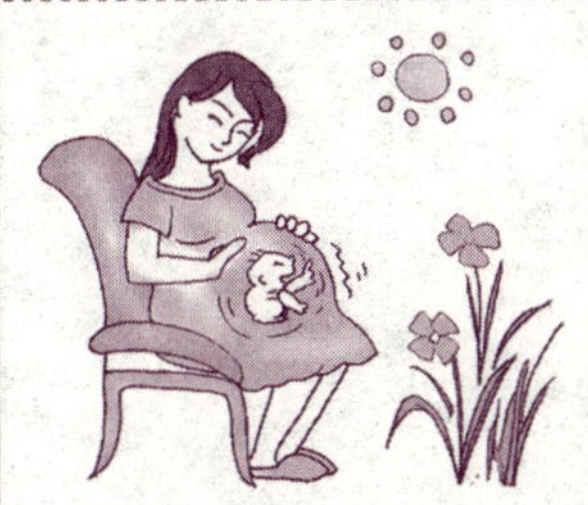

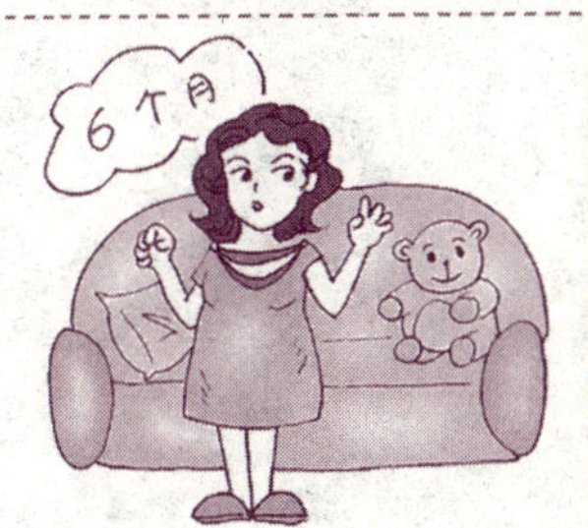

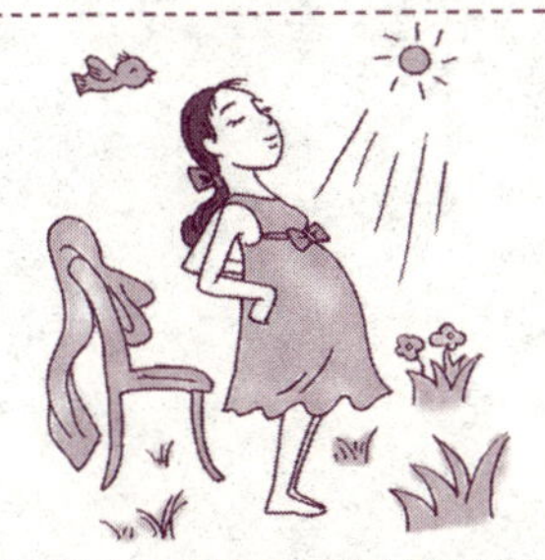

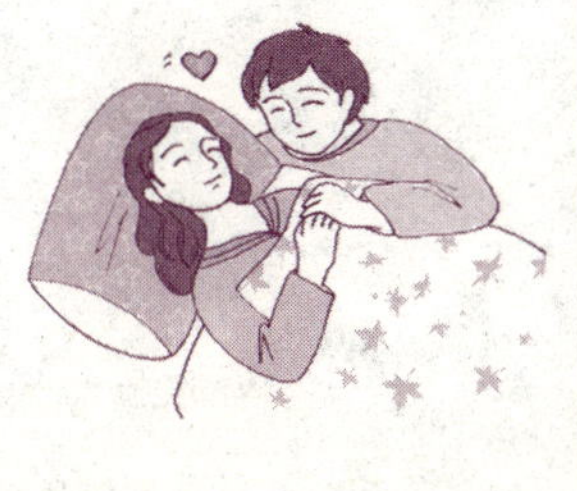

第五章　优生是关键：孕中期的每月优生方案

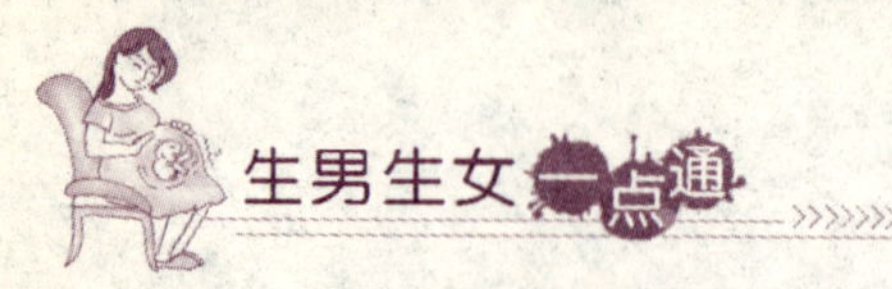

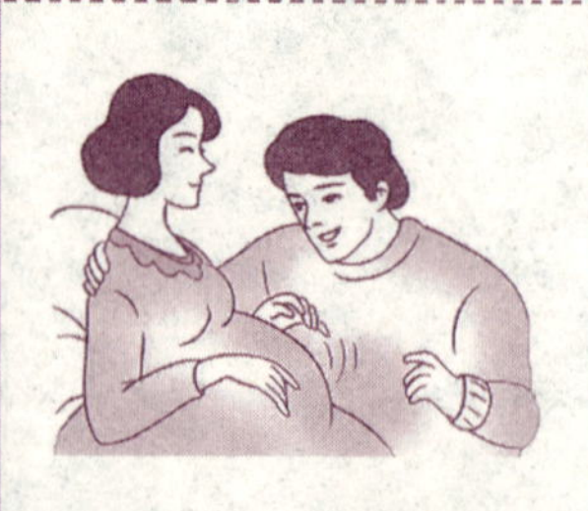

第六章 优生是关键:孕晚期的每月优生方案

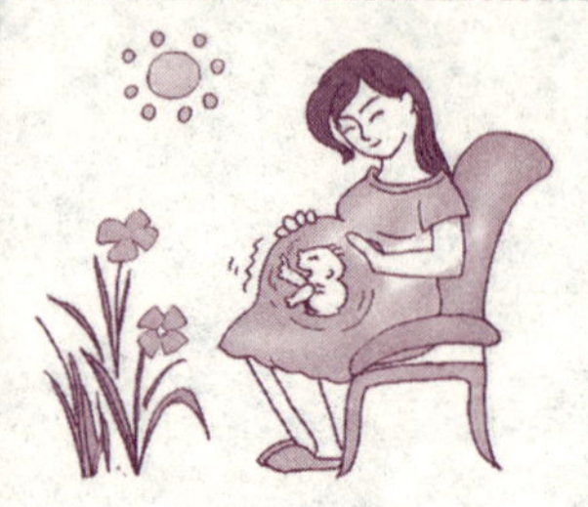

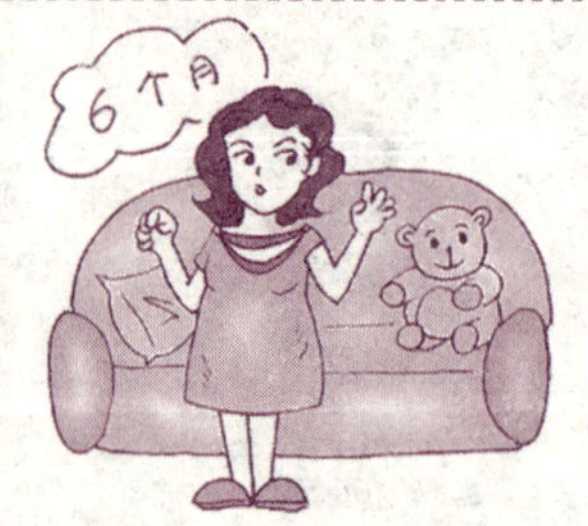

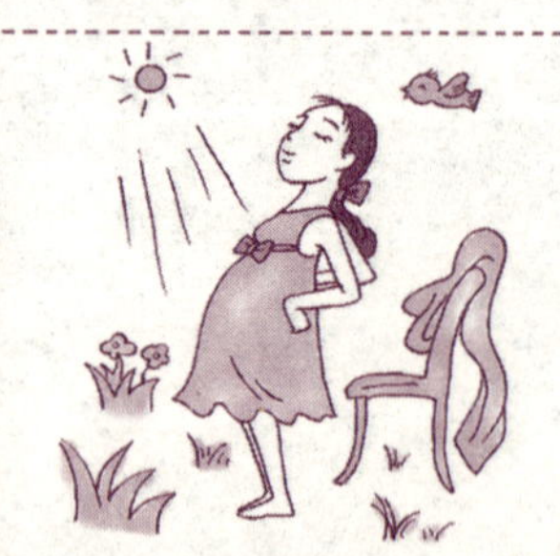

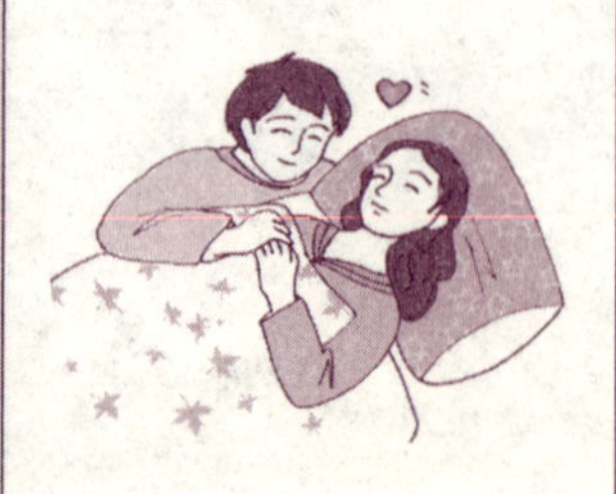

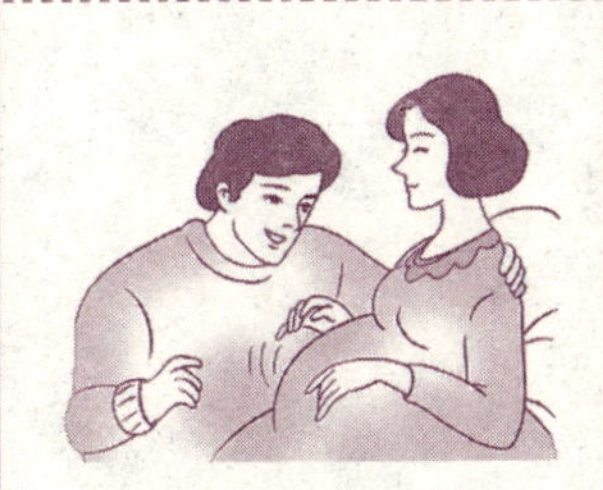
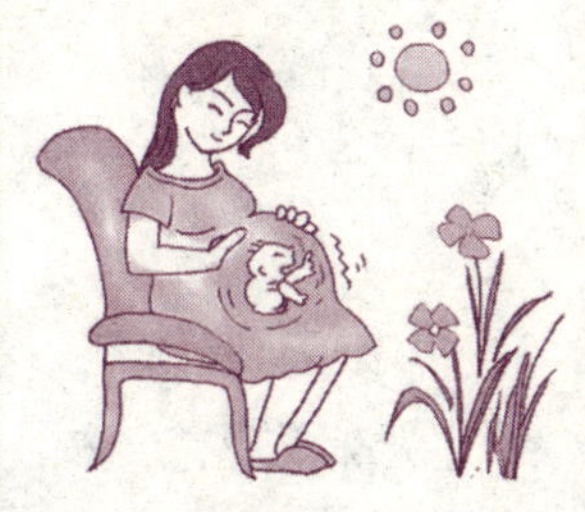
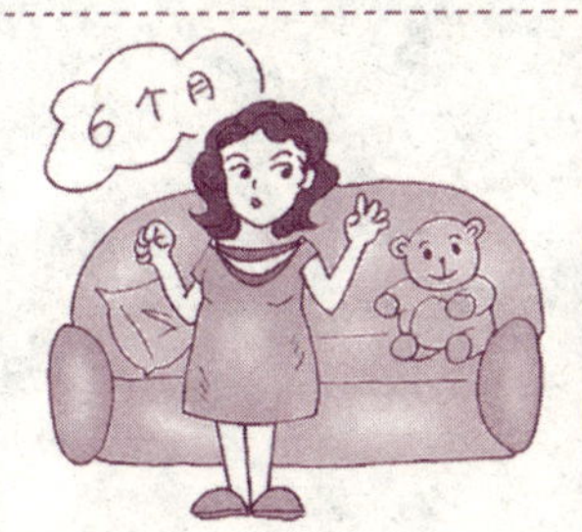

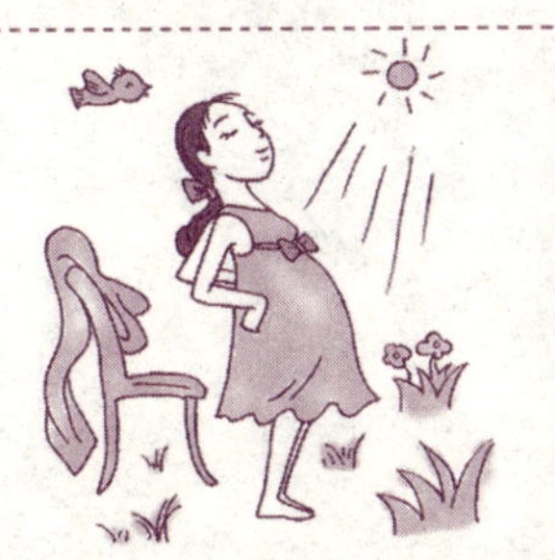
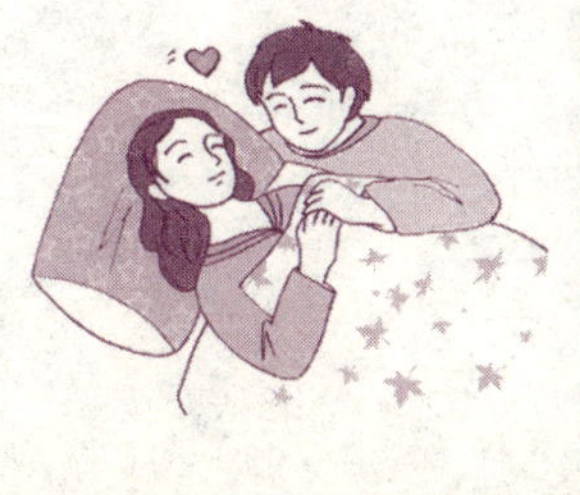

第七章　如愿以偿:爱你,亲亲我的宝贝

第八章 产后恢复:新妈妈的调养细节

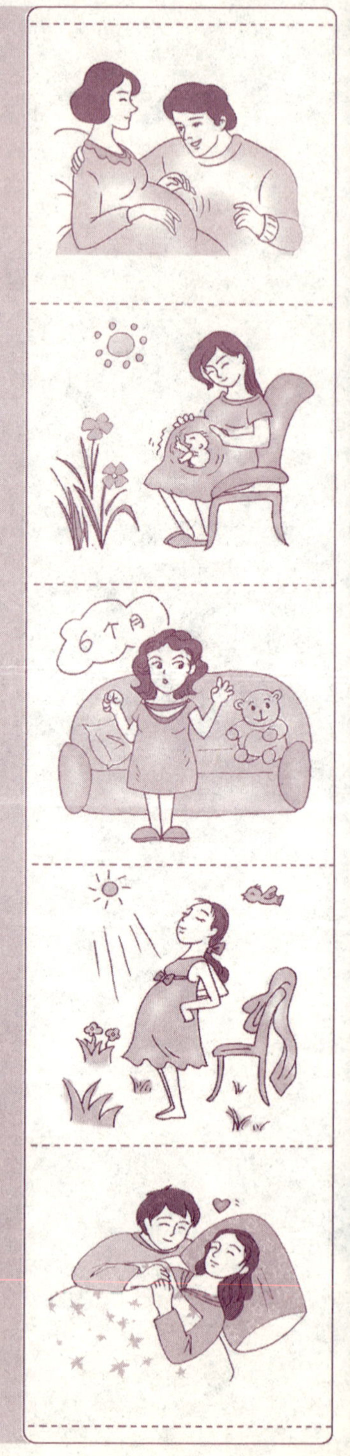

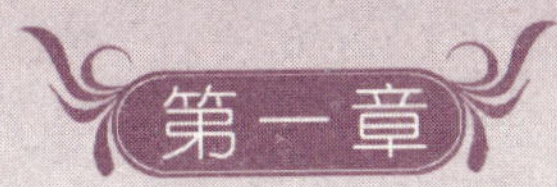

第一章

龙子凤胎，生男生女的孕前准备

不一样的孕育，不一样的未来。家长如此，宝宝亦然。不仅男性与女性在嫁娶、社会角色定位等方面不同，还与疾病等遗传有关。正是从这个意义上讲，十月怀胎对生男生女的关注，就远不仅是单纯的性别选择，还关系到宝宝的健康和未来。如何才能按“计划”生育，遂了夫妻的心愿，孕前该掌握哪些基本的孕育知识，又该做哪些准备工作呢？这里为你揭开神奇的孕育之旅。

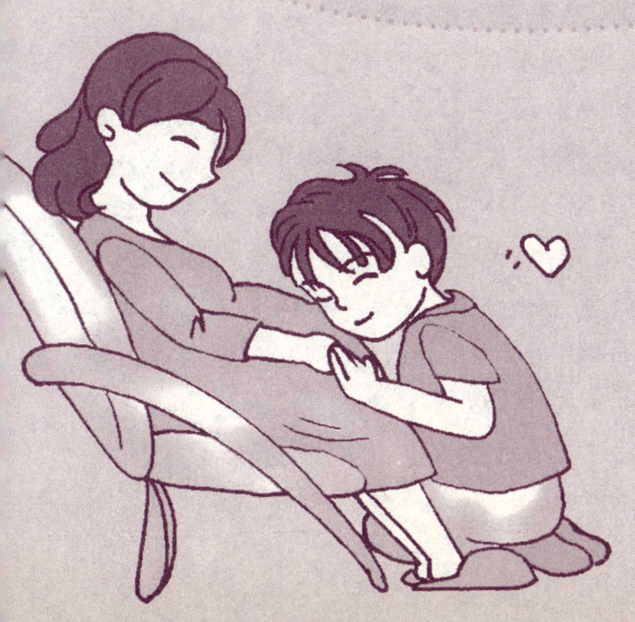

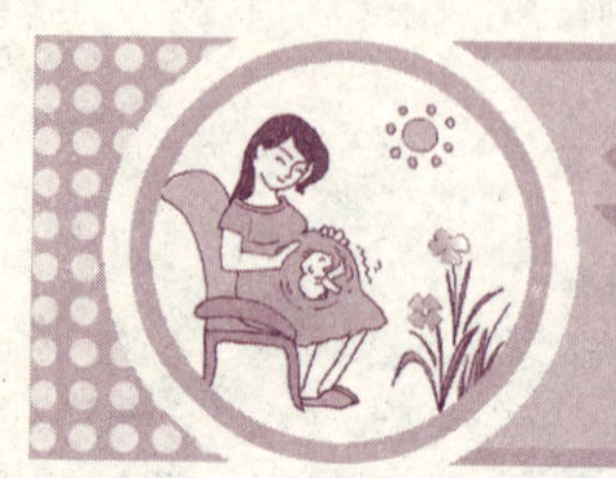

精子，卵子：关于性别那些事儿

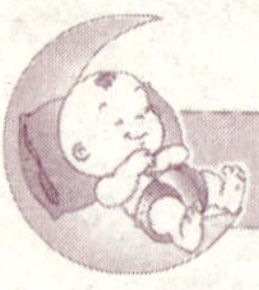

揭开神奇但不神秘的孕育之旅

一个新生命的诞生何其神奇，他(她)通常始于一对相爱且有生育能力的男女，在身体亲密接触之际。简单地说，孕育包括受精、受精卵的发育、运送和着床、成胎和出生，这就是受孕和生育的全过程。而人的生命则是从一对生殖细胞的结合开始的。

成熟的卵子自卵巢排出后，被输卵管伞端吸入到管腔内，在这时夫妻如有性行为，数以亿计的精子就会进入阴道，争先恐后地游向子宫，其中一部分“先锋”快速到达输卵管壶腹部与卵子相遇。这一过程，对精子来说是非常困难的，它要克服前进途中的道道险关，如阴道酸碱度、宫颈粘液的稀稠度及输卵管纤毛的摆动，这些都会影响精子的前进及寿命，因此在长途跋涉中，大批精子死亡，仅有少数精子到达目的地。这些精子围绕着一个卵子，从精子顶部分泌出来的酶活跃起来，溶化卵子的透明带，其中只有1个精子深入到卵子内，其余均被拒绝于外。精子和卵子结合成受精卵，经过一分为二、二分为四的细胞分裂，新的生命开始了。受精卵一边分裂，一边缓慢将身子移入宫腔内，受精卵上分泌出来的蛋白酶，用3～5天的时间，把子宫内膜溶化出一个小缺口，然后进入到子宫内膜，这就叫着床。从此胚胎就在这里与母体血肉相连，并逐渐发育成长为胎宝宝。

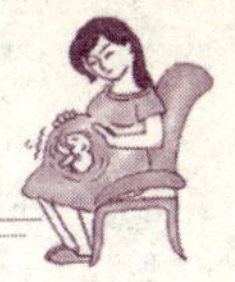

女性怀孕后，她的子宫内膜就成为胎宝宝所必需的生存环境。女性怀孕的征候是她自己可以觉察到的。一是月经停止；二是乳房肿胀，触摸时有疼痛感。接着还会出现不同程度的妊娠反应，即早上起床时觉得不舒服，有恶心、呕吐现象，或厌恶某种食物，或比平时更易疲劳和瞌睡。

胎宝宝在母体内，一般要生长266天，如果从前一次月经来潮算起，要发育280天。胎宝宝在母体内的发育一般要经历三个时期：第一个时期为1～13周，长度可达10厘米，但还看不出其性别；第二个时期为14～25周，身体长到25～30厘米，全部器官都可以看出来了，但此时如果早产，成活率只有10%；第三个时期为26～38周，胎宝宝体重可以达到4～6千克，身体各器官都长成，皮肤上的绒毛全部脱落，准备出世。

足月的胎宝宝一般由母亲子宫收缩经过阴道推出体外，这是“自然分娩”。分娩过程中，母亲要经受1至数小时的阵痛。有的母亲因身体的种种情况，难以进行自然分娩，就需要与医生商量后实施“剖腹产”的外科手术，即胎宝宝不经阴道而直接由腹部开口取出。

由此，我们知道了父母创造生命的奥秘，还懂得了生命的来之不易，因此，每个人都要衷心感谢双亲，尊敬双亲，珍爱自己，珍惜生命。

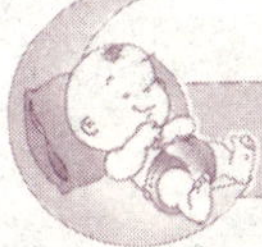

生男生女都一样，选择只为优生

从古至今，希望生男生女的理由有很多，在受“不孝有三，无后为大”观念影响的地区，想生男孩的人占绝大多数，他们的目的就是传宗接代。但是在本文中讨论的有关孩子性别的控制，主要是从生物学、遗传学的角度出发，目的就是为了避免如色觉异常、血友病等一类的“性连遗传”。

所谓“遗传”，就是子女承袭父母的特质，例如脸长得像父亲或母亲，发质和肤色也与父亲或母亲类似，这都是遗传。而性连遗传就是与性别密切相关的遗传现象。

由性连遗传所造成的疾病代表就是血友病、色觉异常(色盲)、夜盲症、肌肉萎缩症等。这些疾病或症状都是经由遗传传给下一代。因疾病的不同,可能只有男孩或女孩会发病,也许成为带原者……症状的出现方式各有不同。所以,如果生女孩会出现性连遗传的话,那么改生男孩就能够消除异常的遗传。

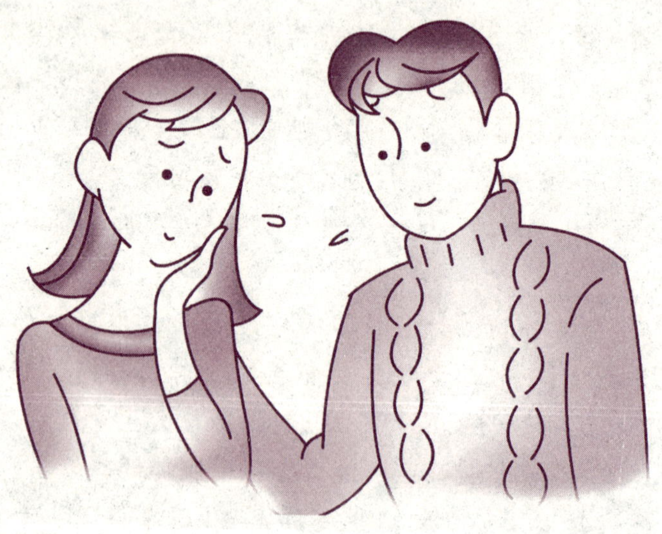

从避免伴性遗传的观点来看,除妇产科医生对孩子性别的控制表示了极大的关注以外,还有眼科医生对孩子性别的控制也表示了极大的兴趣。如已故的日本千叶大学名誉教授铃木宜民,以眼科医生的立场,很早就提出建议说:“巧妙使用生男生女法,就能避免色觉异常的遗传。”

日本铃木教授认为红绿色觉异常这种性连(与X染色体有关的)遗传性疾病患者,占全体男性的4%～5%。虽然“色觉异常”的遗传因子并没有影响健康,可是在大学考试时会受到限制,或者是无法自由选择职业,因此希望这类遗传因子尽量不要留在子孙的身上。

不只是色觉异常,利用孩子的性别控制还可以完全消除其他性连遗传造成的疾病,或是减少因遗传造成的不幸。

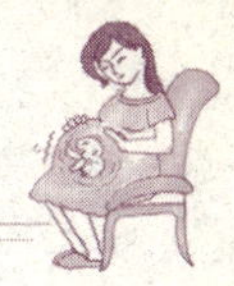

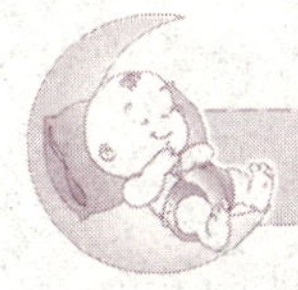

决定性别，性染色体说了算

小品《超生游击队》有这样一个片断：在小品中，黄宏埋怨宋丹丹不争气，接连生了三个女儿，宋丹丹却说："生男生女大老爷们是关键。"日常生活中也不乏这样的事情发生。由于多年来封建思想的影响，有些人认为不生儿子就是女方无能，于是未生儿子的女性就会遭到爱人或公婆的另眼相待。那么，生男生女究竟是由谁决定的呢？果真是女方无能吗？随着科学的发展，知识的增长，人们逐渐认识到生男生女并不是女方无能，而是由父母双方的性染色体决定的。

我们知道，男女的性别，是在经由性交、受孕的瞬间决定的。正确地说，性别是在卵子和精子受精时性染色体的组合来决定的。为什么这么说呢？人的细胞中有46条染色体，可配成23对，其中22对是男女相同的，而有1对染色体则男女有别，这对染色体与性别直接有关，叫作性染色体。女性的性染色体大小、形态相同，称X染色体；男性的性染色体中一条与女性X染色体相同，另一条极小，称Y染色体。在生殖细胞形成时，染色体发生分离，数目减半，两条性染色体分别进入不同生殖细胞中。母亲的两条X染色体分开，进入不同的细胞，所以卵细胞只有一种，即22＋X，但父亲的两条染色体分开，进入不同的细胞，除了有22＋X(称为X型精子)外，还有一种即22＋Y(称为Y型精子)。在受精过程中，精子和卵子随机结合，若X型精子与卵子结合成受精卵，受精卵核型为44＋XX，发育成女孩；Y型精子与卵子结合，受精卵核型为44＋XY，发育为男孩。因此，生男生女并不是女方的责任，不要责怪女方，当然也不可责怪男方。

性染色体XX和性染色体XY之所以能够决定性别，是由于在这些染色体上存在有控制性别的基因。无论是男孩还是女孩，在它们的胚胎早期都不能辨认出来。早期胚胎既不是女性，也不是男性，而是中性。胚胎内存在两种性腺，一种是外层组织即皮质，另一种是间质组织即髓质。此外胚胎内还存在两套导管，苗勒氏管和午非氏管。在正常性分化过程中，这两种性腺只有一种发育正常，继续存留，而另一种则逐渐退化而消失。如果这个胚胎存在两条XX染色体，胚胎中性腺皮质部分就大大的发展起来形成一个卵巢，苗勒氏管变成女性的输卵管、子宫和阴道的上端，而髓质部分就逐渐退化消失，胚胎最后发育为女性。待青春期有乳房发育、月经、外阴、子宫输卵管等女性特征。如果这个胚胎有一条Y染色体和一条X染色体，性腺的皮质部分就停止发育，而髓质部分大大发展起来，形成睾丸，午非氏管最后形成尿道、阴茎、阴囊，发育成一个男性。待青春期可出现喉结、长胡须、精子形成等男性特征。如果性染色体的功能出现障碍，就不能形成一个完整的性腺，因而导致性畸形的发生，如“中性人”、“阴阳人”等。

TIPS

生活小贴士

人们经过长期地研究和实验，还发现决定性别的男性X型精子和Y型精子具有不同的特性：男性X型精子活动力弱，“行动”慢，但生存时间较长，而Y型精子活动力强，游动性快，寿命稍短一点；X型精子喜酸性环境，Y型精子则喜碱性环境……于是，人们就根据它们的这些特点而采用一些方法来达到人工控制性别的目的。

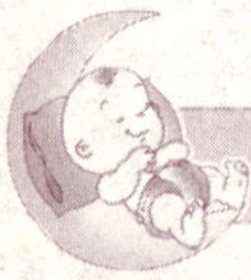

阴道酸碱度直接影响生男生女

孕育是一项神奇而伟大的工程，任何一个新生命的诞生都犹如天使来到人间。生男生女只是为人父母最初的企盼。从优生的角度来讲，生男还是生女都是一样的，关键是要优生，以得到一个健康、聪明的宝宝。而人为控制性别是为了阻断遗传病，一般都是在怀孕后才进

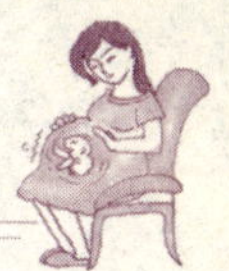

行检查证实的。那么，能不能通过在怀孕前采用某种措施，来决定生男生女呢？这个问题一直以来都是一个值得探讨的问题。人类长期以来一直研究生男生女的策略，至今没有明确的定论。但是，医学界得到了共识，那就是正确利用阴道酸碱度变化，对生男生女的选择有着促进作用，而且成功率约在80%左右。

生理学认为，阴道是从阴道入口到子宫为止大约9厘米的部分，其内部有粘膜覆盖，皱褶很多，为了防止病原菌侵入，阴道一般情况下是酸性的。而精子讨厌酸性，射精后，精子进入阴道时活动变迟钝，但具体到X、Y，它们对酸性的反应又有所不同。如果待在酸性液中同样的时间，则Y比X更早更快丧失活力。接近排卵日时，子宫颈会分泌碱性粘液。Y的活力更容易得到激发，容易生男孩。离排卵日稍远时，X比较有元气，容易生女孩。

简单理解就是阴道呈碱性有助于生男孩，反之，阴道呈酸性则容易生女孩。一般来说，阴道是呈酸性的，要想改变其酸碱性，就要学会给它沐浴。在国外，用重碳酸纳溶液冲洗阴道一直是催生男孩的经典方法，而用醋酸溶液冲洗阴道则是催生女孩的经典方法。具体的使用方法，我们会在以后的章节中具体介绍。

重碳酸钠溶液和醋酸溶液在医院都可以买到。醋酸溶液还可以自己做，买一瓶白醋，用5%的浓度配制醋酸溶液，即1升水中加50毫升白醋，再用阴道冲洗器进行冲洗就可以了。

TIPS

生活小贴士

要想按照自己的意愿选择宝宝的性别，女性朋友们可以试试改变你的阴道酸碱度。但是，这种方法也并非百试百灵，只能作为参考。毕竟生男生女是个世界难题，不是一瓶药水就能搞定的。

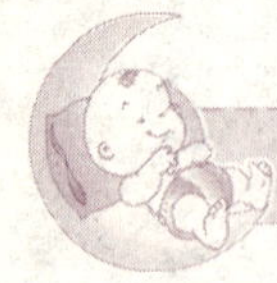

影响生男生女的五大基本因素

我们知道，X染色体决定生女孩，Y染色体决定生男孩，创造有利条件取舍自己所需要的染色体，男孩、女孩就可以自己选！单从统计学角度来看，这些新发现还是有一定指导意义的，但其科学性大多没有得到系统、全面、大样本研究的证实。下面介绍影响生男生女的一些相关因素，只是一些理论上的推论，但从现实的角度来看，这种影响不仅存在，而且在不经意中往往影响着孕育的结果。但是，并不能确保生男生女的几率达到100%。

1 压力过大多生女孩 男性长期受到压力会使精子数目减少；女性太紧张会产生强烈的酸性环境，不利Y精子存活。所以，工作压力过大、生子压力大的人，特别容易生出女孩。若想生男孩，压力则不要太大，放轻松。

2 女性高潮多生男机会大 正常女性的阴道通常呈现强酸性，第一次高潮后，会转变为酸性，第二次高潮后，会变化成弱酸性。而精液呈碱性，在女性达到高潮时，会增强阴道的碱性，比较适合带有Y染色体精子生长，所以想生男孩的人应该尽量创造高潮，增加让阴道碱性变强的机会。

3 男士穿紧身衣多生女孩 男士若平时经常穿紧身衣裤会使阴囊温度上升，造成精子数目减少，生男孩的Y精子会先死掉，使得生女孩的机率大增，也可能会暂时不孕。若想要生男孩，必须防止阴囊温度过高，所以男性要特别注意不要穿紧身衣裤。

4 职业左右生男生女 根据统计报告显示，男士的职业若是长时间开车的司机(例如出租车司机、货车司机)、空服员或飞行员、麻醉科医师、在深海工作的潜水员，生女孩的机率都特别高。这是因为睾丸受到高温、气压或水压的强烈变化，或是吸入过多有毒的麻醉气体，导致生命力较不强韧的Y精子先行死掉，造成生女孩的机会特别多。

5 高龄生育多生女孩 男士的精子数会随着年龄的增加而减

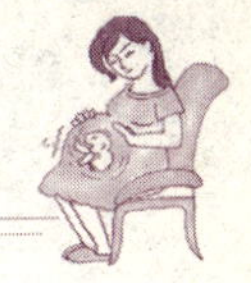

少，因而生女孩的机率特别高，这是已被证明的事实。同样地，女性的年龄越大，由于老化作用的影响，会使子宫内的碱性分泌物逐年降低，生女孩的机会也大幅提高。所以，年纪较大的夫妻生女儿的机率比年轻夫妻高，这是不争的事实。

TIPS

生活小贴士

需要强调的是，在人类繁衍的历程中，最美妙的现象莫过于男女人口平衡，刻意打破它，实在没必要。

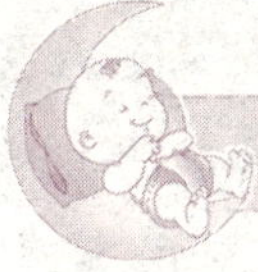

选择生男，中断家族色盲遗传

“色盲”这个名称相信大家都不陌生，患者大都是红绿色觉异常，也就是无法分辨红色与绿色，这是一种遗传现象。

色盲占全体男性的4%～5%。全国人口若有1亿人的话，男性为其一半约有5000万人，那么色盲患者就有200万人。

这么多男性在分辨红与绿上有困难，对他个人当然会有些不便，但是并没有成为明显的社会问题，理由何在呢？原因之一是因为色盲患者无法胜任某些职业，对婚姻也较不利，因此，大家都隐瞒真相，不愿说出来。

事实上这个遗传并不是由父亲直接传给男孩的，如果色觉异常的父亲生下女孩，这个女孩将成为带原者。当这个女孩成为母亲时，生下的男孩就会得色盲。也就是说，色盲是男性通过女儿再传给其外孙子。这就是“霍纳法则”。

因此，患有色盲的家族如果只生男孩不生女孩，则这个家庭的色盲遗传就会中断。也就是说，利用生男生女法只生男孩就能办到这一点。

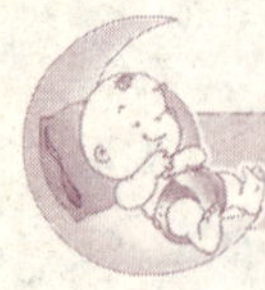

选择生女，避开血友病及夜盲症

遗传是在染色体的作用下，将同质的东西由父母传给子女。因此，亲子间体形、容貌类似就是遗传的结果。在遗传基因中，有一些是不希望传给后代的东西。例如血友病、红绿色觉异常（色盲）、夜盲症、肌肉萎缩症等疾病。这些疾病和症状会经由遗传的方式，由父母传给子女。即使是父母传给子女，依疾病的不同，有些性别会发病，有些性别就不会。也因性别的不同，有些会具有潜在致病因子，有些又不会。这时就可以发挥生男生女的优点了。

若母亲具有潜在血友病的遗传因子，而父亲是正常的，生下的孩子如果是男孩，50%会出现血友病的症状。但若是女孩的话，虽然也有50%几率的血友病遗传可能性，但是却不会出现血友病症状。

因性别的不同，遗传的情形也不同，这种情形就称为“性连（X染色体）遗传”。为什么会发生这种情形呢？因为遗传因子在X染色体，与Y染色体无关。

女性的性染色体为2条X染色体，即使有一边的X染色体是异常遗传因子，只要另一边的X染色体正常的话就可以将另一边的异常“遮盖”过去，所以，这类女性虽说是带原者，异常的症状却不会出现。

男性的性染色体是X染色体与Y染色体2条合为1套，当X染色体异常时，由于Y染色体不能“遮盖”异常的X染色体，就会出现遗传病的症状。

基于以上的理由，如果母亲是血友病等性连遗传的带原者，那么生下的是女孩，对孩子而言是幸运的。不只是血友病，像夜盲症或肌肉营养不良症等，基于同样的理由，还是生下女孩比较好。

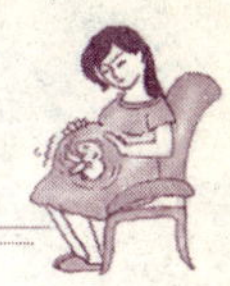

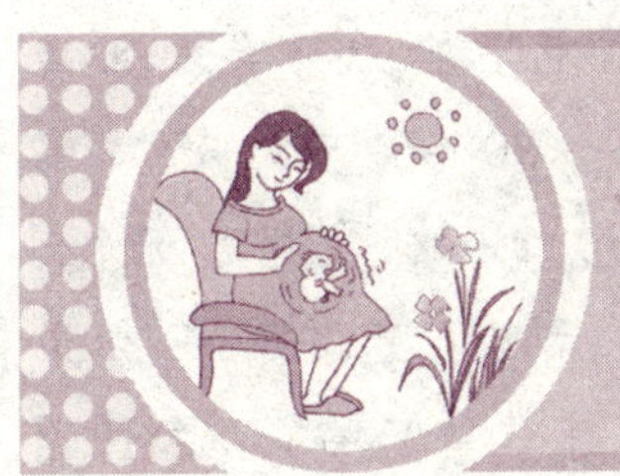

孕前检查与指导：生男生女一个不能少

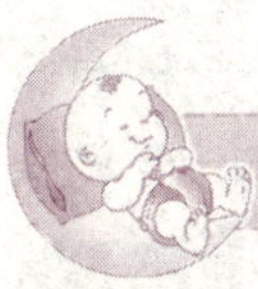

孕前检查，为健康宝宝扫清障碍

生活中我们不乏遇到这样的事情：全家人还高高兴兴地沉浸在怀孕的喜悦中，沉浸在是男是女的幸福猜测之中时，准妈妈却意外流产了，这无疑给全家人一个沉重的打击。据孕育专家介绍，造成流产以及畸形胎宝宝的常见因素中，排除环境因素外，不外乎生殖器官畸形或疾病、感染、内分泌因素、免疫因素、遗传因素等。所以，准爸妈们最好能够通过孕前检查，排除潜在的危险因素，尽可能安全地孕育健康宝宝。

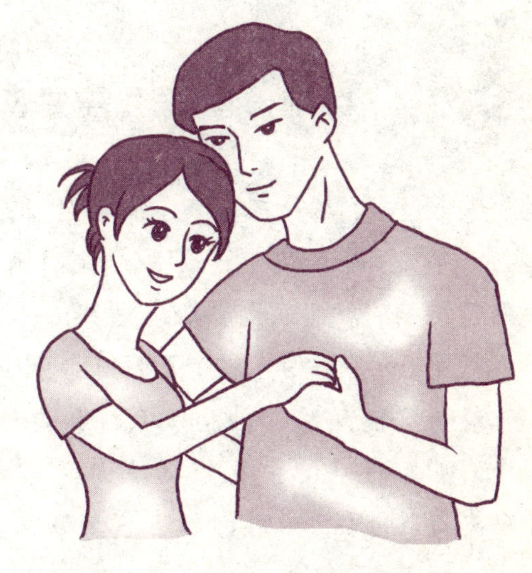

也许有人会认为，自己身体一向很好，孕前也没有感冒、发烧，更没有吃过药，自然怀孕应该没问题，不需要做什么孕前检查。其实，有这种想法是对未来宝宝不负责任的表现。孕育专家认为，很多育龄女性或轻或重都存在一些生殖系统感染，这些感染的危害已经被广大女性所熟知。而对感染有弓形虫、风疹病毒、巨细胞病毒、单纯疱疹病毒以及其他一些特异病毒

一般了解不多，感染这些病毒后没有明显症状，不易被觉察，必须通过孕前检查化验才能发现。这些病毒对正常受孕影响很大，有些严重的甚至会导致不孕。而且，不论是男人还是女人，生殖能力都会随年龄增长而逐渐减低，女人最理想的生育年龄在25～30岁，跨入35岁高龄再选择怀孕，受孕机会变小，且自然流产率增加。有数据显示，25到30岁女子的自然流产率为15%，而40岁以后则高达40%。如果在35岁以后怀孕的"高龄"产妇，更应该及时做好孕前检查，认真计划怀孕事宜。

另外，孕检项目必须由专业妇产科医师根据受检者的具体情况，选择合理的检查项目，全面、客观、科学地分析受检者的病历资料和检查结果，并对检查出的疾病及时治疗并提出指导性意见。例如：戒除不良生活习惯；避免使用致畸药物；孕前避免接触有毒工作和不良生活环境；避免与宠物亲密接触；预防乙型肝炎、梅毒、爱滋病等母婴垂直传播性疾病；重视合理营养；补钙、补充小剂量叶酸制剂等等。

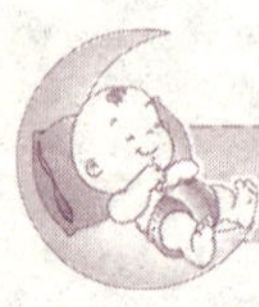

孕前检查，医生需要了解的信息

第一，了解一般情况，如年龄、职业、住址等。

第二，询问双方健康史。询问本人过去与现在患有什么疾病，有无遗传病、精神病及传染病史等。

第三，了解月经史，了解月经周期、初潮年龄、月经天数等。因为月经情况能反映女性生殖系统和内分泌系统的发育和功能情况，也是诊断妇科疾病的主要依据。询问男方遗精史。女性月经史和男性遗精史与性生活、生育问题有密切联系。

第四，了解婚姻史。询问双方是否近亲结婚。我国婚姻法规定：直系血亲和三代以内旁系血亲之间禁止结婚。

第五，了解妊娠及分娩史，是否有流产、早产情况等。

除此之外，医生还会详细询问体检者及家人以往的健康状况，曾患过何种疾病、如何治疗等等。

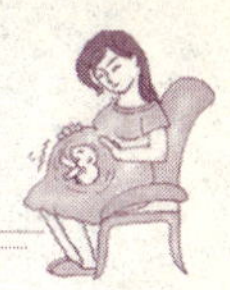

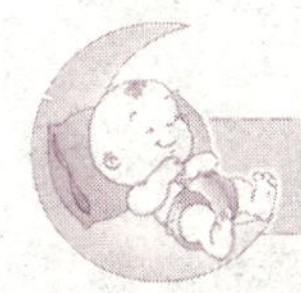

精液检查，生殖力男士“心中有数”

知己知彼，方能百战不殆，优生优育也不例外。准爸爸孕前检查咨询不仅要通过孕前咨询，清除自己的一些认识误区，同时要切实地检查一下自己的生殖能力，有针对性地就其个人实际情况做一个完美的优生计划。

精液为一种灰白色液体，主要是由睾丸、附睾、前列腺及精囊的分泌物所组成，还有少量尿道腺体的分泌物。精子是精液中最重要的有形成分，占5%～10%。精子是由睾丸中的精原细胞逐渐发育而成，整个发育周期约需74天。成年男性每天约可产生精子1亿个左右。身体状态的变化、外界刺激（如放射线、温度）等，只能改变精子的质量，并不能改变其发育周期。精液检查是分析男性生育能力的一个重要依据，其结果不仅对男性科医生很重要，对妇产科医生也很重要，经精液检查后明确男方患有不育症时，可以避免妻子许多烦琐的检查，以及时进行治疗。那么，如何对精液进行检查呢？一般可以分为以下几个方面：

1 精液常规检查 常规检查是精液检查中最主要的内容，一般包括精液颜色、精液量、精液液化时间、精子密度、精子1小时存活率、精子活力、畸形精子百分比、精液中白细胞数等。

从量上来看，精液量每次排出2毫升～6毫升，但受排精频率及次数的影响。精液量少于1毫升/次称为精液量减少，精液量多于6毫升/次的称为精液量过多，这些都是异常情况；从色泽上来看，正常精液的颜色呈透明灰白色，如果呈淡黄色甚至精液中有血液多反映禁欲时间长，生殖道有炎症；从精液的状态来看，精液刚排出体外时呈凝胶状态，经过5～30分钟会变成液体状态，这一过程称为液化。精液的液化需要有一系列蛋白水解酶的参与，黏稠而且不液化的精液，常见于有前列腺或精囊疾病的患者。精液呈弱碱性，pH值在7.2～7.8之间，如pH<7则偏酸，pH>8则偏碱，均会使精子功能受到限制。精

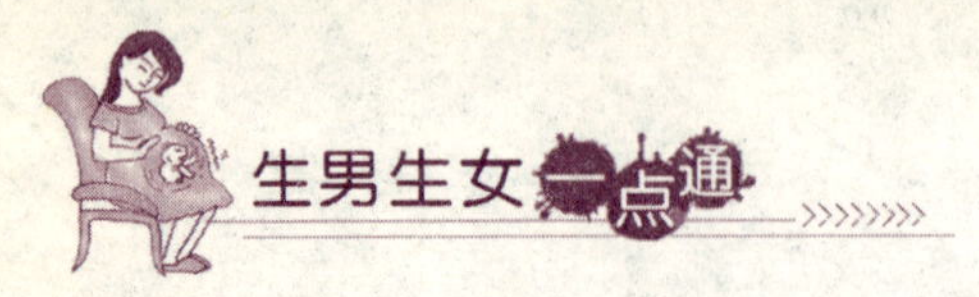

液中白细胞数每个高倍镜视野下正常情况下应少于5个，如超过5个，有可能存在生殖道炎症。

2 精液细菌学检查 在男性生殖系统发生感染时可引起精液质量的改变，如精液量、精液pH值、液化时间及精子存活率等都会发生改变。引起感染的病原微生物多达30多种，如葡萄球菌、大肠杆菌、肠球菌、支原体、衣原体等。

精液感染可能是导致男性不育症的一个重要原因。因此在精液检查出现异常时，有必要进行精液细菌学检查以帮助诊断及治疗。在需要进行细菌学检查时，要将精液标本采集在无菌杯中。

3 精液生化学检查 在有条件的医院，医生还会让病人进行精液生化学检查。精液的生化检查是一种判断附性腺分泌功能的简便方法。包括果糖、锌、酸性磷酸酶及肉毒碱等。

果糖主要来源于精囊腺，提供精子活动所需能量，无果糖或果糖含量降低见于先天性精囊缺如及精囊炎等，果糖不足时不易使妻子受孕。

前列腺内含有高浓度的锌、酸性磷酸酶，附睾内有高浓度的肉毒碱存在，它们均和精子功能有关，在前列腺、附睾发生炎症时，它们的含量都会降低，从而影响生育。

相对于生育而言，根据精液检查的结果，医生就会判断被检查者是否患有不育症。按精液检查结果，不育症可分为：

- 少精子症：精子密度低于2000万/毫升。
- 无精子症：精液经离心沉淀后检查3次均未发现精子。
- 精子活力低下。
- 死精子症：精液中绝大多数或全部精子都是死精子。
- 精液不液化症。

然后医生会根据对不育症病人进行的其他方面的检查，包括体格检查、血液检查等，了解有无引起不育症的确切原因（如内分泌疾病、生殖道感染、抗精子抗体阳性、精索静脉曲张、性功能障碍等），以便采取相应的治疗措施，改善精液质量，使其恢复生育力。目前男性不育

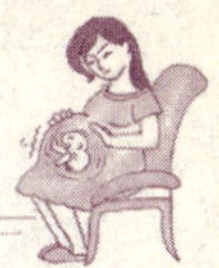

症的治疗主要有内分泌激素治疗、控制生殖道炎症的抗生素治疗、免疫性不育(抗精子抗体阳性)治疗、一般性治疗(维生素、锌、能量制剂等)、中药治疗、辅助生殖技术和外科治疗等。这些治疗都是需要在精液检查结果的基础上进行的。

TIPS

生活小贴士

用手淫或体外射精的方法，将精液全部收集在干净的容器内，保存于接近体温的环境下(如贴身内衣下)尽快送到实验室检查，最迟不能超过1小时。特别要说明一点的是不能使用避孕套保存，因为平时使用的避孕套内含有杀精子物质，可导致精子死亡。

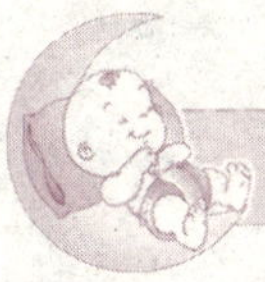

由表及里，女性孕前必做的八项检查

每一位准备怀孕的女性，为了能够生育一个健康、聪明的宝宝，都应该先做一次孕前检查。特别是在提倡优生优育的今天，女性在孕前好好做一次全面的检查尤其重要！孕前检查最好选择在怀孕前三个月。如果检查时间太早，有些身体检查内容会改变，比如口腔健康状况、子宫健康状况、分泌物等，对身体状况就没有参考价值了。那么，女性孕前检查包括哪些内容呢？

1 口腔检查 口腔检查需要在孕前6个月进行。主要检查牙体、牙周、牙列、口腔粘膜的健康状况。准妈妈的口腔健康直接影响着未来宝宝的口腔健康，准妈妈如果牙齿没有其他问题，只需洁牙就可以了，如果牙齿损坏严重，就必须拔牙。考虑到治疗方法及用药对胎宝宝的影响，治疗受到限制，受苦的就是准妈妈了。因此，建议每一位

准备怀孕的女性最好在孕前把口腔疾病彻底治好。

2 尿常规检查 本项检查在孕前三个月进行，通过查尿有助于肾脏疾患的早期诊断，10个月的孕期对母亲的肾脏系统是一个巨大的考验，身体的代谢增加，会使肾脏的负担加重。如果患有肾脏疾病的女性要注意提前医治。

3 生殖系统检查 生殖系统检查应在孕前三个月。通过白带常规筛查滴虫、霉菌、支原体衣原体感染、阴道炎症以及淋病、梅毒等性传播性疾病。通过彩色B超检查女性子宫、附件。目的是了解是否有子宫肌瘤、卵巢肿瘤、子宫内膜异位等妇科疾病，这些都是引起宫外孕的重要因素。如果准备怀孕的女性患有性传播疾病，最好先彻底治疗，然后再怀孕，否则会引起流产、早产等危险。

4 脱畸全套检测 此项检查在孕前三个月进行，主要检查是否有弓形虫、风疹病毒、巨细胞病毒、单纯疱疹。此项检查是为了避免流产或胎宝宝出现畸形。因为当准妈妈感染以上疾病时，病原体可以通过胎盘垂直传播，导致胚胎停止发育、流产、死胎、早产、先天畸形等，甚至影响到出生后婴幼儿智力发育，造成终身后遗症。其中风疹病毒感染率很高，可达60%～70%，如某些“兔唇宝宝”就是因为风疹病毒感染而引起的；另外家中养猫、狗等宠物的女性则尤其要注意弓形虫病的感染。

5 肝功能检查 此项检查在孕前三个月进行。肝功能检查目前有大小功能两种，大肝功能除了乙肝全套外，还包括血糖、胆质酸等项目，比较划算。此项检查是为了诊断被检查者是否患有肝病。如果母亲是肝炎患者，怀孕后会造成胎宝宝早产等后果，肝炎病毒还可直接传播给孩子。

6 妇科内分泌检查 如果准备怀孕的女性患有月经不调，应在孕前检查包括卵泡促激素、黄体生存激素等6个项目，以便对月经不调等卵巢疾病做出诊断，并对症治疗。

7 染色体异常检查 此项检查应在孕前三个月进行，检查是否患有不利于生育的遗传性疾病，以便采取一些有效措施。

8 ABO溶血 此项检查在孕前三个月进行，检查内容包括血型

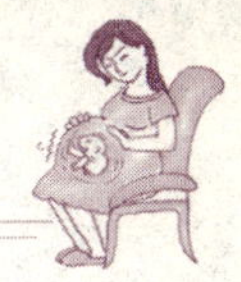

和 ABO 溶血滴度。目的是为了避免婴儿发生溶血症。检查对象为女性血型为 O 型，丈夫为 A 型、B 型，或者有不明原因的流产史患者。

TIPS

生活小贴士

孕育专家建议夫妻有计划地受孕，在准备怀孕前 3 个月就应该进行以上体检，再根据体检情况将身体调整到一个最佳状态，这样受孕生下的宝宝就能远离危险，是夫妻二人最健康基因的组合。

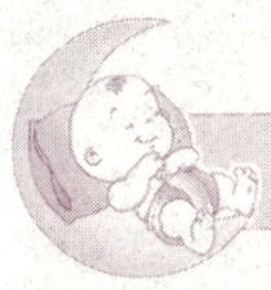

五种遗传病：生男生女的“拦路虎”

虽然在我国的现行法律中，还没有明确规定哪些遗传病不宜生育或限制生育，但按照优生学原则，患有下列遗传病的患者，所生子女发病危险大于 10%，在医学遗传学上属高发危险率，故不宜生育。

1 常染色体显性遗传病 如骨骼发育不全、成骨不全、马凡氏综合征、视网膜母细胞瘤、多发性家族性结肠息肉、黑色素斑、胃肠息肉瘤综合征、先天性肌强直、进行性肌营养不良等，这类遗传病的显性致病基因在常染色体上，患者的家族中，每一代都可以出现相同病患者。且发病与性别无关，男女都可发病。患者与正常人婚配，所生子女的发病危险为 50%，故不宜生育。

2 X 连锁显性遗传病 由于患者的显性致病基因在 X 染色体上，患者中女性多于男性。女性患者的后代，不论儿子还是女儿，均有 50% 的发病危险成为相同病患者，故不宜生育。而男性患者的后代，女儿百分之百患病，儿子正常，因而可生育男孩子，限制女胎。

3 多基因遗传病 精神分裂症、躁狂抑郁性精神病、重症先天性

心脏病和原发性癫痫等基因遗传病，发病机理复杂，遗传度较高，危害严重，患者不论男女，后代的发病危险大大超过10%，均不宜生育。

4 染色体病 先天愚型、杜氏综合征等染色体病患者，所生子女发病危险率超过50%，同源染色体易位携带者和复杂性染色体易位患者，其所生后代均为染色体病患者，故都不宜生育。

5 常染色体隐性遗传病 夫妇双方均患有相同的严重常染色体隐性遗传病，如先天性聋哑、苯丙酮尿症、白化病、半乳糖血症、肝豆状核变性等，不宜生育，因为其所生子女肯定为同病患者。

6 X连锁隐性遗传病 这类遗传病常见的有血友病A、血友病B和进行性肌营养不良(假肥大型)等。由于隐性致病基因位于X染色体上，患者多为男性。男性患者与正常女性结婚，所生男孩全部正常，但女儿均为隐性致病基因携带者。若女性携带者与正常男性结婚，所生子女中，儿子有50%的危险成为患者，女儿全部正常，因此须限制男胎，只生女儿。

TIPS

生活小贴士

由于遗传病种类繁多、遗传方式多样，对后代的影响也不同，因此遗传病患者在考虑生育问题时，应该进行遗传咨询，在医生指导和帮助下，做出明智而理想的选择。

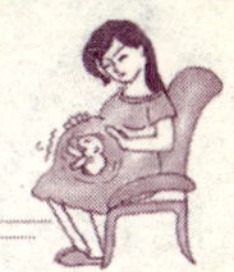

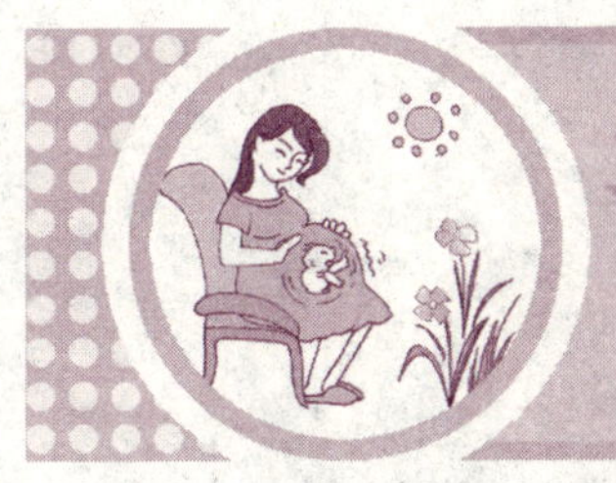

生男生女：时间推算精准科学

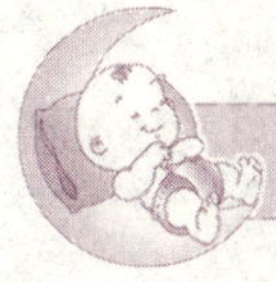

准爸准妈的最佳孕育年龄

孕育宝宝是绝大多数家庭的一件头等大事。尤其是孕育一个健康、聪明、美丽、活泼的宝宝，是每个父母的共同愿望，也是提高整个中华民族素质的具体体现。为了优生优育，许多人从孕育一开始，甚至更早就为下一代的诞生做足准备；孕前检查、孕前营养、改掉不良生活习惯等等。事实上，除此之外你更该注意到夫妻双方的年龄，在适当的年龄更容易生聪明健康的宝宝！那么，男女生育的最佳年龄分别为多少呢？

1 女性的最佳生育年龄 生理学家公认，女性生育的最佳年龄段为23～30岁之间。因为这一时期女性全身发育完全成熟，卵子质量高，若怀胎生育，分娩危险小，胎宝宝生长发育好，早产、畸形儿和痴呆儿的发生率最低。处于此年龄段的夫妻，生活经验较为丰富，精力充沛，有能力抚育好婴幼儿。遗传学的研究表明母亲年龄过小，自身尚未完全发育成熟，对孩子的发育肯定会有不良的影响；另外从培养的角度讲，母亲社会经历的薄弱也会直接影响到儿童的智力教育。但也不可年龄过大，母亲年龄过大，胎宝宝智力发育障碍的发生率就会增加，有可能造成智力低下和其他神经系统发育异常。另外，随着年龄的增加，卵细胞也会衰老，卵子染色体衰退，一些遗传疾病发生的机

会随之增加。

2 男性的最佳生育年龄 在生育问题上，科学家们的着眼点是遗传。法国遗传学家摩里士的研究成果表明，年龄在30～35岁的男人所生育的后代是最优秀的。摩里士说，男性精子素质在30岁时达到高峰，然后能持续5年的高质量。如果父亲的年龄过大，精子的活力会减退，胎宝宝各种疾病的发生率亦会相对增大，如精子异常，受孕后容易发生流产、早产和婴儿先天畸形，还会发生软骨发育不全、先天性耳聋和先天性心脏病等。

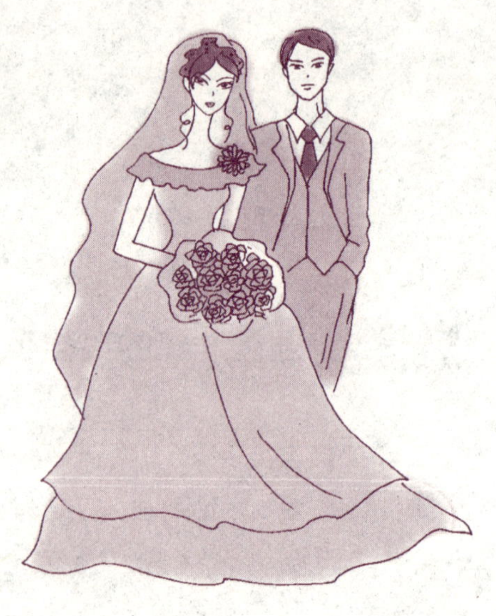

3 最佳生育年龄组合 男女生育的优化年龄组合应是前者比后者大7岁左右为宜。父亲年龄大，智力相对成熟，遗传给下一代的“密码”更多些；母亲年纪轻，生命力旺盛，会给胎宝宝创造一个更良好的孕育环境，有利于胎宝宝发育生长，所以这种“优化组合”生育的后代易出“天才”。

从遗传学的角度讲，在育龄阶段生育年龄越小，变异性越大，所谓变弃性一般是把父母的优点和优良的部分遗传下来，传给后代一代更比一代强。把父母已有的不足之处变异掉；相反年龄越大，则变异性越小，也就是说把父母双方的不足和缺陷传下来的几率也就越大。现实生活中，发现有些孩子集中父母双方的优点，一代更比一代优秀；而另一些孩子则集中代表了父母的不足，就是这种遗传作用的结果。所以年龄并非绝对因素，但从优生优育角度讲，注意年龄的作用是必要的，选择最佳的生育年龄是科学的，可以提高生育的质量摒除不利因素。

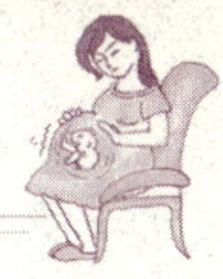

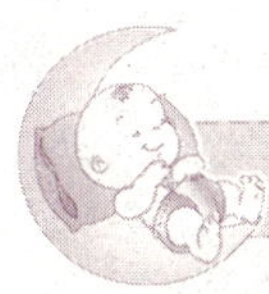

准爸准妈的最佳孕育季节

为了优生及母亲的健康，准备怀孕的夫妻除了注意选择在最佳生育年龄受孕外，还应尽量选择在恰当的季节受孕。

相当一部分人认为，春季万物复苏，春暖花开，应该是怀孕的最佳季节，其实这是许多年轻父母的常见误区。从医学角度来说，春季并非怀孕的最佳时机，反而是很不提倡受孕的季节。一方面，春季空气湿度大，温度升高，有利于各类病毒的生长，病毒性疾病在人群中迅速流行，尤其是流感病毒、风疹病毒、巨细胞病毒、肝炎病毒等多种病毒活动最为猖獗。这个阶段怀孕，将导致准妈妈的免疫系统功能低下，使准妈妈的感染几率大大增加，直接影响胎宝宝大脑神经系统的发育，后患无穷，很容易诱发成年后的可怕的精神分裂症；另一方面，有调查发现，在春天受孕的女性较在其它季节受孕的女性更容易在妊娠时间不足37周时就生下早产儿。可能是因为随季节不同，人们的饮食、日照、锻炼习惯都会发生变化，影响到人体免疫系统，从而给怀孕带来潜在影响。而且，人和动物一样，一般在春季会情绪变化大，容易烦躁和容易生气，心情不易平静。这可能是季节变化带来的波动，或是正常的生理周期起伏的关系。如果选择在这个季节怀孕，情绪的变化很容易影响腹中正形成的胎宝宝，尤其是孕早期的胎宝宝，生气、烦恼、焦躁会影响宝宝健康，甚至导致缺陷儿的形成，比如有些唇腭裂的胎宝宝，就跟孕早期准妈妈的心情、情绪密切相关。

那么，最好选择在什么季节受孕呢？下面我们来看三组统计资料：

第一组，据一组对准妈妈疾病统计的资料表明：妊娠高血压综合征在天气寒冷、气压高的季节易于发病，1～4月份怀孕发生病毒性感染的机会也较多，如风疹、流感、腮腺炎等，都会导致胎宝宝畸形。

第二组，某医院妇产科对40000多例新生宝宝出生的缺陷统计分析，发现在11～12月份出生的新生宝宝中，缺陷儿的百分率较高，而

6～7月份出生的百分率最低。

第三组，某精神病医院，对900多名精神分裂症患者与725名正常人的出生月份进行对照分析，发现精神分裂症患者的生日以1、2、10月份居多。

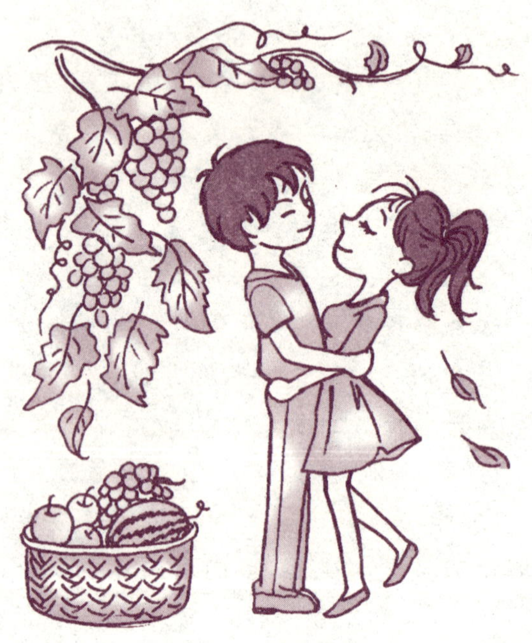

对上述三组资料进行综合分析，10月份至次年2月份出生的新生宝宝发生生理缺陷或某种疾病的可能性较大。病毒性疾病是有季节性的，一般发生在冬末和春初。由此推论，受孕时期以6～10月份为宜，其中最佳时间应选择在每年秋季的8、9月份。为什么呢？

1 易于受孕　人类虽不像动物那样有明显的动情期，但据有关资料表明，在温度适宜、气候舒爽的季节，人体内的性激素分泌增多，性欲也旺盛，女方比较容易怀孕。据记载：平均气温在13.6～23℃是受孕的最佳气候条件，这就是春、秋两季自然条件给准妈妈创造的优越条件。

2 秋季更有利于胎宝宝的发育　怀孕后前3个月是胎宝宝大脑组织开始形成和分化的时期，8、9月份秋高气爽，准妈妈不用忍受暑

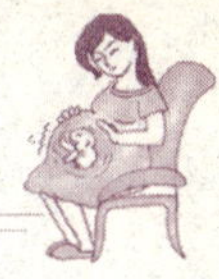

热高温的影响，晚上睡眠充足，不仅保证了生理代谢的旺盛，而且又逢蔬菜、瓜果丰收季节，营养和维生素来源充足，又能充分吸收，均有利于胎宝宝大脑的发育。

3 临产气候适宜，营养供给充足 8、9月份怀孕，临产期正是春末复初，气候温和，新鲜蔬菜上市，副食品供应也丰富，保证了孕产妇的营养供应，而且阳光充足，空气新鲜，着衣日趋单薄，给婴儿揩身沐浴也不易受凉，满月后即可抱到户外晒太阳，周岁断奶时正值春暖花开之期，同样蔬菜新鲜，肉蛋供应充足，均有利于婴幼儿的发育，所以说秋季是准爸准妈的最佳孕育季节。

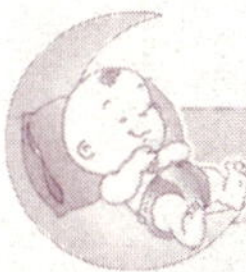

准爸准妈的"黄金"受孕时机

受精的过程，就是精子和卵子结合的过程，因此选择受孕时机相当重要。

受孕必须建立在夫妻双方身体情况俱佳的前提下，这里的"俱佳"是指无论是健康状况、情绪状态还是客观因素都要好才行。

受孕的外部环境也很重要，亲密的场所要相对私密，不受打扰。嘈杂的环境和在严寒、酷暑、雷电交加之时不宜受孕。受孕的时机最好不要选在节假日或是聚会后。酒精、疲惫的身体状况都是不良的因素。

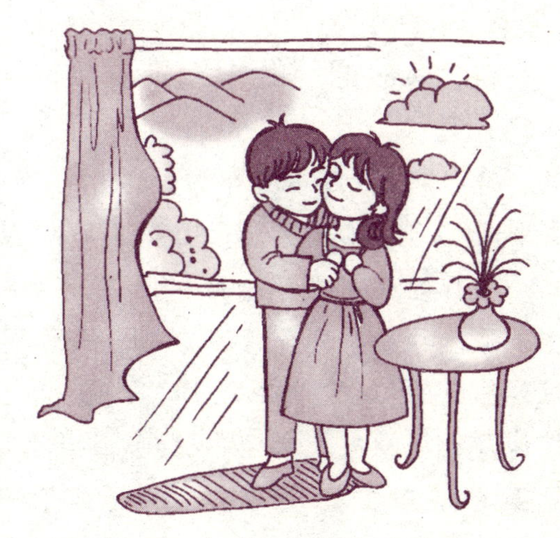

如果希望受孕的质量高，就要避免频繁的亲密，尤其是夫妻在新婚燕尔、久别重逢后。因为这样会影响精

子的数量和质量。

另外，受孕时必须在排卵期。女性的月经周期并不完全相同，多数在25～35天，排卵则发生在下次月经周期前14天左右。根据精子、卵子成活的时间计算（卵子排出后一般能存活1～2天，而精子能存活2～3天），在排卵前后1～2天内最易受精。在这一时期内，由于受体内激素水平的影响，这时的宫颈粘液较为稀薄，易于精子通过，若过早或过迟行房，则可致精子与卵子不能及时结合而显老化。老化后的生殖细胞结合后，染色分裂可发生异常而形成致畸胎化。另外，结合基础体温测定，也可推测排卵期。女性在排卵期时，体温可增高0.3～0.5℃，也就是说当你的基础体温是37℃时，那么排卵期的体温应该是37℃加0.3～0.5℃。体温升高应排除患病所致的体温升高因素。

女子一般从18岁开始，卵巢机能和内分泌机能进入最活跃的阶段，并能持续30年左右。由于我国目前尚无简便、易行、准确、可靠的排卵测试法供使用，夫妻间只要感情融洽、生活规律，女方排卵一般都是有周期性的，那么就在这个周期性的排卵中，尽快而科学地孕育自己的小宝宝吧。

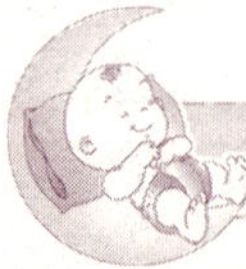

根据月经周期推算排卵日

排卵期对于不想怀孕的夫妻来说，又称为危险期，而对于想怀孕的夫妻来说，则是黄金时期。正确掌握排卵期，对于准爸妈来说十分重要。

按月经周期推算排卵期的方法又称为日历法。月经和排卵都受脑下垂体和卵巢内分泌激素的影响而呈现周期性变化，两者的周期长短是一致的，都是每个月1个周期，而排卵发生在两次月经中间。女性的月经周期有长有短，但排卵日与下次月经开始之间的间隔时间比较固定，一般在14天左右。根据排卵和月经之间的这种关系，就可以按月经周期来推算排卵期。排卵期计算方法是从下次月经来潮的第1天算起，倒数14天或减去14天就是排卵日，排卵日及其前5天和后4

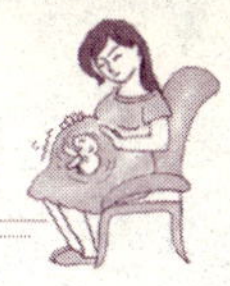

天加在一起称为排卵期。这就是安全期计算的理论根据。例如，某女的月经周期为28天，本次月经来潮的第1天在12月2日，那么下次月经来潮是在12月30日(12月2日加28天)，再从12月30日减去14天，则12月16日就是排卵日。排卵日及其前5天和后4天，也就是12月11～20日为排卵期。除了月经期和排卵期，其余的时间均为安全期。找出“排卵期“后，如想怀孕，可从“排卵期”第一天开始，每隔一日性交一次，连续数月，极有可能怀孕。如不想怀孕，就要错过“排卵期”过性生活。

用这种方法推算排卵期，首先要知道月经周期的长短，才能推算出下次月经来潮的开始日期和排卵期，所以只能适用于月经周期一向正常的女性。对于月经周期不规则的女性因无法推算出下次月经来潮的日期。故也无法推算出排卵日和排卵期。

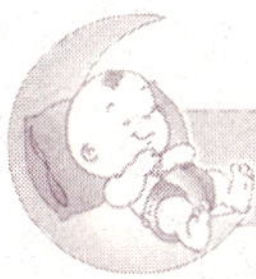

根据基础体温推算排卵日

利用基础体温推算排卵日，我们先要弄清楚什么是基础体温。基础体温就是在早上睡醒时，还没有进行任何活动的状态下测量的体温。

健康成熟的育龄女性每月排卵和月经会有一定的周期，体温会有微妙的周期性变化。这种体温变化与排卵有关。女性月经周期以月经见红第一天为周期的开始，周期的长短因人而异，约为21～35天不等，平均约为28天，其中又以排卵日为分隔，分为排卵前的滤泡期，与排卵后的黄体期。滤泡期长短不一定，但黄体期固定约为14天上下两天。排卵后次日，因卵巢形成黄体，分泌黄体素会使体温上升摄氏0.3～0.5度左右，而使体温呈现高低两相变化。高温期约持续12～16天(平均14天)。如果没有怀孕，黄体萎缩停止分泌黄体素，体温下降，回到基本线，月经来潮。如果已经怀孕，因黄体受到胚胎分泌荷尔蒙支持，继续分泌黄体素，体温持续高温。如果卵巢功能不良，没有排卵也没有黄体形成，体温将持续低温。

把每天测量到的基础体温记录在一张体温记录单上，并连成曲线，就可以看出月经前半期体温较低，月经后半期体温上升，这种前低后高的体温曲线称为双相型体温曲线，表示卵巢有排卵，而且排卵一般发生在体温上升前或由低向高上升的过程中。从温差这个角度观察时，从月经中到月经后两周内，体温会在0.1℃的范围内变动。而在低温期结束当天的早上，会出现比前一天低0.3～0.5℃的体温，这日就是排卵日。

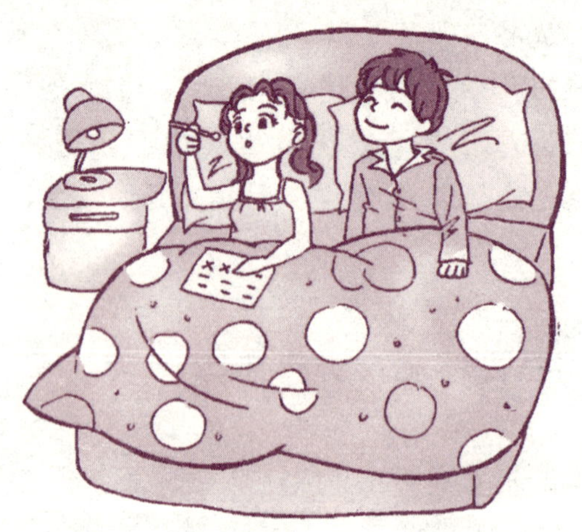

基础体温测量法仅能提示排卵已经发生，而不能预告排卵在何时发生，因此它只能确定排卵后安全期，不能确定排卵前安全期。如果能配合日历法及宫颈粘液观察法，就能解决这个问题。

基础体温一般需要连续测量3个以上月经周期才能说明问题。如果月经周期规则的话，测量了几个月经周期的基础体温后，基本上知道了自己的排卵日期。为了减少麻烦，可以选定从排卵日前的3～4天开始测试体温，待体温升高后再继续测试3～4天就行了，也就是说只要测量排卵期内的基础体温，以用于受孕的需要。

那么，如何测量与记录基础体温呢？

买一支基础体温计。这种基础体温计与一般体温计不同，它的刻度较密，一般以摄氏36.7度（刻度24）为高低温的分界。将基础体温

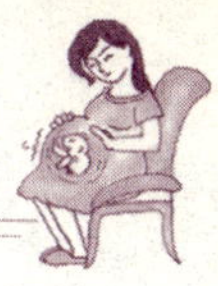

计于睡前放在枕边可随手拿到之处，于次日睡醒，尚未起床活动时，放在舌下测量三分钟，并记录在基础体温表上。如果早晨量记体温有困难者，可在每天某一固定时间量，切记事前半小时不可激烈运动或饮用冷热食品。月经来潮和同房日须附加记号标示，遇有发烧、饮酒过度、晚睡晚起等会影响体温的状况，亦应特别注记说明。

受孕时最好采取女性仰卧、男在上的性交姿势。性交后最好能仰卧 15～30 分钟，可以提高臀部，让子宫颈从腹腔下降回原位便可浸在精液中。

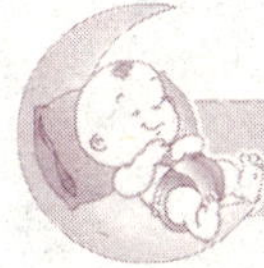

根据宫颈粘液推算排卵日

应用宫颈粘液观察法测定排卵期，首先要对避孕对象进行培训指导。宫颈粘液由子宫颈管里的特殊细胞所产生，随着排卵和月经周期的变化，其分泌量和性质也跟着发生变化。在 1 个月经周期中，先后出现不易受孕型、易受孕型和极易受孕型 3 种宫颈粘液。

1 不易受孕型宫颈粘液 不易受孕型宫颈粘液为月经周期中的早期粘液，在月经干净后出现，持续 3 天左右。这时的宫颈粘液少而粘稠，外阴部呈干燥状而无湿润感，内裤上不会沾到粘液。

2 易受孕型宫颈粘液 易受孕型宫颈粘液出现在月经周期中的第 9～10 天以后，随着卵巢中卵泡发育，雌激素水平升高，宫颈粘液逐渐增多、稀薄、呈乳白色。这时外阴部有湿润感。

3 极易受孕型宫颈粘液 排卵前几天，雌激素进一步增加，宫颈粘液含水量更多，也更加清亮如蛋清状，粘稠度最小，滑润而富有弹性，用拇指和食指可把粘液拉成很长的丝状（可达 10 厘米以上），这时外阴部感觉有明显的湿润感。一般认为分泌物清彻透明呈蛋清状，拉丝度最长的一天很可能是排卵日，在这一天及其前后各 3 天为排卵期。

卵巢排卵后，黄体形成并产生孕激素，从而抑制子宫颈细胞分泌粘液，所以宫颈粘液又变少而粘稠，成为不易受孕型宫颈粘液，直到下次月经来潮。下个月经周期宫颈粘液又出现上述这种变化。

阴道内宫颈粘液的变化受多种因素影响，如阴道内严重感染、冲洗阴道、性兴奋时的阴道分泌物及性交后粘液、使用阴道内杀精子药物等。如对阴道内宫颈粘液的性质不能肯定，应一律视为是排卵期。

TIPS

生活小贴士

采用宫颈粘液观察法避孕，必须掌握了宫颈粘液的变化规律后才能使用。如将前面介绍的三种推算排卵日的方法结合起来使用，就能扬长避短，收效更大。

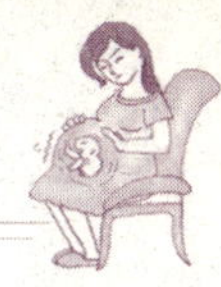

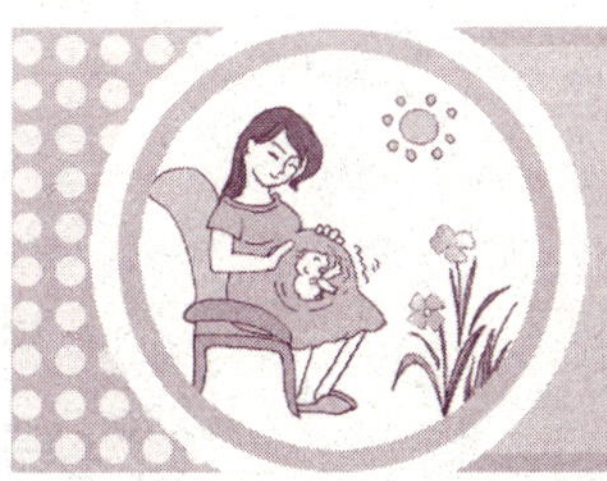

良好习惯：呵护“种子”的质量

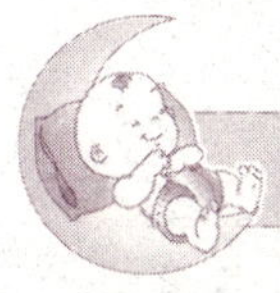

注射疫苗：孕前建好感染“防护墙”

想做爸爸妈妈了，你肯定十分关注未来10个月里宝宝的健康状况，希望胎宝宝不受任何疾病的困扰。强身健体固然是夫妻双方的孕前必修课，但也不可忽视某些传染疾病对胎宝宝的危害，要防止传染病的突然侵袭，最直接、最有效的办法就是注射疫苗。那么，妻子孕前应注射哪些疫苗呢？

1 注射风疹疫苗 风疹是由风疹病毒引起的急性呼吸道传染病。通过空气飞沫和日常密切接触传播。发病季节一般集中在3～5月份。风疹病毒可以通过呼吸道传播，如果母亲感染风疹，就容易导致流产、早产、胎死宫中等严重后果，而且还可能造成胎宝宝畸形。更重要的是，风疹病毒是导致先天性心脏病的主要因素。研究表明：母亲在怀孕1个月内感染风疹，胎宝宝先心病的发生率达60%以上；若在第2个月内感染，胎宝宝先心病的发生率为33%；若在第3个月内感染，胎宝宝先心病的发生率也达5%～7%。因此，医生建议风疹疫苗至少应该在孕前3个月注射，这样才能保证怀孕的时候体内风疹病毒完全消失，不会对胎宝宝造成影响。但为了保险起见，建议能给自己留出充足的时间，提前8个月注射风疹疫苗，并在2个月后确认体内是否有抗体产生。

2 注射乙肝疫苗 我国是乙型肝炎的高发地区，被乙肝病毒感染的人群高达10%左右。如果母亲患有乙肝，可垂直传播给胎宝宝，给孩子的一生带来影响。因此应把注射乙肝疫苗列为重中之重。乙肝疫苗按照“0、1、6”的程序注射。即从第1针算起，在此后1个月时注射第2针，在6个月时注射第3针。由此推算，至少在孕前9～10个月，你就应该督促妻子进行注射。这样才能保证在怀孕的时候，既产生了抗体，又让她体内的疫苗病毒完全消失。不过，也有可能在3针注射完后仍未产生抗体，或者抗体的数量偏少，需进行加强注射。所以为了保险起见，最好将注射乙肝疫苗的时间提前11个月。

也就是说，至少在孕前3个月，妻子就应该去完成这个任务，以保证未来宝宝不受疫苗病毒的损害。

3 注射其他疫苗 孕前妻子可供选择的疫苗除了上述两种必不可少的以外，还可根据自身的健康状况，结合医生的建议，考虑是否需要注射其他疫苗。其他疫苗包括下面几种：

(1)流感疫苗：流感疫苗期效较短，抗病时间只能维持1年左右，并且只能预防几种流感病毒。通常说来，流感疫苗适于儿童、老人及抵抗力相对较弱的人群。妻子应根据自己身体状况来做决定。

(2)甲肝疫苗：甲肝病毒可通过水源、饮食传播。怀孕之后，因为内分泌的变化和营养需求的大增，肝脏的负荷加重，抗病能力随之减弱。如果妻子贵为白领，经常出差或时常奔赴饭局，应至少在孕前3个月注射此种疫苗。

(3)水痘疫苗：如果在孕早期感染水痘，会引起胎宝宝先天性水痘或新生宝宝水痘，如果在孕晚期感染，则可能导致准妈妈患严重肺炎甚至威胁生命。水痘具有较强的传播性，因此应结合自身职业和所在地区的特点，考虑是否注射水痘疫苗。

(4)狂犬疫苗：这种疫苗属于事后注射疫苗，也就是在被动物咬伤后再注射。在生活中注意防范，这种麻烦是完全可以避免的。若不慎被动物严重咬伤，必须征求医生的意见，才能考虑注射。

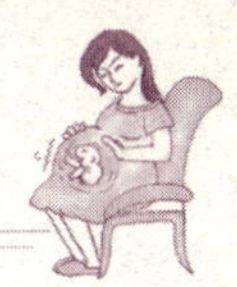

TIPS

生活小贴士

无论是注射何种疫苗，都应遵循至少在孕前3个月注射的原则。还要提醒你的是，疫苗毕竟是病原或降低活性的病毒，并非打得越多越好。坚持锻炼，增强体质，才是防病的根本。

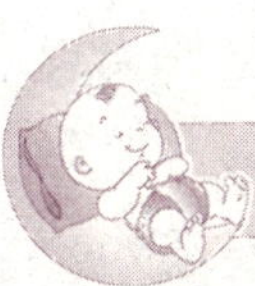

补充叶酸，准爸准妈要早做准备

孕前3～6个月，准妈妈就应该在医生的指导下，每天补充400微克叶酸，一直补充到怀孕后3个月。这是因为叶酸能有效地降低发生胎宝宝神经管畸形的概率，还有利于提高胎宝宝的智力。

不仅是准妈妈，准爸爸们也要注意补充叶酸，因为男性如果体内缺乏叶酸，会导致精液浓度降低，精子活力减弱。此外，还会加大婴儿出现染色体缺陷的概率，使婴儿长大后患癌症的危险性增加。所以男性在准妈妈计划孕育时也要注意补充叶酸。

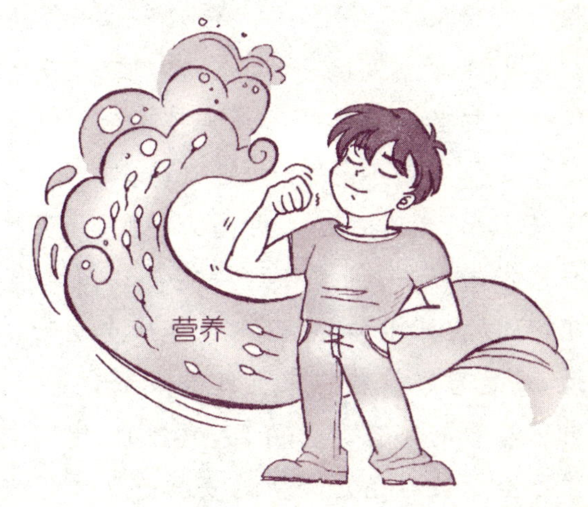

当然，准爸爸们倒不必像准妈妈那样，按计划服用叶酸片，但是可以咨询医生，合理地进补叶酸制品，也可以多吃一些富含叶酸的食物，如桃子、樱桃、杏、李、杨梅、山楂、葡萄、石榴、橘

子、猕猴桃以及草莓等。

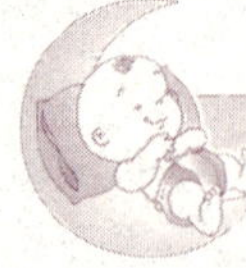

孕前运动，强身健体孕育优质宝宝

为了孕育一个聪明健康的宝宝，准爸妈都应该在孕前给自己制订一个适当的运动方案，以预防疾病，提高自己的身体素质。要知道，健康的身体是孕育优质宝宝的良好基础。

那么，准爸妈适当运动对孕育会起到怎样的积极作用呢？适量运动会增强准爸妈的免疫力，身体好了，才能提供最优良的精子和卵子，孕育出最棒的宝宝；运动可以增加人的性欲以及对性的敏感性，使夫妻都能从性生活中得到更多的乐趣，有益于受孕；运动能促进准妈妈全身及腰背部、盆底部肌肉的协调均匀，维持子宫的正常位置，有益于受孕；运动还可以增强心脏功能，提高血液输送氧和养分的能力，对于孕育及分娩很有好处，比如可避免孕期胎宝宝在宫内缺氧，还有利于避免分娩时出现意外。既然孕前运动有这么多好处，准爸妈就应该尽快行动起来。

也许你会说，工作太忙，单位离家又路途遥远，根本就挤不出时间运动。其实运动随时随地都可以做，并不一定要专门去健身房。如果工作单位离家不是很远，可以骑车或步行上班，即使乘车，也可以提前一站下车，步行一站。上楼的时候，如果楼层不是很高，爬楼梯也是一种不错的方法，但楼梯内一定要通风才行。早晨醒来后，不要急于起床，可以在床上伸伸懒腰，做些床上运动，比如可高举双腿做“骑车”运动，或是弯腰抱膝在床上做翻滚运动等。总之，孕前运动，重要的是把自己喜欢的体育运动项目，适量的、定期的加入到日常生活中去，这样才不至于让自己对生活的安排感到太沮丧，而是以更轻松的心态去进行孕前锻炼或进行孕前的其他生活保健，为孕育做好准备。

准爸妈运动时需要注意以下几点：

1 把握运动的原则　孕前健身的项目不能太激烈，不当的锻炼可能会使机体受到损伤。为了避免不应有的伤害，运动时要遵循因人

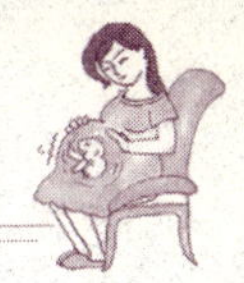

而异、量力而行的运动原则。散步、慢跑、游泳、健美操、太极拳、舞蹈、瑜伽等舒缓的有氧运动，都是孕前运动的不错选择。要想保证运动的实际效果，每周至少锻炼3～4次，每次半个小时左右。注意把握运动量，届时应注意锻炼过程中要遵守循序渐进、持之以恒、全面锻炼的原则，不能三天打鱼、两天晒网，更不能选择爆发力强且易致人疲劳的运动等。

2 运动穿着要舒适 选择合适运动鞋和运动服装是做好运动的前提，这一点轻视不得。运动鞋直接影响足部及下肢关节的健康。因此，一定要根据运动项目来选择。如慢跑的鞋一定要跟脚、透气、舒适等。鞋要轻、结实耐用，鞋底落地时稳定性好；鞋底还要有一定的厚度，有较好的弹性，无弹性的运动鞋容易造成下肢关节疼痛。另外，有脚气、脚癣的人还要注意穿棉质袜子，鞋垫要保持干净，轻常翻晒。

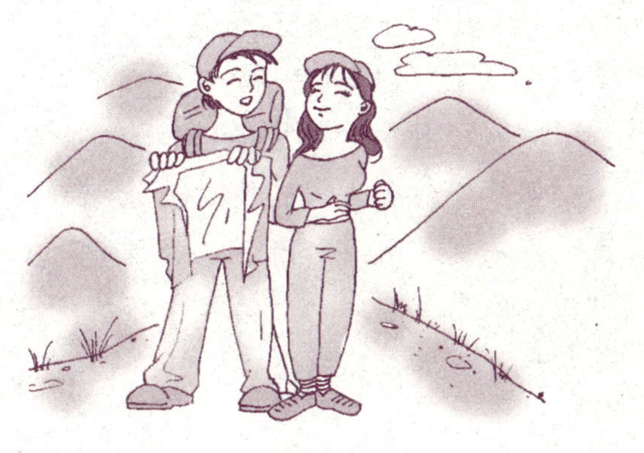

3 运动前要热身 每次运动前都要进行几分钟的热身运动，这对身体和注意力都是很好的准备过程。热身运动对大脑以刺激，让你的身体为更强的运动做好准备。热身还可以避免运动中突然用力过猛而拉伤肌肉。

4 注意补充水分 运动前、运动中和运动后都需要补充水分，以保证体内的水分平衡。不能感到口渴时才补充。补水不应一次性大量暴饮，那样虽然能解一时的口渴感，但尿量和汗量的增加，会加重体内电解质的进一步丢失。因此，饮水应以少量多次为原则。

5 运动后要适时进行放松运动 运动结束后，尤其是稍微剧烈一点的运动结束后，应进行有效的放松运动。因为人在剧烈运动时，心跳加快，肌肉、毛细血管扩张，血液流动加快，此时如果立即停下来休息，容易造成血压降低，出现脑部暂缺血，引发心慌气短、头晕眼花、面色苍白甚至休克昏倒等症状。因此，准爸妈运动后要适时进行有效的放松运动，待呼吸和心跳基本恢复正常后再停下来休息。

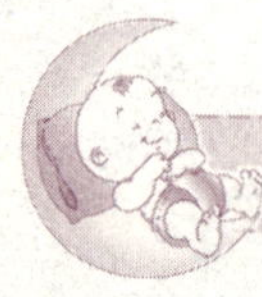

要想宝宝好，准爸准妈戒烟戒酒要趁早

日常生活中很多人习惯于饭后点支烟，并美滋滋地曰“饭后一支烟，赛过活神仙！”也许，吸烟的确能给他们带来短暂的快乐，可是，这个“活神仙”对他们即将孕育的宝宝简直是一个无声而残忍的杀手。

烟草中的有害成分通过血液循环可以进入生殖系统而直接或间接发生毒性作用。对准爸爸而言，吸烟不仅会影响到受孕的成功率，而且也会严重地影响受精卵和胚胎的质量。另外，长期大量地吸烟者更容易发生性功能障碍，也间接地降低了生育力。

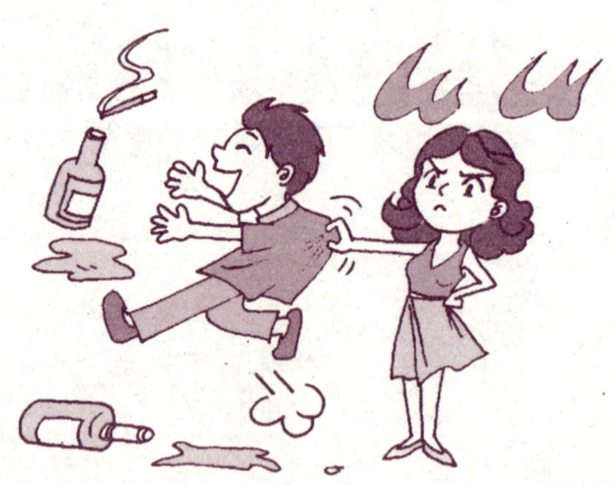

为了下一代，不要当“活神仙”。如果说禁烟对人们来说只是一种号召，那么对准爸爸来说则是一道命令，在准备怀孕前至少要提前三个月到半年开始戒烟。

孕前要戒烟，那酒呢？酗酒可造成机体酒精中毒，影响生殖系统，使精子数量减少，活力降低，畸形精子、死精子的比率升高，从而会影

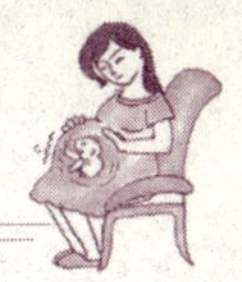

响受孕和胚胎发育。故准爸妈不要铤而走险，还是不碰酒为好。

孕前不仅要戒烟、戒酒，更不能吸毒。女性吸毒不仅严重损害自身健康，而且会导致生育功能丧失，殃及家庭和睦，祸及后代，致使在生产时具有极高的死亡率和患病率。为此，我们要积极呼吁吸毒女：如果你还想做妈妈，还想过一个正常女人的生活，那就赶快远离毒品吧！同样，男性吸毒也不利于后代的健康。

另外，准备怀孕的夫妇生活方式也应当有规律，劳逸结合，适当锻炼，改掉一些不良习惯，比如熬夜等等。饮食方面要做到食品新鲜、卫生，不要食用棉籽油。每种食物都有其营养价值和特色，很难讲哪种有利于优生，食谱尽可能广泛一点，不挑食即可。

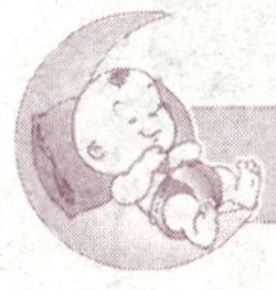

防止辐射，别让电器成为潜在隐患

现代生活离不开各种各样的电器，它给我们带来了便利和快乐。但你是否想到，它也是一种污染源。

家用电器的污染主要有电离辐射和电磁辐射以及静电、噪声等。电离辐射主要指各种射线，它可引起基因突变和染色体畸变，对优生优育的危害较大，幸亏大多数家用电器的电离辐射量很小。电磁辐射又叫电磁波，其危害相对较小，但却无处不在，可以说，只要用到电，就有电磁辐射；另外，金属、半导体在高频电磁场内加热处理也会发出电磁波，无线电微波就是最常见的一些电磁辐射。静电本身没什么危害，但它会促使灰尘和一些有害物质吸附、聚集而有损健康。孕前应少接触哪些电器呢？

1 手机 手机的危害性众说不一，但可以肯定，它就是一个无线电的发射、接收台，电磁辐射量很大。有些人为了减少它对大脑的辐射而使用耳机，这固然不错，但是把它挂在腹部、下身附近，从优生的角度而言危害更大。同样，家用的无绳电话也是如此，长话短说较保险，能少用一些就少用一些吧！

2 微波炉 微波炉就是要靠微波来工作的，其微波量相当大。

将微波照射在阴囊、睾丸上，可以使精子数目减少，精子活力降低，甚至还可以作为男性避孕的方法，因此，微波对生殖的危害就不言而喻了。幸亏微波炉外层有严格的保护设施，微波泄漏得不多。但为了安全起见，最好能减少使用微波炉，尽量不要靠近。“叮”的一声后不要急着打开炉门，最好等半分钟后再打开，同样，微波炉工作时千万不要强拉炉门，尽管此时微波炉会马上停止工作，但里面残留的电磁波还是会骚扰你一下。电磁炉、电火锅等加热电器的电磁辐射也很高，和微波炉不同的是，它们是开放工作的，更要注意安全。使用电磁炉时，要先关掉电源才能移开锅子，否则炉面空荡荡时，辐射更大。

3 电热毯 可以说，电热毯与我们最亲近了，寒冷的冬天整个晚上差不多都在拥抱着我们，但它同时也在产生电磁污染，还是少交往为好！

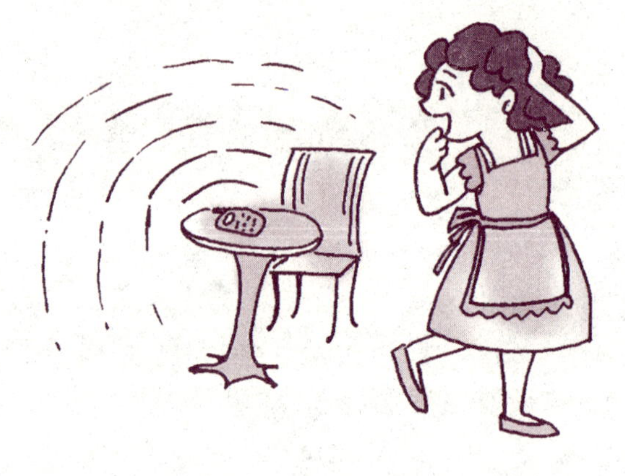

4 电脑 从辐射量的角度而言，电脑确实不高。麻烦的是，现代人太离不开电脑了，每天要近距离地接触几个小时甚至十来个小时。据研究，电脑主机的背面是电磁辐射最强之处，在工作场所或家中放置电脑时，应注意避免正对它的后面，无法避免时，最好以屏蔽罩罩住电脑背后。据说，瑞典机场就用特制的屏蔽罩罩住与旅客接触的电脑背部，以保护站在电脑主机背后等待的旅客。还有，长时间使用电脑容易出现“颈肩综合征”，常常表现为指关节和腕、肩、颈、背部的疼痛，还不利于全身的血液循环。另外，由于精神高度紧张还可出现神经衰弱。这些也会间接影响到生殖健康。

5 电视 由于不少报刊刊登了“准妈妈看电视可危害胎宝宝”的文章，使得许多准妈妈看电视时提心吊胆，怕对腹中的胎宝宝不利，甚至还有一些准妈妈一次电视也不敢看。那么，怀孕后究竟能不能看电

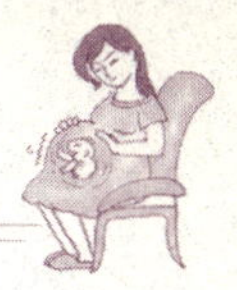

视呢？一般说来，非长时间地持续看电视，对胎宝宝不会造成大的危害。因此，准妈妈进入妊娠中期，可以有选择和有节制地看电视。专家们建议，准妈妈看电视时，应该特别注意以下三点：每天不应超过2小时，每看1小时左右应稍休息几分钟；应选择轻松、欢快的节目，以欣赏或消遣的态度去看，不宜看情节紧张和场面惊险的节目，不要全神贯注、过于认真地看；距电视屏幕应在2米以上，坐的姿势要正确，以免引起躯体疲劳。

总而言之，家电给我们带来了很多的便利，提高了物质和精神生活，但并非总是安全的，尤其是在准备怀孕期间，更要巧妙回避，以防止对未来的宝宝造成伤害。

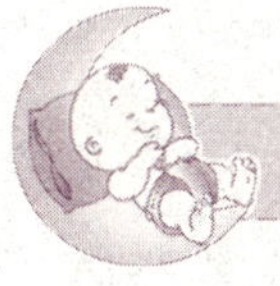

孕育宝宝，当心宠物成"心腹"之患

有一对年轻夫妇养了两只猫，一黑一白，它们很乖，很可爱，也很讲卫生，知道自己去哪里大小便，同事和朋友也经常来看它们并带吃的给它们。夫妻俩经常带它们出去玩，遛一遛。但这两只猫却给他们的一生带来了一个终生的遗憾。

2007年秋天，妻子一个月没有来例假，一开始他们以为例假经常不准时，而且一般都采取避孕措施，只是有二三次在安全期时有时没有使用安全套，所以一开始他们并没有引起注意，但后来两个月过去了，他们才想起可能是怀孕了，经医院检查，也证实了这一点，医生告诉他们已经怀孕两个月了。前三个月对于胎宝宝来说十分重要，他们的胎宝宝两个多月了，应该更加注意。回想他们两个都结婚5年了，虽然没有计划怀孕，但是有了，他们也十分想要，从医院检查回家，他们一路上买了许多东西，孕妇装、奶瓶、胎教音乐碟等。

怀孕进入第三个月，他们上医院做例行检查，做了一个B超和一些常规的检查，这时他们想起问医生养宠物有没有什么需要注意的，医生详细问了他们的情况后，告诉说，妊娠4周左右是致畸最高度的敏感期，第55～60天以后，敏感性很快下降，若胚胎在6～8周前受到致畸因素作用，容易发生中枢神经系统缺陷（大脑发育不全、小儿畸形、脊柱裂、脑积水等）、心脏畸形、肢体畸形、眼部畸形、唇裂等。如果在孕8～12周受损害，则易发生耳畸形、腭裂、腹部畸形等。而宠物身上带有高度影响胎宝宝的弓形虫以及其他细菌，弓形虫是一种人畜共患的寄生虫，因此，它可以通过动物传染给人。猫科动物是弓形虫的终末宿主，它们排泄的大便中有可以使人直接感染的卵囊。因此，养猫造成感染的机会更多。弓形虫进入人体后，即进入血液，在有细胞核的细胞内繁殖，并可引起细胞死亡，其病原体还会导致内脏组织病变。弓形虫能通过胎盘，对准妈妈造成很大危害，后果可能是早产、流产等；先天性感染胎宝宝有可能产生严重后果，比如胎宝宝小头等症，也会导致精神障碍、运动障碍等。医生说按照他们的情况，因为与宠物有高度的接触，所以感染的机率较大。他们一听就愣了，问医生现在应该怎么办，医生说如果已经感染上，那么影响胎宝宝外形致畸的后果要到怀孕七八个月的时候才能显现出来，如果不是影响外形而是影响到脑部或体内，就要在胎宝宝出生2～8个月才能真正体现并检查出来，所以医生说需要进一步观察才能确定。

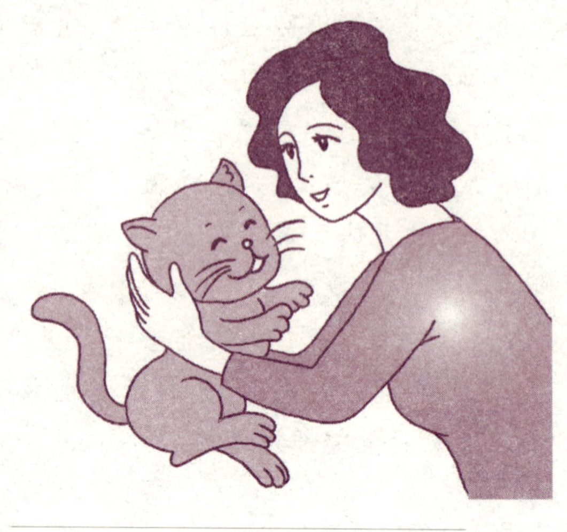

回到家，他们沉默了好久，妻子最后提出来要打掉宝宝，下次再注意，好好怀一个，但丈夫想了很久，没有同意，他想他们平时那么注意卫生，两只猫也一直没生什么病，应该没有太大的问题，想了一晚上，他们第二天决定将两只猫送到朋友家寄养，同时更加注意避免其他因素的影响。到了胎宝宝七八个月的时候，他们去检查发现胎宝宝身体情况良好，后来，妻子生了一个七斤半的胖小子，夫妻俩很高兴。宝宝出生后一直没有什么问题，顺顺利利的，小病都很少，到了七个月的时

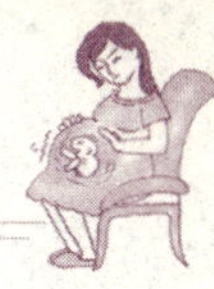

候，他们发现宝宝的口水总是流不停，又想起了当初医生说的话，赶紧将宝宝带去医院，经过医生的详细检查，证实他们的宝宝是先天性精神障碍，就是说宝宝将会是一个智力低下儿。

他们看到外形看起来十分健康的宝宝，怎么也不相信医生的话，妻子的眼都哭肿了，但事实就是事实，当孩子都一岁多时，还不会说话，口水流不停，真的是先天性精神障碍。

因此，这里需要提醒大家的是：如果有选择的话，请准备怀孕的年轻夫妇们千万不要存在侥幸心理，无视猫狗等宠物对宝宝的危害，毕竟这是关系到小孩一生！而真正痛苦一生的，不光是父母，还有将要面对整个社会的孩子！

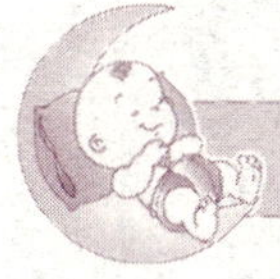

莫让不良习惯打乱了你的孕育计划

罗丽和老公的事业蒸蒸日上，已经步入了稳定期，7年的二人世界已经稍显冷清，双方父母也催促他们一定要赶在2008年生个奥运宝宝。于是夫妻俩开始精心打造孕育计划。推算排卵期，孕前服用叶酸，戒烟、戒酒，甚至已开始采购婴儿用品。一个月、两个月、三个月都过去了，可“好朋友”依然如期而至，没有一点怀孕的迹象，罗丽着急了，当年不想要孩子的时候偏偏怀上了，现在万事俱备，怎么就怀不上了呢？到底是什么原因使她的宝宝计划受阻？难道是不孕症？经医院检查，她确实患上了不孕症，她傻眼了。

孕育专家强调，不孕状况很多都是由于不良生活习惯慢慢累积造成的，这也就是医学上所说的继发性不孕。目前，大部分不孕都属于这种情况，尤其是白领女性。哪些不良生活习惯会导致不孕症呢？

不良习惯一：多次人流

多次人流会导致宫颈粘连、输卵管堵塞，进而造成继发性不孕。很多意外怀孕的女孩，碍于面子不肯到正规医院，而是自己买药或者到私人小诊所中解决。不当的人流会引起宫颈粘连以及盆腔炎、输卵管阻塞等症状，这些都是继发性不孕的原因。专家提醒，育龄女性应学会科学地避孕，如果要手术也必须在有条件的专业医疗机构进行，从而把人工流产的伤害降到最小。

不良习惯二：压力过大

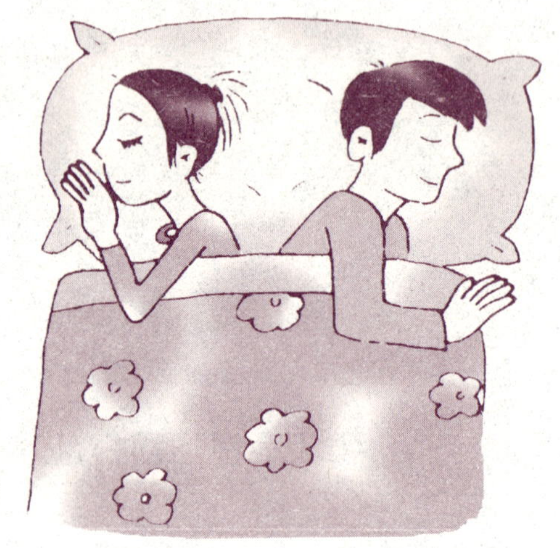

随着就业竞争加剧，不少职场女性压力增大，紧张焦虑、精神压力过大或长期处于忧虑、抑郁或恐惧的精神状态中，卵巢就不再分泌女性荷尔蒙甚至不排卵，月经也就开始紊乱甚至闭经，这样就不容易怀孕了。专家提醒，如果连续三个月月经不规律，就必须到医院就诊，检查卵巢功能。

不良习惯三：长期吸烟

香烟中含有大量烟碱和尼古丁，进入人体后会造成全身血管病变，子宫血管也会因此受累。长期吸烟会伤害身体的整个激素系统，影响卵巢功能，导致内分泌失调而引发不孕，还能使女性绝经期提前2～3年，倘若在怀孕早期吸烟还容易引发流产。

不良习惯四：经期同房

从女性生理健康角度讲，经期同房是不可取的。因为平时，宫颈是闭合的，细菌无法进入盆腔，但是经期宫颈就会变得松弛，保护能力也会下降。如果这时同房，就很容易使细菌和血液进入盆腔，从而引发盆腔炎症。更严重的是，以后可造成子宫内膜异位症。这两者都是造成不孕的杀手。因此，有吸烟史且准备怀孕（或已怀了孕）的女性要在医生的指导下制定戒烟计划，以避免流产。

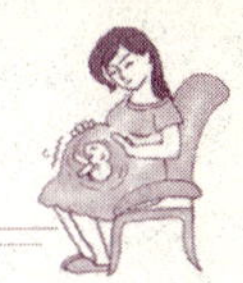

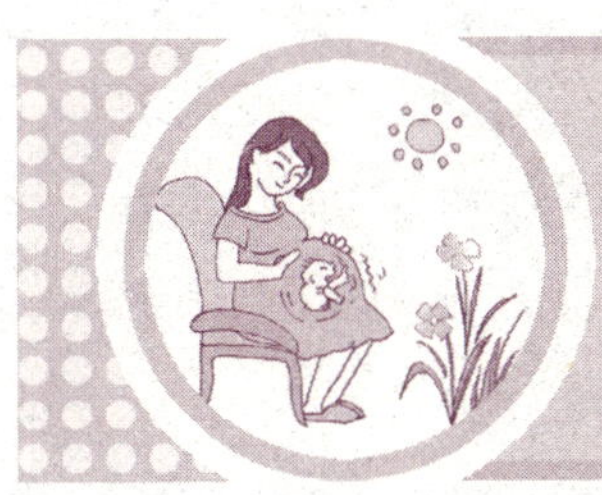

去伪存真：揭秘生男生女的民间传说

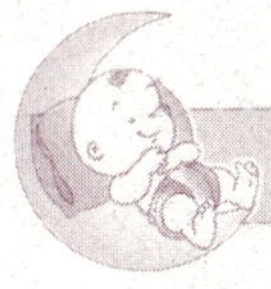

酸儿辣女：口味决定男女性别

“酸儿辣女”之说在民间可谓源远流长。在“不孝有三，无后为大”的传统观念影响下，有些生怕绝后的家庭，如果妻子、儿媳妇孕后喜欢吃酸味食物，便欢天喜地；若喜辣，则对准妈妈另眼看待，甚至强迫其做人流，以盼下次怀孕喜酸食以生个儿子。

孕育专家认为：“酸儿辣女”的说法是没有科学根据的。从医学上来讲，生男生女主要是由染色体决定的，母体中的卵子都是带X染色体的，而精子中是含有X或Y的染色体，如果进入卵子的精子是带X染色体的，就是女孩；如果进入卵子的精子是带Y染色体，就是男孩。所以说生男还是生女其实是由父亲决定的。从一定意义上说，生男生女跟受精卵的受孕环境有关系，也就是说跟输卵管周围的环境有关系。准妈妈怀孕初期出现食欲下降、对气味敏感、嗜酸或嗜辣，甚至想吃些平时并不喜吃的食物，均属于正常的妊娠生理反映，原因是孕后内分泌活动改变，胎盘分泌绒毛促性腺激素。这种激素会抑制胃酸分泌，使胃酸分泌量减少，从而降低了消化酶的活性，影响食欲与消化功能，与胎宝宝性别无关。

TIPS

生活小贴士

准妈妈口味还与不同地域、不同家庭的饮食习惯有关。例如南甜北咸、西酸川辣，但各地新生宝宝的性别比例并无显著差异。胎宝宝的性别是由性染色体决定的，仅以准妈妈口味的变化来判断胎宝宝的性别是毫无科学根据的。

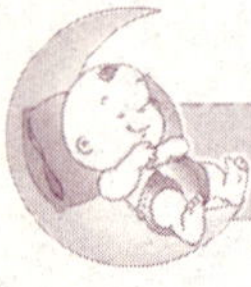

饭量大的准妈妈易生男孩

据国外科学家最新研究发现：准妈妈在怀孕期间进食量大，生男孩的几率比较大，同时出生的男婴要比女婴重。

研究人员通过对244名准妈妈进行的6个月的观察研究表明：男婴睾丸分泌睾丸激素是怀男婴的准妈妈进食量大的直接原因，也就是说饭量大的准妈妈容易生男孩。

孕育专家认为：新生的男婴通常情况下比女婴重，这一普遍现象将有助于对准妈妈怀孕期间婴儿性别的认别。怀有男婴的准妈妈在怀孕期间要消耗体内10%以上的卡路里和8%以上的蛋白质。准妈妈必须通过吸收大量碳水化合物和动植物脂肪来补充体内能量。研究数据也表明，在胚胎中的男婴要比女婴需要更多的营养和能量来维持自己的生长。

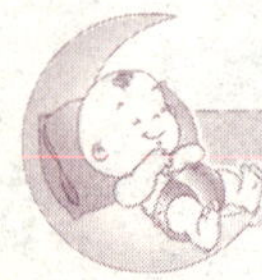

喜欢吃素的准妈妈易生女孩

英国科学家发现，吃素的准妈妈比较容易生女孩。主持这项研究的学者赫德森女士表示，尽管目前还没有其它研究探讨准妈妈饮食对

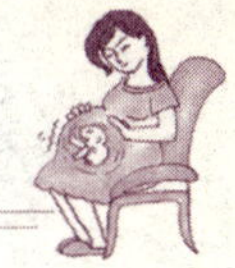

子女性别的影响，这项研究仍然说明，准妈妈的素食对子女性别有直接的影响。这项诺丁罕大学所作的研究发现，英国的男婴与女婴数量比例为一百零六比一百，但是吃素的准妈妈生下儿子与女儿的比例为八十五比一百。这项数据显示，吃素的准妈妈比较容易生女儿。

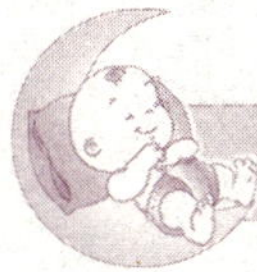

不穿防辐射服易生女孩

有人认为：在医院放射科工作人员中，大多生的是女儿，有的人认为经常接触射线辐射的男性，导致生命力不强的Y精子先行死掉，造成生女孩的机会特别多。于是他们得出结论：不穿防辐射服易生女孩。事情果真如此吗？

孕育专家认为：某一个时间段或者某一地域，有过生女孩或者生男孩比较多的现象是很正常的，但从整体上来看，医院放射科人员的孩子中，男孩女孩的比例还是均衡的，根本没有大多生的是女儿的这种现象。专家介绍，如果防护不当，X光射线等会对人体的免疫系统、血液系统等方面带来损害，但并不会对生男生女带来影响。

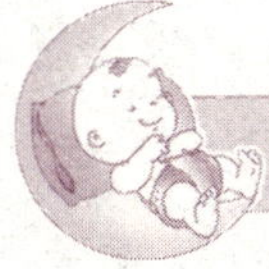

生男生女大总结

说法一：肚皮软是女，肚皮硬是男。

说法二：胎心像马蹄声且强有力是男，像锣鼓声且不强、力小是女。

说法三：准妈妈的腰粗是女，腰变化不大是男。

说法四：先见红是男孩；先破水是女孩。

说法五：怀孕后变丑为男孩，变漂亮为女孩。

说法六：手的汗毛或眉毛变淡，会生男孩。

说法七：胎动瞬间反应剧烈，是男孩；反应较温驯的，是女孩。

说法八：准妈妈想吃甜食，会生女孩。

说法九：胎宝宝在肚子内经常动的，是女孩；不太爱动的，则是男孩。

说法十：太太主权的家庭，会生男孩；丈夫跋扈的家庭，会生女孩。

说法十一：害喜轻微的，会生女孩；严重的，会生男孩。

说法十二：母亲的人中凹陷较深，会生男孩。

说法十三：若有流产迹象，会生男孩。

说法十四：第一胎宝宝的大腿上若有一条横纹，下一胎会生男孩；若有两条横纹，会生女孩。

说法十五：第一胎若是男孩，在1～2年内怀孕，第二胎也会生男孩；若隔了4～5年以上，会生女孩。

说法十六：母亲的性格温柔，会生女孩；严肃的，会生男孩。

说法十七：母亲常吃肉，会生女孩；常吃青菜，会生男孩。

说法十八：胎动感觉拳打脚踢和整个身体翻动为男孩，只整个身体翻动为女孩。

说法十九：比预产期早生男孩，晚生女孩。

说法二十：肚脐突出生男，不突出生女。

TIPS

生活小贴士

以上种种生男生女的说法，孕育专家认为都是没有科学依据的，都是不可信的。

第二章

生男生女，小食品里有“大文章”

食物不仅营养着人们的身体，还在科学的进食之中捍卫着人体的健康，同时，通过其对人体酸碱性的影响，还能在一定程度上决定孕育宝宝的“性别”。可大部分人对食物酸碱性的认识十分模糊，认为吃起来酸酸的食物就是酸性的。其实，食物的酸碱性不是用简单的味觉来判定的。生男孩宜吃哪些食物，忌吃哪些食物？生女孩宜吃哪些食物，忌吃哪些食物？

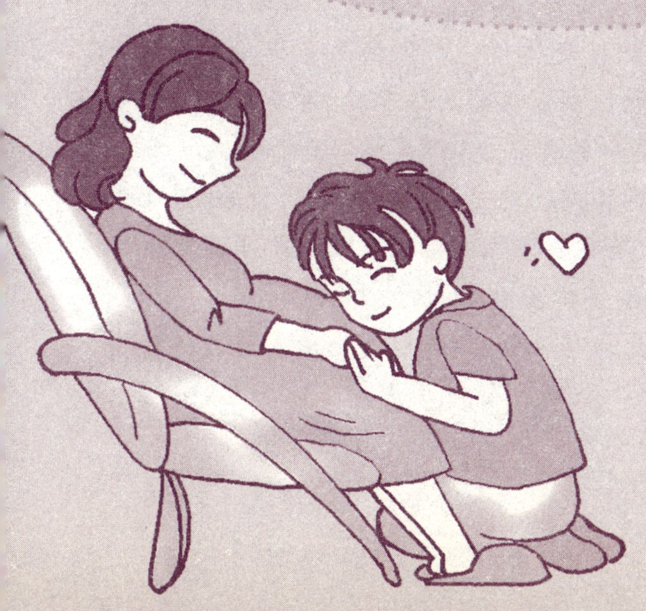

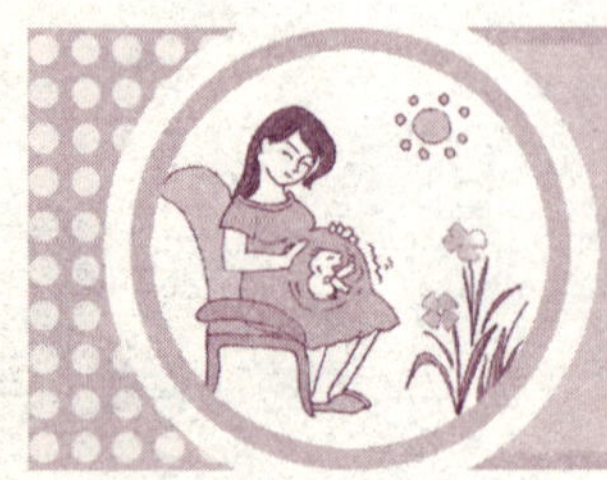

男孩，女孩：酸碱食物与生男生女

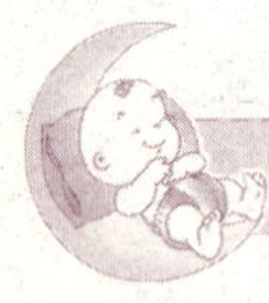

食物酸碱性也会影响生男生女

妇科专家介绍，生男生女的关键就在于正确利用阴道酸碱度的变化，成功率约在80%左右。根据多年来的研究统计，证明食物的酸碱性确实会影响生男生女的几率。想要生男孩，女性多吃一些碱性的食物，可以平衡人体的酸碱度，使得人体呈现碱性的状态，增加Y精子顺利与卵子受精、结合的机会。生男孩的几率也就大了，而男性要摄取均衡饮食；想要生女孩，女性孕前要避免吃太多碱性食物，但也不要吃太多酸性食物，以免影响其身体健康，男女双方均摄取均衡饮食即可。

这里我们对酸性食物和碱性食物作一个详细的介绍。人类的食物可分为酸性食物和碱性食物。判断食物的酸碱性，并非根据人们的味觉，也不是根据食物溶于水中的化学性，而是根据食物进入人体后所生成的最终代谢物的酸碱性而定。这是一个生理学的概念，跟味觉和化学概念没有关系，因此正确认识酸性和碱性食物对于生男生女十分重要。酸性食物通常含有丰富的蛋白质、脂肪和糖类，含有钾、钠、钙、镁等元素，在体内代谢后生成碱性物质，能阻止血液向酸性方面变化。所以，酸味的水果，一般都为碱性食物而不是酸性食物，鸡、鱼、肉、蛋、糖等味虽不酸，但却是酸性食物。

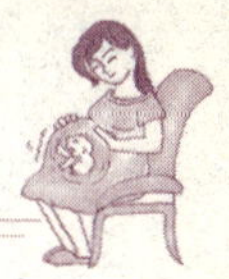

TIPS

生活小贴士

生男生女并不是什么生死攸关的原则问题，现在我们倡导优生优育，但是大前提还是计划生育，每个家庭都只有一个孩子，只要我们用心去爱，生男生女都是一样的。

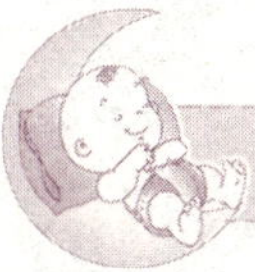

哪些是常见的酸性食物

酸性食物大致包括六类，即甜食；精制加工食品（如白面包等）；豆类（如花生等）；淀粉类食品；动物性食物；油炸食物或奶油类。酸性食物按其强度又可分为以下三类：

1 强酸性食品　如蛋黄、白糖、金枪鱼、乳酪、甜点、比目鱼等。

2 中酸性食品　如火腿、猪肉、鳗鱼、培根、鸡肉、牛肉、面包、小麦等。

3 弱酸性食品　如白米、章鱼、巧克力、花生、啤酒、海苔、空心粉、葱等。

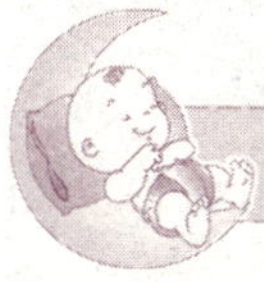

哪些是常见的碱性食物

碱性食物大致包括四类，即水果、蔬菜类；海藻类；坚果类；发过芽的谷类、豆类。碱性食物按其强度又可分为以下三类：

1 强碱性食品　如葡萄、茶叶、葡萄酒、海带、柑橘类、柿子、黄瓜、胡萝卜等。

2 中碱性食品　如大豆、蕃茄、香蕉、草莓、蛋白、梅干、柠檬、菠菜等。

3 弱碱性食品　如红豆、苹果、甘蓝菜、豆腐、卷心菜、油菜、梨、马铃薯等。

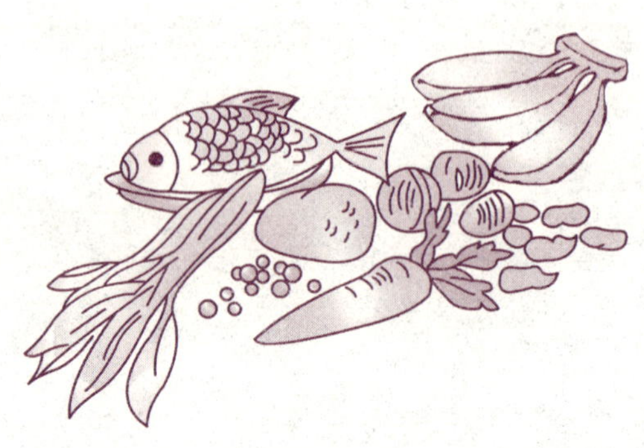

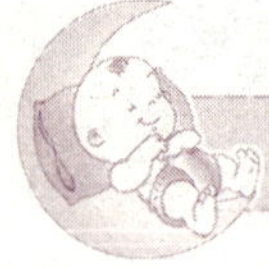

孕前饮食，提高受孕率“男女有别”

准备怀孕的夫妻要提前 3 个月到 1 年对饮食进行健康调整。对男性和女性来说，饮食与生育能力密切相关。只要坚持均衡饮食，不仅能提高孕育宝宝的概率，而且还能提高孕育健康宝宝的概率。孕前的营养供给方案应参照平衡膳食的原则，结合受孕的生理特点进行良好的孕前饮食安排。

所谓良好的孕前饮食是指不吃刺激性食物；不挑食和偏食，食物种类要多、要杂、要粗、要原味、要多变化；荤、素搭配适当；奇怪或少见的及加工过度的食物最好不吃；要合理分配三餐，不可暴饮暴食。下面介绍几款提高受孕机率的食谱：

1 男性宜吃的食谱

六味猪骶骨汤

【原料】猪骶骨 1 支，新鲜淮山 300 克，山茱萸 10 克，熟地 10 克，

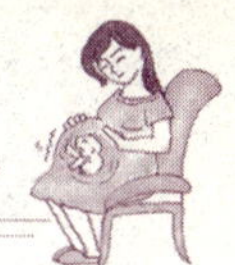

茯苓 10 克，丹皮 10 克，泽泻 10 克，棉布袋 1 只，盐 2 小匙。

【做法】猪骶骨剁块、洗净，汆去腥，捞起；淮山削皮洗净，切块状；山茱萸、茯苓冲净，备用；熟地、丹皮、泽泻以清水快速冲净，再用棉布袋装妥。将所有的原料盛入炖锅内，加入 6 碗水，以大火煮开后转小火慢炖至猪骨熟透，加盐调味即可熄火。

【功效】改善精液稀薄，提高受孕几率。

强腰烤鳗

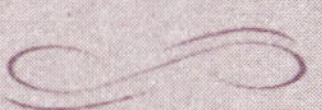

【原料】蒲烧鳗 1 尾，肉桂粉 5 克，杜仲粉 5 克，酱油 2 大匙，白芝麻 1 小匙，红砂糖 1 大匙。

【做法】将杜仲粉、肉桂粉、酱油、红砂糖加 2/3 碗水，以小火慢熬至成粘稠状的酱料；鳗鱼烤熟后，涂上酱料，撒上芝麻即可。

【功效】坚强腰肾，健壮筋骨，减缓早衰老化。

麻油鸡脬

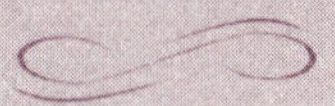

【原料】鸡脬 250 克，老姜 1 段，麻油 3 大匙。

【做法】将鸡脬洗净，沥干；老姜洗净，切片；锅烧热后，先倒入麻油加热，再爆炒姜片，待略呈金黄色时，将鸡脬倒入拌炒，然后加 1/2 碗水，盖上盖子焖约 3 分钟，即可熄火。

【功效】改善精虫过少，助益男性生育功能。

姜附猪心汤

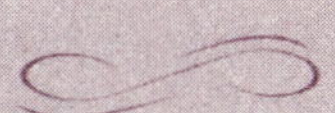

【原料】猪心 1 个，炮附子 15 克，姜片 10 片，盐 2 小匙。

【做法】将猪心内的污血尽量挤净，汆烫去腥，捞起，然后将烫好的猪心剖开、切片；将炮附子以清水冲净，与姜片盛入煮锅内，加4碗水熬汤，待熬至约剩3碗水左右，再让汤汁大滚，并加入猪心片，续滚15～20秒，加盐调味后，即可熄火。

【功效】有助于男性健壮筋骨，利于生育。

2 女性宜用的食谱

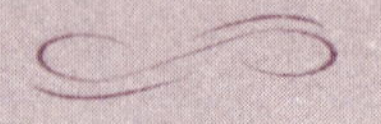

炖八珍鸡汤

【原料】党参10克，茯苓10克，白术10克，甘草10克，熟地10克，炒白芍10克，当归10克，川芎5克，鸡腿1只。

【做法】将鸡腿剁块，洗净；其他材料以清水快速冲去杂质。将上述材料盛入炖锅内，再加入6碗水。以大火烧开后，转小火慢炖至鸡肉熟烂即可熄火。

【功效】调理气血两虚，促进子宫发育。

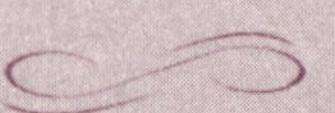

腰片寄生汤

【原料】桑寄生25克，猪肾1枚，盐1小匙。

【做法】将猪肾（又称腰子）平剖为二，剔去白筋，交叉切成菱形花后再切片，浸于清水内，反复更换水，直到淅尽血水后汆烫去腥。桑寄生加4碗水熬约3碗时，让汤汁大滚，再放进腰片续滚10～15秒即熄火，加盐调味。亦可捞去腰片，只取药汁来煮粥，效果相同。

【功效】治疗肾气虚弱、腰酸背痛。

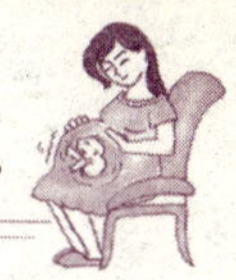

红花卤凤爪

【原料】凤爪5只，红花5克，酱油3大匙，盐1小匙，糖1小匙，米酒1大匙。

【做法】将凤爪(即鸡爪)剁去爪尖、切段，洗净；红花以清水快速冲过。将凤爪盛入卤锅，加调味料及2碗水以大火烧开后，转小火卤约20分钟，再入红花卤约2分钟即可。

【功效】活血通经，改善子宫机能。

藤玫瑰花茶

【原料】钩藤25克，玫瑰花3～5朵。

【做法】钩藤以清水快速冲净后，加500毫升水熬成浓汁。待熬至约剩300毫升，取来冲泡玫瑰花，并趁热品茗。

【功效】消除压力，缓和情绪。

四君卤鸡尾尖

【原料】党参15克，白术15克，茯苓15克，鸡尾尖10个，甘草15克，酱酒、酒各1大匙，糖2小匙，盐1小匙。

【做法】将鸡尾尖洗净，氽烫去腥、捞起。其他材料以清水快速冲去杂质。将上述材料加调味料及1碗水，以中火烧开后，转小火慢卤至鸡尾尖熟烂，汤汁收干即可。

【功效】调整子宫下垂，改善腹腔循环。

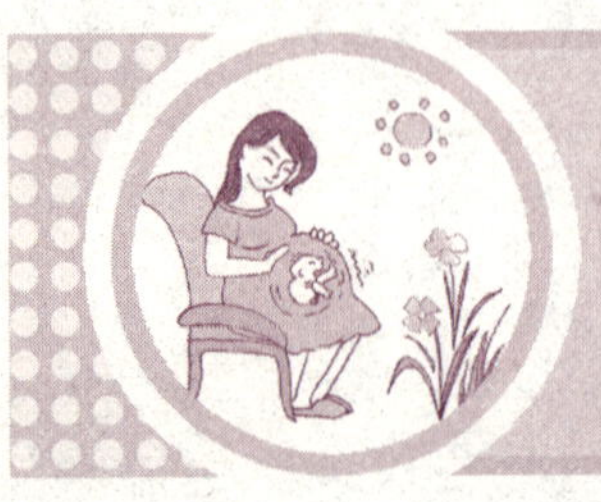

种瓜得瓜，生男孩的饮食宜忌方案

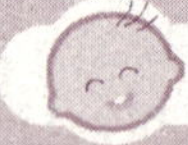

生男孩宜吃的食物

要生育男孩建议食用以下几类食物：

第一，米饭、粗粒小麦粉、玉米片、加牛乳或不加牛乳的面粉食品及糕饼、不加牛乳的白面包及麦制脆饼。

第二，食用比往日略高的盐分、喝茶、喝咖啡、综合果汁、泡沫饮料。带点酒味的饮料、加牛乳的布丁及果酱、盐性奶油、鲜肉或腌肉、各类鱼肉皆可进食，一星期只能吃1～2个鸡蛋。

第三，干梅、葡萄干、干李子、无花果、杏子、栗子、枣、椰子。

第四，油及人造奶油、橄榄油、腌制小黄瓜及肉汁。

第五，糖、果酱、水果冻及冰冻果子露。

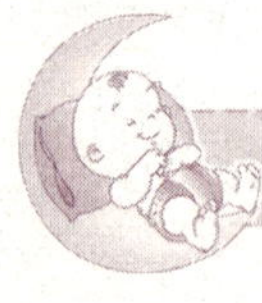

生男孩的优生食谱

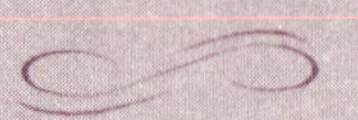

虫草鸭汤

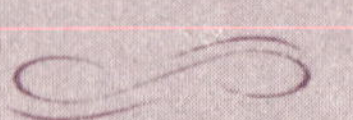

【原料】鸭子半只，冬虫夏草2钱，盐1小匙。

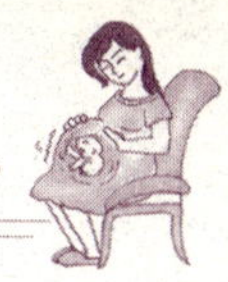

【做法】把鸭子剁块、洗净、汆烫、捞起；把冬虫夏草洗净，与鸭块一起盛入炖锅内，再加入6碗水；以大火烧开，再转小火炖至鸭肉熟烂，最后加盐调味，熄火。

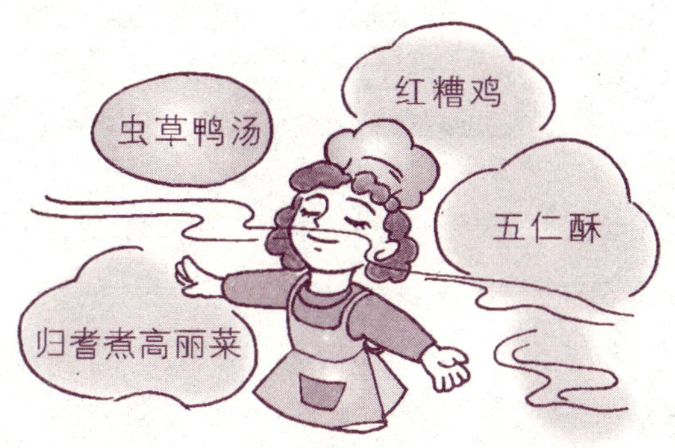

【功效】强阳补精，补益体力。适合男子体虚、阳气不振而欲生男者，以及腰常酸痛发麻、发冷者。

【注意】冬虫夏草是滋肺补肾之助阳良品，可以再加入枸杞子、淮山、山茱萸等药材，以补强兴阳固精效果，防治遗精、阳痿。或以鸭子搭配肉苁蓉、锁阳、淫羊藿、鹿茸、益智仁等药材，可补肾、强健筋骨、壮硕精气。

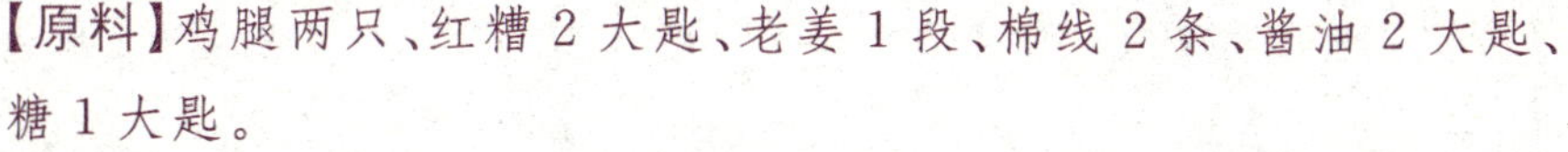

红糟鸡

【原料】鸡腿两只、红糟2大匙、老姜1段、棉线2条、酱油2大匙、糖1大匙。

【做法】鸡腿剔去骨头，洗净拭干，以棉线捆卷扎紧；姜洗净、切片；起油锅，下姜片爆香，接着下红糟炒酥；将原料盛入锅中，再加适量水和调味料，煮至鸡肉熟烂入味，即可熄火；等到凉却，将鸡肉取出，拆出棉线切片，再将汁液淋上即可。

【功效】养气益肾，帮助生男。手脚心经常发痒、长疹者宜多服用。

【注意】此品活血、益肝肾，而肝肾与神经系统及生殖能力密不可分，对调节生理功能与生儿育子有主导作用，适合丈夫进补。或以鸡分别搭配肉苁蓉、鹿茸、菟丝子、蛇床子、核桃肉、补骨脂、巴戟天等药材，有活跃精子、助生男的效益。

五仁酥

【原料】红枣10枚，松子50克，核桃50克，腰果50克，南瓜子50克，麦芽糖2大匙。

【做法】将红枣洗净拭干，去核，切碎；其他材料皆切碎；麦芽糖盛入大碗中，微波1分半钟，使之软化。平底锅烧热后，倒入所有切碎的材料，以小火慢炒均匀，盛起，加入麦芽糖和匀，然后手沾冰水将材料捏成球状，待凉却凝结即成。

【功效】保护生殖机能，维持细胞活力。

【注意】坚果类富含维生素E，能控制细胞氧化、维持细胞机能，可安定神经，营造健康受孕环境，并保护生殖机能，促进精子的活动力与子宫内膜的健康，提高受孕男胎的几率。

归耆煮高丽菜

【原料】高丽菜1/4个，绞肉150克，蟹肉棒3条，当归10克，黄耆10克，盐1小匙。

【做法】将高丽菜、当归、黄耆以清水冲净，盛入煮锅内，加4碗水同煮；另取1/2小匙盐与绞肉抓匀，备用。待高丽菜熟软，捞弃药渣，将绞肉和蟹肉棒加入，续煮至肉熟，加盐调味即可。

【功效】调理气血，补养子宫。

【注意】归耆可以调经理带，并有兴奋子宫肌作用，可提高对精子的接受度。搭配富含天然钙质的食物如小鱼干、蟹肉等，更能补强阳刚之气，有助生男。

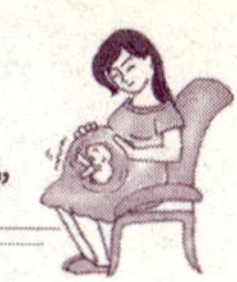

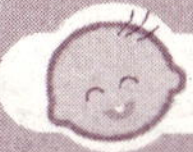

生男孩忌吃的食物

少喝牛奶、各类乳制食品（乳酪、酸奶酪等）、贝类、蚌类、全麦面包、面粉糕饼及各类带有牛乳的饼干、沙拉蔬菜、甘蓝菜或是花椰菜、水芹、坚果类、可可、巧克力、芥菜。

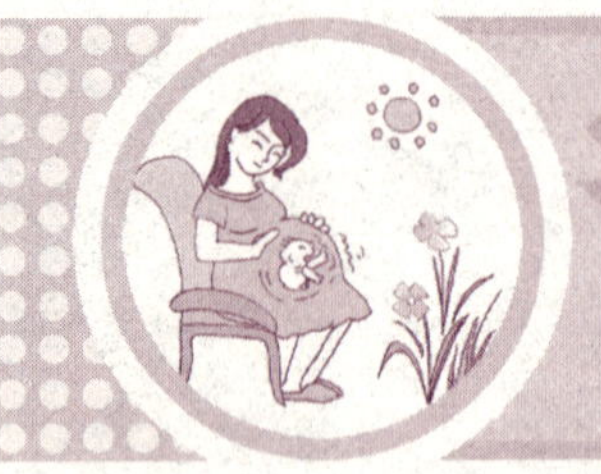

种豆得豆，生女孩的饮食宜忌方案

生女孩宜吃的食物

生育女孩宜食的食物有：牛奶（每天 770 毫升），每天 125 克的肉及鱼，多吃蛋，不加盐的奶油、新鲜乳酪、酸奶酪，不加盐的牛奶布丁（每天吃 2 次）、脆面包及不发酵、不加盐的糕饼、米饭、小麦粉、红薯粉、玉米、麦粉、马铃薯，新鲜且冷冻的胡萝卜、芜菁叶、绿色豆类、洋葱、豌豆、韭菜、小黄瓜、萝卜、水芹、胡椒、芹菜、婆罗门参、煮熟的番茄、茄子、绿色沙拉蔬菜。未含盐的胡桃、榛实、杏仁果、落花生。新鲜冷冻或罐装的苹果、梨子、草莓、覆盆子、李子及桃子。每天 1 次果酱食品、蜂蜜、糖、蔬菜油、香料、胡椒、不含盐自制的果酱、矿泉水。

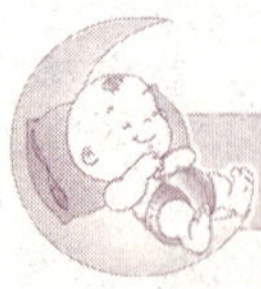

生女孩的优生食谱

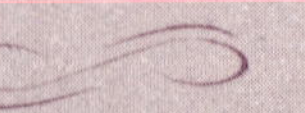

凤爪猪尾番茄汤

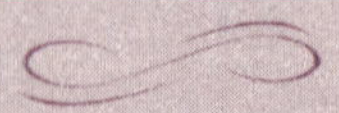

【原料】猪尾 2 只，凤爪 3 只，番茄 1 个，盐 1 小匙。

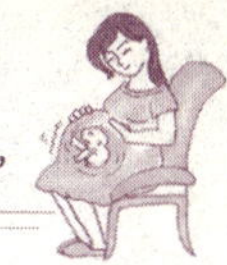

【做法】将猪尾、凤爪分别洗净、剁块，汆烫捞起；番茄于表面轻划几刀，再汆烫去皮，捞起切块；将这些原料盛入煮锅内，加5碗水熬汤，熬至猪尾、凤爪软熟，加盐调味即可。

【功效】这道汤能适度调节体质为偏酸性，且番茄含维生素C，有益铁质吸收，促进造血功能。

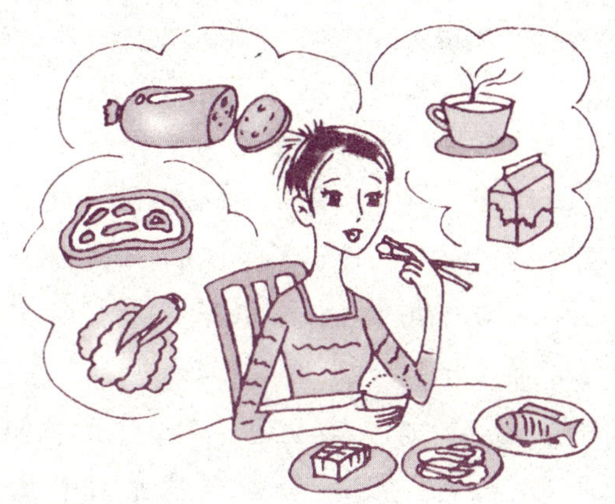

【注意】含有X染色体的精子是决定生女儿的遗传主因，它适合于生存在酸性的环境中。改变女方的体质成偏酸性，易得女儿；如果夫妻双方共同配合调理成较利于X染色体活动的生理环境，生女儿的几率会更高。此汤品能适度的调节体质为偏酸性，且番茄含维生素C有益铁质吸收，可促进造血功能。

五味炖鸭

【原料】鸭肉半只，当归15克，黄耆15克，枸杞子10克，川芎5克，盐1小匙。

【做法】把鸭肉剁块，洗净，汆烫，捞起，其他原料以清水快速洗净；把以上原料盛入锅内，加水至盖过原料，以大火烧开后转小火慢炖，煮至鸭肉熟烂，加盐调味即可熄火。

【功效】滋阴养血，有益生女。

【注意】本品适合夫妻双方共同使用，尤其适用于丈夫，鸭肉配归耆可滋阴补血，女性属阴，阴主导血行，血行佳有益生女儿。再搭配食用如鸡、鸭、肉、海鲜之类的酸性食物，改变体质呈酸性，增加精子中X染色体的活动力，有助于受孕生女。

桂圆鸡汤

【原料】鸡腿1只，桂圆50克。

【做法】鸡腿剁块，洗净，盛入煮锅内，再加水至盖满原料，以大火烧开后，转小火慢炖约20分钟；续将桂圆肉剥散加入，煮至鸡肉熟烂即可；可随个人口味酌加盐，或取原味也很可口。

【功效】益心活血，有助于生女儿。

【注意】桂圆肉养血益心，能补营血之不足，且具滋阴效果，有助生女。并能调理失眠、惊慌、焦躁、厌食等情形。且本品男女皆宜，搭配酸枣仁、芡实等药物，则可济血虚肾虚，改善神倦、遗精；搭配红枣、当归、黄耆等，则能调经理带，助血行，滋补真阴。

茄汁排骨

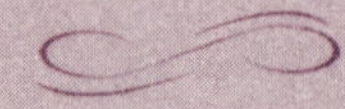

【原料】番茄1个，排骨1斤，盐1小匙。

【做法】排骨汆烫去腥，捞起；先在番茄表面轻划数刀，再汆烫去皮后，取出切块。将这些原料盛入锅内，加1碗水及调味料以大火烧开，转小火煮至排骨熟烂。酌加2大匙番茄酱，以加重口味。

【功效】调节酸性体质，增加生女儿的几率。

【注意】精子中的X和Y性染色体能决定生男生女，含有Y染色体的精子游动性强，生命力长，一旦与卵子结合，将喜获麟儿，尤其在碱性生理环境中，受精机会更大。而X染色体与卵子结合受精则为女胎，如果在酸性环境中，可增强X染色体的活动力。本品即为酸性食物，丈夫常食用的话，能帮助生女孩。

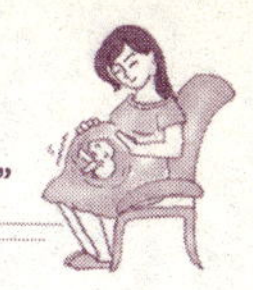

生女孩忌吃的食物

想生育女孩忌食的食物有：在烹调食物上加盐或盐的代用品、咖啡、茶、巧克力、新鲜或成罐的水果汁、泡沫饮料、酒、啤酒、苹果酒、利口酒、通便剂、所有熟肉、肉丸子、鱼翅、加盐或成罐的鱼类食品、贝类、鱼卵、鱼饼、鳀鱼类、小虾类、所有乳酪、一般的面包、糕饼及加盐饼干、玉米花、荷兰芹、菠菜、甘蓝菜、花椰菜、香菇、莴苣、鳄梨、茴香、生番茄、大豆、干豆、干果、新鲜水果及甜点、果酱、各类贮存的蔬菜、放置了1天的肉及鱼、加盐的奶油或人造奶油。

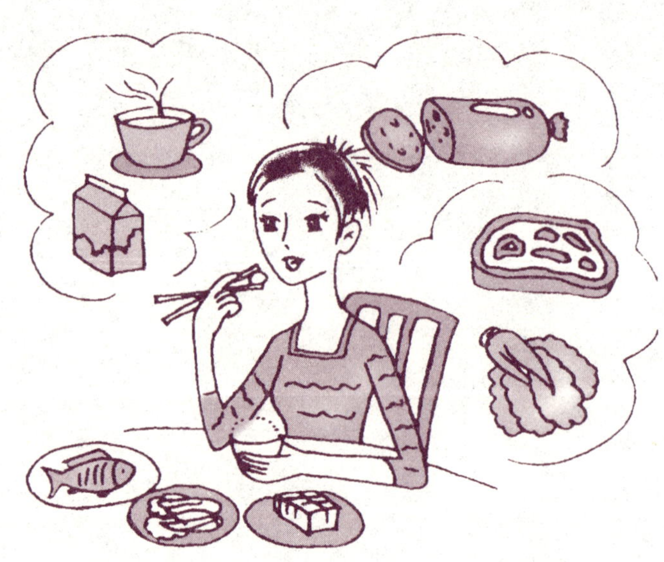

第三章

性别抉择，房事中蕴藏“大学问”

如果计划要一个健康、聪明的可爱宝宝，性爱也是一个重要的环节。比如，孕前六个月就要停服避孕药及其他药物，受孕讲求最佳性爱体位，性高潮与受孕密切相关，到底是为什么呢？生男生女要想最大可能地如愿以偿，其中又有哪些不可不知的房事细节？这里不仅能揭秘，还有细节和方法。

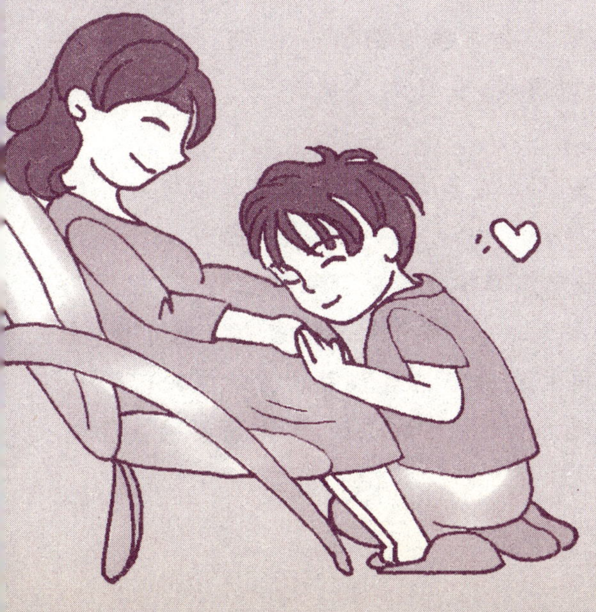

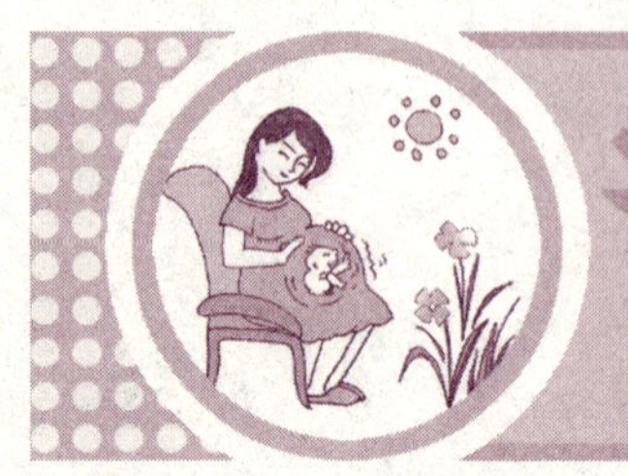

是龙是凤，性福生活先问“耕耘”

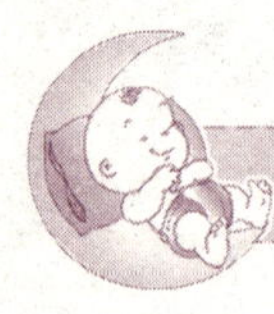

停止避孕，谨慎用药

如果夫妻俩准备孕育一个优质宝宝，那么在怀孕前六个月就应首先停服避孕药品，因为避孕药中含有影响精子和卵子质量的激素。如果平时采用的是屏障避孕方法如阴道隔膜、避孕套等，可以马上停止使用。为了保证高质量的受孕，必须排除各种不利的干扰因素。

孕前因病或其他原因需要服药时，要特别注意，因为一些药在体内停留和发生作用的时间比较长，而且还可能对胎宝宝产生不良影响。还有一些女性怀孕之后身体变化不明显，也没有妊娠反应出现，因此就认为自己没有怀孕，于是完全不考虑所服的药品是否会对胎宝宝产生影响，结果无意之中伤害了非常脆弱的胎宝宝，留下了终身遗憾。因此，为了防止上述情况的出现，在计划怀孕前三个月就应当慎重地服药。

1 忌服安眠药 有些准备怀孕的夫妻由于操劳或压力过大等原因，常常会出现失眠、乏力、头昏、目眩等症状，甚至出现精神上的疾患而影响正常的婚后生活。有的夫妇就靠服安眠药控制症状，这种做法是十分错误的，它不但不符合科学道理，而且对身体有害。据分析，安眠药对男女双方的生理功能和生殖功能均有损害。男性服用安眠药可使睾丸酮生成减少，导致阳痿、遗精及性欲减退等，从而影响生育能

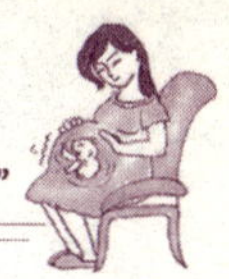

力。女性服用安眠药则可影响下丘脑机能，引起性激素浓度的改变，表现为月经期间无黄体高峰出现，造成月经紊乱或闭经，并引起机能障碍，从而影响受孕能力。

2 慎服抗生素类药 很多抗生素对胎宝宝有严重损害，准备怀孕的夫妇应当远离。例如磺胺类药，如复方新诺明易通过胎盘入侵胎宝宝体内，与其血液中的胆红素竞争血浆蛋白结合，使血液中游离胆红素增高，引起新生宝宝黄疸；氯霉素，可造成胎宝宝肝内酶系统不健全，肾脏的排泄功能差，损害造血功能而引起再生障碍性贫血；四环素，常规剂量就可致胎宝宝牙齿黄染，牙釉质发育不全，骨生长障碍，大剂量时还可诱发致命的脂肪肝变性等。

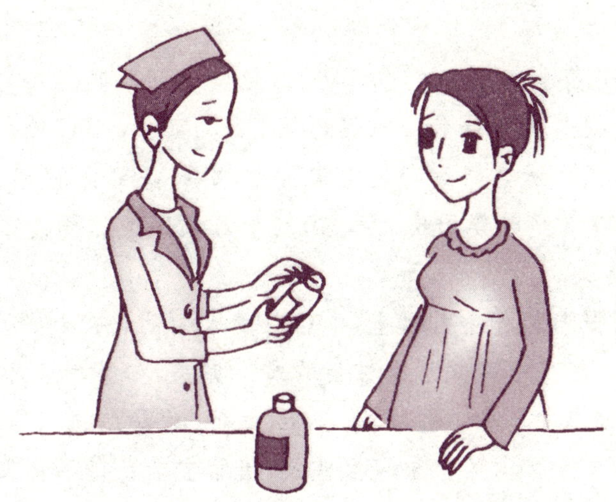

当然，并不是说对所有抗生素类药都应退避三舍，有的影响甚微，是可以服用的，而还有一类则需缩短疗程，小剂量使用。但无论哪一类，其使用方法和用量都必须遵照医嘱。可用的抗生素类药物有：青霉素、氨苄青霉素、羧苄青霉素、头孢菌素等。慎用的抗生素类药物有：链霉素、卡那霉素、庆大霉素、丁胺卡那霉素等。

3 忌服激素类药物 激素类药物是一把“双刃剑”，一方面能够让你摆脱炎症、过敏等的困扰，另一方面又在损害着你的组织和器官，给孩子埋下隐患。大量使用雌性激素的药品，可引起男婴成年后不育；而雄激素药物可让女婴出现男性特征；服用乙烯雌酚可让女婴出现阴道、宫颈的病变；而可的松则有导致无脑儿、唇裂腭裂、低体重畸形的危险。同时，激素类药品会影响精子、卵子的质量，受孕后造成胎宝宝发育不正常。例如出现新生宝宝缺陷、智力发展缓慢、行为异常等现象。因此，当准备要一个孩子时，就不能再贪图它的药效。应咨询一下医生，看是否需要停止服药，需停药多久才能受孕。

4 慎服维生素类药物 有人在孕前为了补足营养，服用了各种各样的维生素，又是制剂，又是含片。不过要注意，过量的维生素对身体是有害的。如，维生素D补充过多则可使胎宝宝的血钙增高，影响宝宝的智力发育；维生素A补充过多可破坏胎宝宝的软骨细胞，导致骨骼畸形，指（趾）畸形等。此外，影响胎宝宝健康的还有抗疟疾类药物、抗癫痫类药物、抗甲状腺类药物、抗肿瘤类药物等。总之，孕前准妈准爸在用药上都不可自作聪明，以免发生问题时后悔莫及。

5 慎服退热止痛药 准妈妈服用阿司匹林、APC等药后，可造成胎宝宝畸形，有的还会导致新生宝宝溶血，引起头部血肿等出血倾向。因此，如果准备怀孕时妻子伤风感冒，切不可像以往那样漫不经心，而应及时向医生咨询。

6 慎服中药 一直以来，中药深受人们的信赖，认为它安全可靠，副作用小。其实中药并不像你想的那么完美，如果用之不当，也是会有不良影响的。中草药中的红花、枳实、蒲黄、麝香、当归等，具有兴奋子宫的作用，易导致宫内胎宝宝缺血缺氧，使胎宝宝发育不良和畸形，严重的还会引起流产、早产和死胎。大黄、芒硝、大戟、商陆、巴豆、芫花、牵牛子、甘遂等，可通过刺激肠道，反射性引起子宫强烈收缩，导致流产、早产。另外，有些中草药本身就具有一定的毒性，如斑蝥、生南星、附子、乌头、一枝蒿、川椒、蜈蚣、甘遂、芫花、朱砂、雄黄、大戟、商陆、巴豆等，可直接或间接影响胎宝宝的生长发育。另外，用中药来给妻子进补，其心意值得嘉奖，但却不一定可取。尤其是在怀孕之后，应遵循“宜凉忌温热”的原则。凡温热补品，如人参、桂圆、鹿茸、鹿角胶、胡桃肉等均不宜服用。可适当选用清补、平补之品，如太子参、北沙参、生白术、淮山药、百合、莲子等。事实上，药补不如食补，在饮食上多下点工夫才是根本

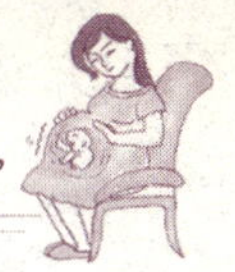

之道。

药物对胎宝宝的影响到底有多大？一旦服用了某种药物，是否就一定意味着胎宝宝有问题？就必须终止妊娠？几乎没有哪位医生会给出百分之百的答复，这是可以理解的。但如果医生能够原则上确定准妈妈所服用的药物对胎宝宝不会有什么影响，准妈妈是可以采纳医生的看法，留下胎宝宝的。

TIPS

生活小贴士

一些有毒副作用的中草药蒙上了“面纱”，作为中成药的配方出现。如七厘散、小活络丸、牛黄解毒丸（片）、上清丸（片）、再造丸、苏合香丸、附子理中丸等。在购买中成药时，就要注意是否含有对准妈妈不利的中草药成分。

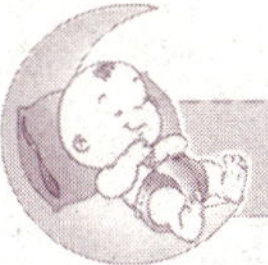

提高受孕的最佳性爱体位

实际上，性爱体位本身对于受孕没有直接影响，也不用科学家去研究。你只需要确认一点：怎样让精子距离子宫更近！因此，只要能将精子送到最深处，每个人的姿势都可以不同。尽管如此，我们还是值得研究一下：你用哪种体位更容易将精子体贴地送到子宫里？

做爱时男上女下位是女性受孕的最佳体位。采用这种性交体位时，位于上方的男性一次次冲刺都能更深地触到女方宫颈，等于无形中帮助精子更快更容易地“找到”卵子结合。而对于女方而言，平躺仰卧的姿势方便精液射在宫颈口周围，当宫颈外口浸泡在精液中时，给精子进入子宫创造了有利条件。而男方在最后冲刺的时候，尽量接近深处，也是使精子路程缩短的方法。

TIPS

生活小贴士

性爱后，如果体力允许，女方可把双腿朝空中举起，如果体力不支，也可以把双腿举起靠在墙上。这样可以防止精液流到外面。无法高举双腿的时候，最佳的姿势就是侧卧，膝盖尽量向胃部弯曲。

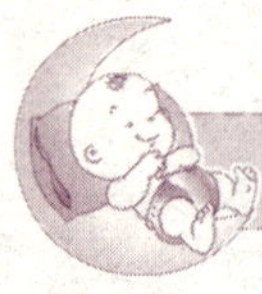

性爱高潮迭起增加受孕率

性高潮对受孕有一定的积极影响。一般来说，女性受孕不一定必须有性高潮，但性高潮可以增加受孕机会。孕育专家认为，强烈的性高潮，不但容易受孕，有助于实现优生，还有可能提高生男孩的几率！

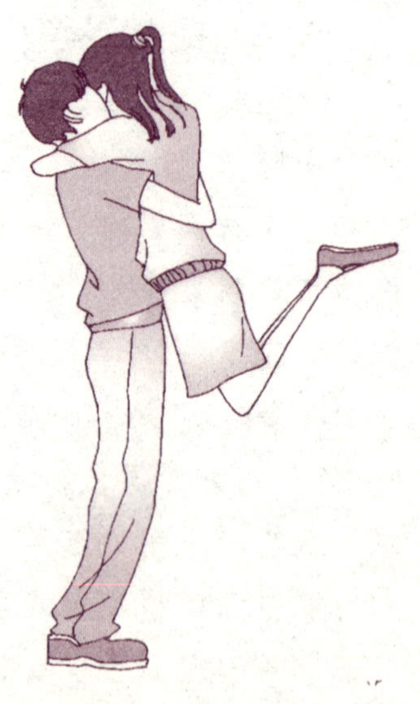

从性生理的角度讲，男性在性高潮中射精，由于精液激素充足，精子活力旺盛，有利于及早抵达与卵子会合，减少在运行过程中受到外界因素的伤害。对于女方，性高潮带来的有利条件更多。性高潮中子宫呈收缩状态，子宫内为正压，性高潮后子宫松弛，子宫内为负压，因而子宫内会产生吸引作用，有利于精子的游入和营养供应。研究还发现，性高潮时子宫颈稍张开，这种状态可保持30分钟之久，为精子大开方便之门，此时的子宫位置几乎与阴道形成直线，避免精子走“弯路”。再者，性兴奋中，阴道分泌碱性黏液，使平常

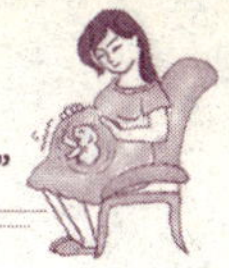

呈酸性的阴道环境碱性增大，从而利于同属于碱性的精子生存和竞争，使那些强壮、优秀、带有更好基因的精子与卵子结合，从而生出较高智商的宝宝，也有利于生出男孩。

从性心理的角度看，如果每次性生活都索然无味，女性就会逐渐丧失“性”趣，而性生活的减少必然导致受孕几率的降低。另外，不良的心态也会间接地影响女性生殖功能的正常发挥。相反，如果女性在性生活中达到高潮，获得性满足，才能对性活动维持更长久的热情和动力，才能在每一次性活动中全身心地投入，婚姻关系也会更加稳固，从而形成良好的性循环。

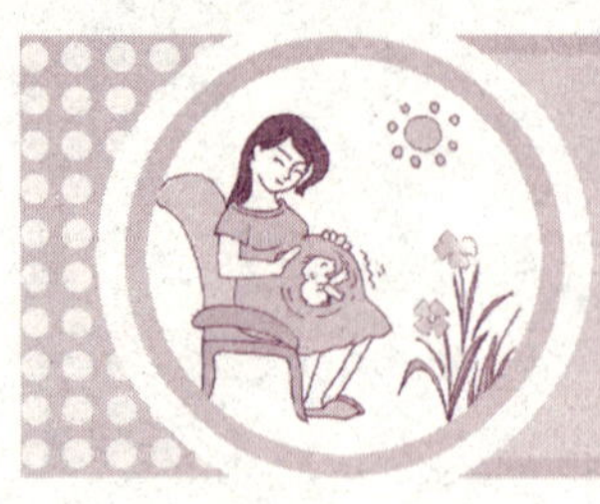

种瓜得瓜，生男孩的房事宜忌方案

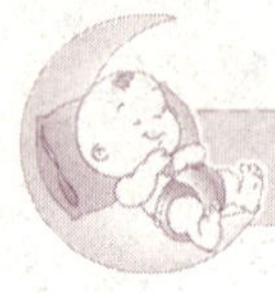

选择生男孩的房事要求

孕育一个男孩应注意以下房事细节：

1 同房时间 约5天的禁欲时间，到排卵日前方能行房，禁欲之前仍可以有正常的性生活，因为排卵时期子宫颈呈碱性，有利于Y精子的生存。

2 同房姿势 同房要尽可能采取使女性达到高潮的姿势，因为女性高潮时，子宫颈分泌的碱性分泌物较多，适合于Y精子活动，所以行房前男性应多抚爱女性。

3 调节阴道的酸碱度 同房应尽量接近排卵期，因为这段时间女性的分泌物呈碱性，有助于Y精子活动；或者排卵日前三天开始用苏打水冲洗阴道，增强阴道的碱性环境。

生男孩最好采取以下性交体位：

1 正常位 即男上女下。如女性膝部稍稍立起，可结合得更深。

2 屈曲位 即正常的变形，女性把大腿屈曲，把脚抬到上面而深深结合。

3 后侧位 男女同方向躺着，男性从后面插入。女性把膝稍微屈曲，向前弯曲身体。可以较深地结合在一起。

4 骑乘位 即女上男下位。女性的身体不是立着，而是俯伏，靠在男性身体上面，使腰落低。

5 肘膝位 女性俯伏着，膝部立起，腰部提起，男性从后面插入。

6 高腰位 高腰位是正常位，把女性的腰部抬高的状态。在腰

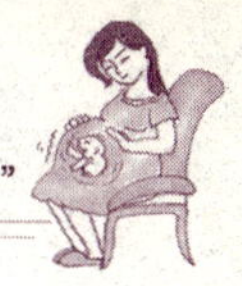

下垫入枕头等，使腰的位置抬高。

7 前坐位 是男女相向而坐的姿势，把腰落低，深深的结合。

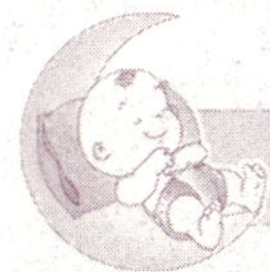

帮助生男孩的碳酸氢钠冲洗法

以碳酸氢钠冲洗法控制生育，首先由德国伍答伯加提出。起初，他采取碳酸氢钠溶液清洗阴道的方法来治疗不孕症患者。结果，他发现那些接受治疗者产下的婴儿大多是男孩儿。而且，在第1年的治疗当中53例成功例子竟然全部生下男孩；尔后的追踪也大抵出现相同的趋势。

于是伍答伯加作出了以下的结论：“阴道是碱性时，Y精子能活泼的运动，与卵子结合的机会大增，此乃生男的先决条件；相反的，阴道呈现酸性时，X精子则较为活泼，生女机会自然大增。”性交前以碳酸氢钠清洗阴道的目的是造成一个碱性环境，以提高生男机会。

伍答伯加理论一经提出后的确造成了相当大的轰动，许多学者暗中研究追踪其正确性；想生男孩的女性也到医院求助，或自己到药房购买碳酸氢钠治疗。

经过多年来的观察后，了解某些碱性物质例如氢氧化钠、氨等会造成阴道黏膜的伤害，不适于作冲洗之用；所以，仍以碳酸氢钠最为合适。

碳酸氢钠的使用方法如下：准备一个纯净的阴道冲洗器，注入约200毫升的温水，加入1小匙购自医院或药房的碳酸氢钠。于性交15分钟之前，以冲泡好的碳酸氢钠溶液清洗阴道2～3分钟。

TIPS

生活小贴士

还有一种较简单的方法就是用脱脂棉蘸取碳酸氢钠高浓度液，塞入阴道2～3分钟亦可。最近发展出一种可改变阴道酸碱度的“绿色冻膏”，也有令人满意的效果出现。

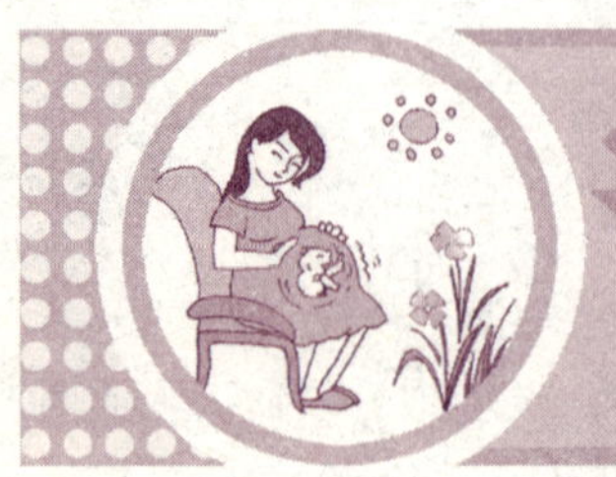

种豆得豆，生女孩的房事宜忌方案

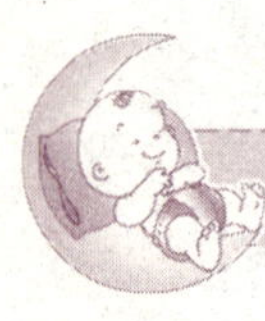

选择生女孩的房事要求

生女孩的性交体位：

1 正常体位　女性把两腿伸直，并且尽量地把两腿合拢，或者女性稍微后退，把两腿伸直，男性不要插入太深，从而避免结合太紧密。

2 后坐体位　女性靠在男性身上，掌握插入深度，在男性射精时，女性应把臀部抬起来一些，不让男性插入太深。

3 前坐体位　女性在上面，可以控制插入的深度。在男性射精时，女性应把臀部抬起来一些，不让男性插入太深。

4 后侧体位　男女面向相同的方向，女性尽量把两腿合拢，并且尽量把腰伸直。

5 后背体位　男性从女性的后面插入，男性在后面可以掌握插入的深浅，应该尽量插入得浅一些。

孕育女孩行房时还应注意以下几点：

◉月经结束以后，可每隔两三天性交一次，其间应注意避孕。排卵日的前两天为最后一次性交。依据基础体温表，推算出正确的排卵日后，将最后性交的时间定为排卵日的前两天。倘若每天做爱，那么

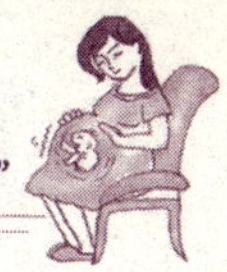

精子的数目就会过分稀少；而禁欲太久又会使最后性交日的精子数过多。由于Y精子数量较X精子多，因而，整体精子数愈多，就表明Y精子数愈多，进入子宫的几率也愈大。所以，要尽可能降低Y精子数量，使得X精子有更多成功进入子宫的机会。此时，控制精子的数量是关键，至于究竟隔几天性交最适当，这一点因人而异，没有一定的标准。但根据成功者的经验，一般为3天一次。

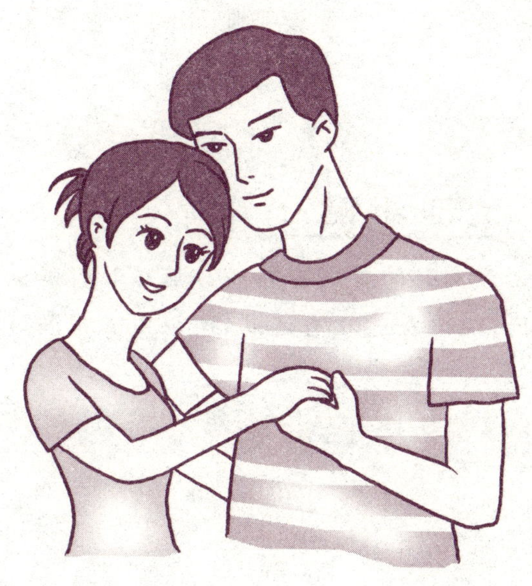

◉应在女性还没有达到高潮前射精。行房时，应尽量不要给女性太多的刺激，即避免使女性兴奋。有快感，甚至达到高潮。这是由于女性处于兴奋状态时，子宫颈管会分泌出强碱性液体。这种液体会与阴道内的酸性黏液中和，使阴道内倾向于碱性或弱碱性。

◉男性在射精时，阴茎插入要浅。这样做的目的是要尽可能减少Y精子到达子宫的数量，以及增加X精子的生存几率。

◉性交后应禁欲7天。卵子的平均寿命大约是排卵后的24小时，但也有存活4～5日的特例。所以，如果想生女孩，性交后却没有怀孕，之后的房事也很有可能意外怀孕。为了避免这种情况的发生，行房后的7天内，最好避免同房。

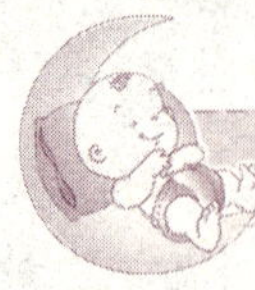

帮助生女孩的醋酸溶液冲洗法

用醋酸溶液冲洗阴道，创造一个酸性环境，使Y精子数量减少，则可增加生女儿的机会。具体做法如下：

准备一个纯净的阴道冲洗器，注入约200毫升的温水，放入1小匙的醋（食用醋不论哪一种类皆可使用）。于性交前15分钟，冲洗阴道1～2分钟。

TIPS

生活小贴士

由于生育女孩的时刻在排卵日前2日行房最好，此时阴道虽倾向酸性，但比普通状态还弱，所以以食用醋清洗，强化酸度是必需的。

第四章

优生是关键：孕早期的每月优生方案

一粒小小的“种子”悄悄孕育了，无论是男孩还是女孩，都将在妈妈温暖、安全的子宫内生长、发芽，直到生出一个健康、聪明的宝宝，来到这个世界上与亲爱的爸爸妈妈相见。生命多么神奇！那么，因孕育而欣喜的准爸妈们，在孕早期，你应怎样实施自己的优生方案呢？现在就让我们带你走近生命的最初时刻，生命孕育的关键时期。让我们一起去缔造这神奇的生命旅程吧！

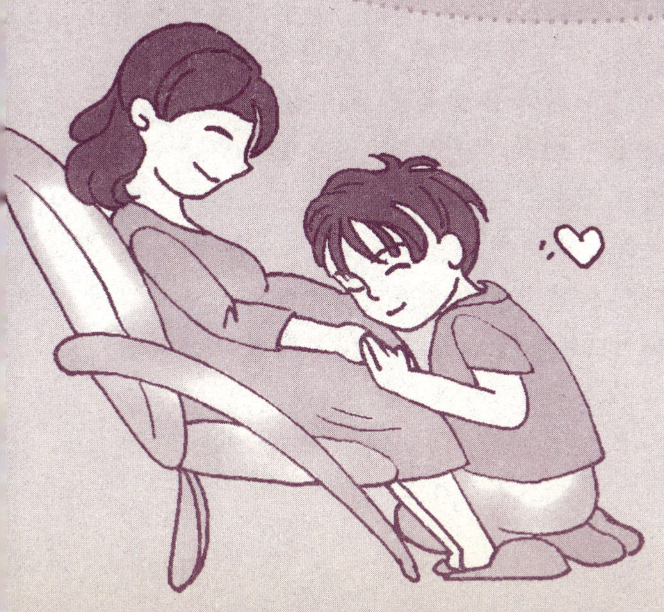

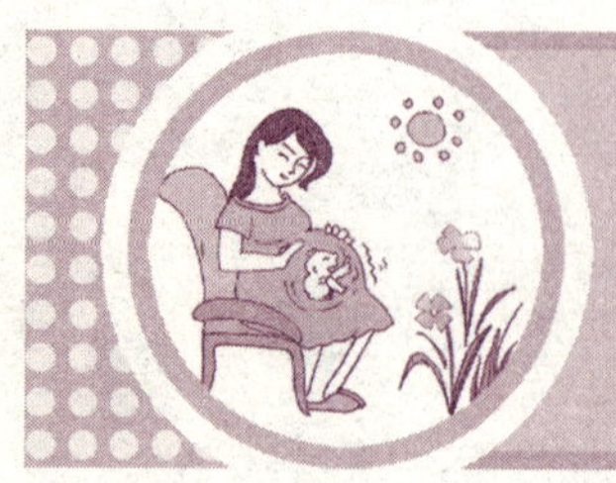

孕期第1月优生方案

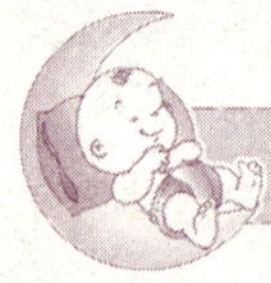

体察入微：准妈妈及胎宝宝的身体与发育变化

如果你没有避孕，“好朋友”该来而数天没来，感到身体疲倦、嗜睡、尿的次数增多，偶尔有点恶心，有时还会呕吐，甚至唾液过多，对食物有特殊的好恶，而且，乳房也变得丰满起来，有刺痛感，乳晕变黑，乳晕内的汗腺变得明显，那么，十有八九意味着宝宝悄无声息地在你的子宫里孕育了。那么怀孕第一个月，准妈妈及胚胎的发育是什么情况呢？

1 母体的变化情况　准确地说，受精卵形成的1周之内还不能称为怀孕。准妈妈开始呈现怀孕迹象，常在2周以后，因此这时期基本上没有怀孕的症状。不过有些女性怀孕之后，身体会有发寒、发热、慵懒困倦及难以成眠的症状，因一时未察觉是怀孕，往往还误以为是患了感冒呢。因此，已婚女性若未避孕，“老朋友”该来而数天仍未报到时应首先想到怀孕，不要凭自己的主观臆断乱吃感冒药。每天早晨有持续记录体温的女性，若发现持续两周体温37℃左右，也应想到，这是有喜的征兆。如果确认怀孕，在黄体酮的影响下，准妈妈会感到肚子不适，并可能在月末出现呕吐，本月准妈妈的子宫内膜受到卵巢分泌激素的影响，变得肥厚松软且富有营养，血管扩张，水分充足，如鸡蛋般大小。受精卵不断分裂，移入子宫腔后形成一个实心细胞团，称

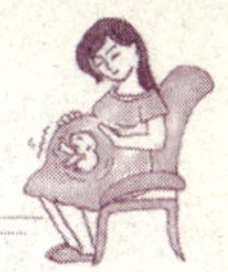

为“桑胚体”，这时的受精卵就叫胚泡。但从外表看不出任何变化，更不会出现体重的增加和体形的变化。

对于从未有过怀孕经验又对新生命充满期待的年轻女性来说，当她终于从医生那里得到明确诊断自己已怀孕的消息时，会既高兴又紧张。但是，很多女性此时却不知道如何着手了解并对腹中的宝宝做好孕期营养和胎教，从而增加了无助的心理负担。这种担心是很正常的，但若不能及时调整则对孕育不利。

当女性得知自己怀孕的时候，这段时间准妈妈的内环境对胎宝宝来说特别重要，尤其是准妈妈的心态直接影响了内环境的质量。因此，准备怀孕之始，准妈妈就应该拥有良好的心态，这是十分重要的。这就要求女性首先要认识到妊娠反应是一种正常的生理现象，要正确对待，努力保持心情愉悦。其次，要听取妇产科医生对妊娠知识的介绍，了解胎宝宝的孕育过程，做好思想准备。另外，经常与为人母的女性交流体会，吸取他人宝贵的经验。

TIPS

生活小贴士

妊娠期的算法是从末次月经第一天开始算起。正常情况下月经周期约为28天，通常前14天是不会受孕的，所以末次月经后约14天后才可能受精，故准妈妈自己知道怀孕后才开始计算的妊娠期，在第一个孕月中只占最初妊娠的2周。

2 胎宝宝的发育情况 精子和卵子结合后约7～10天，受精卵便在子宫内膜着床，并从母体中吸收养分，开始发育。严格地说，在前8周时，应该称为胚胎，还不能称作胎宝宝。胚胎的大小在怀孕第3周后期约长0.5～1厘米，体重不及1克，但肉眼已能看出其外形。外表上，尚无法明显地区分胚胎的头部和身体，并且长有鳃弓和尾巴，看起来，和其他动物的胚胎发育并无两样。此时原始的胎盘开始成形，胎膜(亦称绒毛膜)亦于此时形成,生命的最初形态已经展现在了人们的面前。

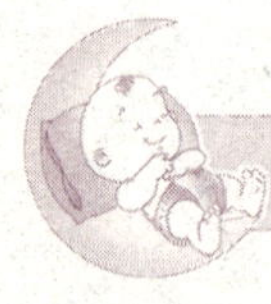

母强子壮:一人吃两人补的营养方案

☆怀孕第1个月营养原则

如果妊娠前你的身体十分健康,营养供给也比较均衡,没有节食减肥的经历,那么在妊娠第1个月的营养供给和饮食选择问题上,你就不必煞费苦心。按照以往的饮食习惯,保证自己的饮食多样化,营养充足就可以了。但是,如果孕前你就经常采用节食减肥的方法,或者长期素食、体重较轻,甚至有贫血、营养不良等症状,那么就要及时调整自己的饮食习惯,尽快使自己的身体恢复到最佳状态。否则,你应该延长这个调理的时间,推迟受孕的日期。妊娠第1个月营养素需求与饮食方案如下:

1 蛋白质　蛋白质是组成人体组织、器官的基本物质,准妈妈如果缺乏这种营养素就会造成胎宝宝生长缓慢、发育不良。对于妊娠1个月的妈妈来说,蛋白质的供给不仅要充足,还要优质,准妈妈每天在饮食中应摄取蛋白质60～80克,其中应包括来自于鱼、肉、蛋、奶、豆制品等食品的优质蛋白质40～60克,以保证受精卵的正常发育。

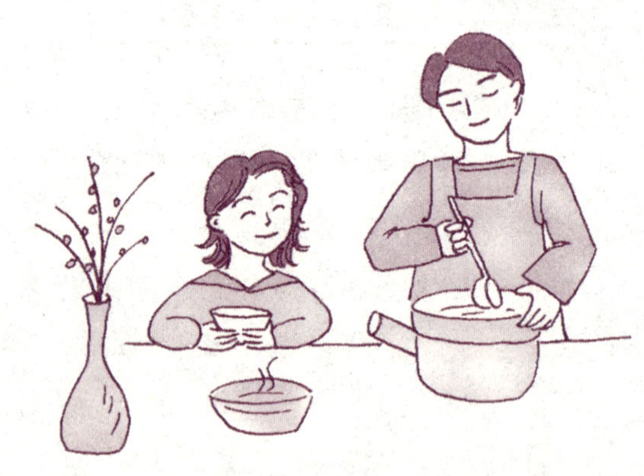

含有蛋白质的食物很多,准妈妈应选择易消化吸收、利用率高的优质蛋白质,如蛋类、乳类、鱼类、肉类及豆制品等。每天应保证250毫升牛奶,1～2个鸡蛋和100～200克肉类的摄入是必需的,每周还应

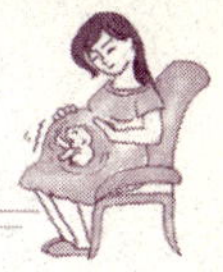

吃 1～2 次鱼。

本月有妊娠反应的准妈妈可能不喜欢闻烹调肉类食物的气味，以致于不愿吃肉类食物。你可以将肉类食品加工成酸甜口味的菜肴，如糖醋排骨、叉烧肉等，也可以以豆腐、豆浆、素什锦等豆制品代替肉类食品；也可以选择鱼、虾等气味清淡的肉类以增进食欲。另外，多食用一些干果、豆类蔬菜也是不错的选择。

TIPS

生活小贴士

有些准妈妈在本月末会有晨起恶心的症状，这往往是由空腹造成的，你可以早晨醒来先吃一些含蛋白质、碳水化合物的食物，如温牛奶加苏打饼干，再去洗漱，就会缓解症状。

2 碳水化合物和脂肪 妊娠第 1 个月，如果为孕期提供能量的碳水化合物和脂肪供给不足，准妈妈会一直处于“饥饿”状态，这有可能导致胎宝宝大脑发育异常，出生后智商下降。因此，准妈妈本月应保证每天摄入 150 克以上的碳水化合物和适量的脂肪酸。

碳水化合物主要来源于蔗糖、面粉、大米、红薯、土豆、山药等粮食作物。蔗糖、果糖、葡萄糖、乳糖等简单碳水化合物，能迅速被消化道吸收，提供“应急能量”。在准妈妈呕吐严重造成低血糖时，可以补充这些碳水化合物；淀粉（存在于谷物、土豆、豌豆等食物中）属于复杂碳水化合物，肌体需要将它们分解成简单碳水化合物，再加以利用。因此，它们可以在一段时间内持续供应能量；玉米、全麦、燕麦、红薯等含有复杂的未加工的碳水化合物，同时它们也是膳食纤维、维生素、矿物质等基本营养素的理想来源。

母体和胎宝宝需要的必需脂肪酸来自于食物中的脂肪，特别是在植物油中含量较高。植物油是烹调的理想用油，植物油中的花生油、芝麻油、豆油等是能量的主要提供者。

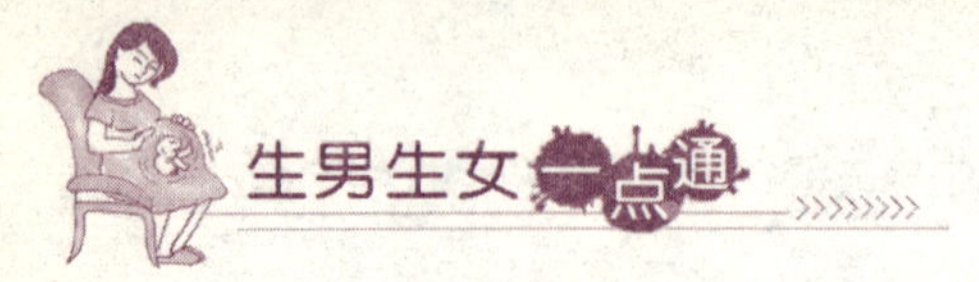

TIPS

生活小贴士

碳水化合物和脂肪这两种营养素是为肌体提供能量的主要物质，考虑到下个月有可能发生妊娠反应而影响你的营养摄入，因此这个月不要节制饮食，以便为以后2个月的能量需求作一些储备。

为了使营养物质更好地吸收，在制作主食时，应稍稍动一下脑筋。如蒸米饭时，加入黄豆、花生豆、豌豆等，做成豆饭；大米加花生、大枣、绿豆或红小豆等，做成豆粥；煮大米粥时加入一把小米或燕麦，做成二米粥。煮小米粥时加入切成菱形小块的白薯或山药等都是不错的搭配。这些食物可以提供互补的植物蛋白质、淀粉、纤维素等，有利于准妈妈对营养物质的吸收利用。

3 维生素 本月准妈妈摄入适量的维生素对保证早期胚胎器官的形成发育有重要作用。叶酸是与胎宝宝脑发育有关的重要维生素，补充一定量的叶酸可以防止胎宝宝神经管畸形。不同的人对叶酸的需求量也不同，一定要向医生询问你需要服用多大剂量的叶酸片或你目前服用的叶酸补充剂是否适合你，特别是如果你以前生过有神经管缺陷的宝宝。了解服用叶酸的特殊注意事项。根据中国营养学会下属的妇幼营养分会颁布的孕期膳食指南，中国目前对补充叶酸的建议是，整个孕期都可以一直补充，每天400微克。

补充叶酸一是靠食补；二是服用叶酸补充剂（也叫叶酸增补剂、叶酸片）。如果你服用的是多种维生素，一定要查看其中的叶酸含量是否充足。如果不够，你应该换一种，或者服用单纯的叶酸补充剂。注意，一定不要擅自加大多种维生素的用量。如果你服用的是医生开的孕期维生素，多半其中包含800～1000微克的叶酸。注意查看药品说明书，如有疑问，一定要询问医生。

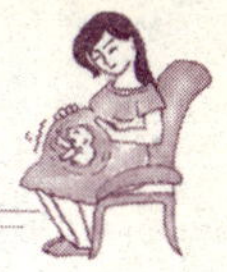

除非医生允许，否则每天服用的叶酸量，不能超过1000微克(即1毫克)。虽然这不会伤害你或宝宝，但万一你缺乏维生素B_{12}，叶酸量太大会掩盖恶性贫血症。另外，准妈妈也应补充维生素C和维生素B。维生素C帮助铁、钙的吸收。维生素B有营养神经的作用。

叶酸普遍存在于有叶蔬菜之中，如青菜、卷心菜等，水果中柑橘和香蕉也有较多叶酸，动物性食物中肝、牛肉中含有的叶酸较多。

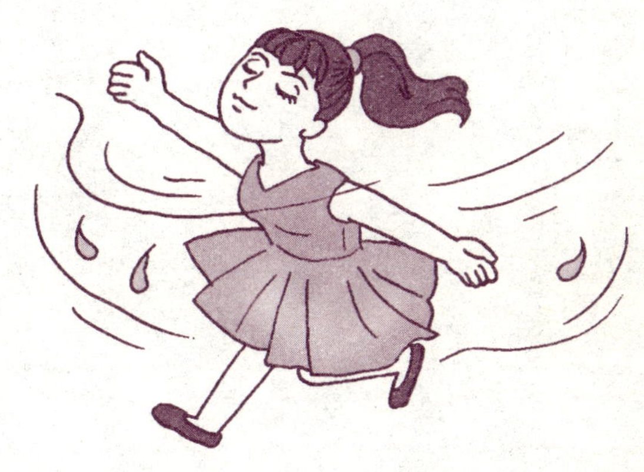

富含B族维生素的食物主要来源于谷类粮食、鱼、肉、乳品及坚果。维生素B_{12}等有些B族维生素，只存在于动物性食品，如果你是连蛋、奶都不吃的素食者，应注意通过营养片剂来补充维生素B_{12}。孕早期常吃富含B族维生素的食物，还可以起到营养神经、抑制恶心和呕吐反应的作用。

4 水和无机盐 准妈妈摄入适量的无机盐(即各种微量元素)对保证早期胚胎器官的形成发育有重要作用。在整个孕期，你体内的液体将大幅增加，因此饮水一定要充足。每天要喝5～6杯水，从本月开始，你就要养成“杯不离手”的习惯；外出办事也应把水带上。

含锌、钙、磷、铜高的食物有肉类、蛋类、奶类、豆类、海带、木耳、花生、核桃、芝麻等；白开水、果汁、用某些植物花自制的茶饮都可以作为孕期的饮品。

你可以准备一台榨汁机，自制一些新鲜的果、蔬汁，如草莓汁、黄瓜汁、柠檬汁等。榨汁时应加入适量的白开水或矿泉水，比例以1∶1为好，你也可以自己摸索。尽量不要过滤并抛弃果渣、菜渣，一起喝掉为好，这样可以为你提供膳食纤维。还可以根据自己的口味加入蜂蜜、白糖、盐等调味品。做出的果汁要现榨现喝，不宜久放。

☆养成良好的饮食习惯

为了确保准妈妈体内胎宝宝的健康成长，准妈妈从怀孕第1个月起就应该调整自己的饮食习惯，具体应做到以下几点：

第一，每天清晨起床后先空腹喝一杯新鲜的白开水或矿泉水。可以起到洗涤体内器官的作用，而且对改善器官功能、防止一些疾病的发生都有很大好处。

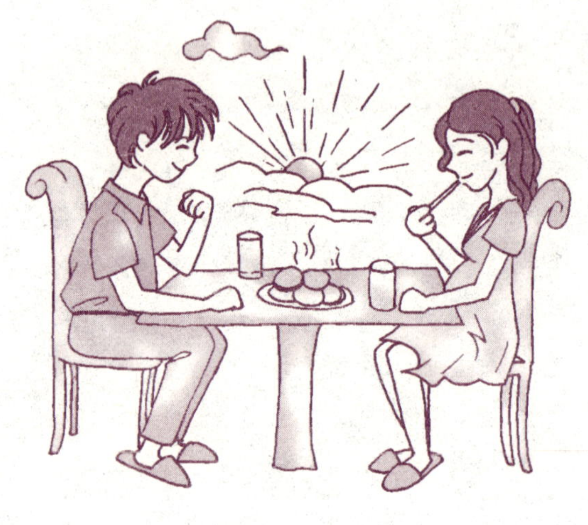

第二，一定要吃早餐，而且要保证质量。最好有50克面包或饼干等主食，1个鸡蛋（或4～5片酱牛肉），250毫升牛奶或豆浆，少量蔬菜，还可以适当搭配果酱或蜂蜜，做到营养均衡。

第三，改掉早餐吃油条的习惯，炸油条使用的明矾含有铝，铝可通过胎盘侵入胎宝宝大脑，影响胎宝宝智力发育。

TIPS

生活小贴士

味精的主要成分是谷氨酸钠，它进入血液后，极易与锌结合，结合物不能被人体利用，而从尿中排出。可见，味精摄入过多会消耗大量的锌，导致你体内缺锌，因此准妈妈要少吃味精。

第四，三次正餐基本做到定时定量，并开始按照“三餐两点心”的方式进食。

在膳食的供给方法上，不必拘泥于一日三餐，可以少吃多餐，食欲不好、想呕吐时就少吃或不吃；食欲正常时就可以多吃一点，或者感到

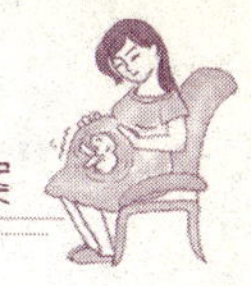

饥饿时再进餐。

☆不可盲目进补

准妈妈需要增加营养是人所共知的常识，但是，并非所有营养品都适合准妈妈，不加选择地盲目进补，对准妈妈是很危险的。曾有一位妇女，在其怀孕后，家人给她买来桂圆、黄芪、人参、蜂王浆等各种滋补品，但是她吃了以后却出现了漏红现象，经医生检查诊断为乱用补品造成的先兆流产。

有人可能会问：为什么进补会造成先兆流产呢？原来，从中医学的角度看，妇女怀孕后，由于阴血聚以养胎，多数人有阴血偏虚的症候，而阴虚则会滋生内热，从而出现口干、口苦、大便干结、小便短赤等阴虚火旺的症状。如果这些症状不严重，过一段时间通过准妈妈自身对阴阳的调节会自然消失；如果症状严重，有经验的大夫会很小心地选择一些不会对准妈妈和胎宝宝产生危害的清热凉血的药物进行治疗。而人参、桂圆属于甘温之物，会加剧准妈妈阴虚火旺的症状，在这个时候是不能吃的。前面提到的那位准妈妈，由于生理上的变化，本来就有些阴虚阳亢，又吃了不少甘温的补品，这无异于火上浇油，使内热陡然上升，从而迫血妄行以至于伤胎漏红，引起先兆流产。所以，准妈妈不应听信“桂圆力大可保胎，食之将来孩子可眼大、漂亮”等说法，孕期应禁食桂圆。对人参和蜂王浆，若准妈妈的确气血亏虚，需要使用，也必须严格按照医嘱使用。

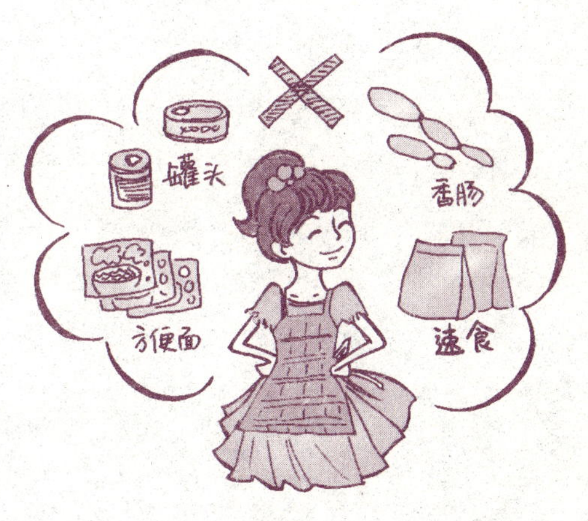

有一些准妈妈由于缺乏医学知识而盲目进补，结果不仅没有起到保健作用，反而还造成了难产。如：有些地方的准妈妈习惯食用黄芪或黄芪炖鸡，这些东西虽可起到强壮胎宝宝的作用，但由于黄芪具有

益气、升提的作用，会扰乱妊娠后期胎宝宝正常下降的生理规律，从而使产程延长或导致难产。因此，准妈妈除了吃多样化食物以保证蛋白质、维生素以及铜、铁、锌等微量元素充足之外，不要乱用补药，否则，会使阴阳气血失调、脏腑功能受到干扰，出现各种不适症状，甚至造成严重后果。所以，准妈妈进补一定要谨慎，千万不可乱用补品。

☆祸从口入，警惕致畸食物惹祸端

胎宝宝产生畸形很可能“祸从口入”，科学家已经证明，某些食物具有致畸作用。胎宝宝健康是准爸妈的最大心愿，谁也不愿意自己的宝宝没出生就是个畸形儿。因此，准爸妈在怀孕前，就应该先了解哪些食物可以吃，哪些食物不能吃，以下几类食物，准妈妈一定要忌口。

1 受污染的食物 准妈妈缺乏无机盐或微量元素能致胎宝宝畸形，准妈妈经常食用被污染的食物同样会引起胎宝宝畸形。被DDT、六六六等有机氯农药及有机汞农药西力生等蓄积性较强的农药污染的食物进入机体，毒物就会在准妈妈体内蓄积，然后经血液循环进入胎盘导致胎宝宝中毒，从而引起流产、畸胎、死胎等。因此，受污染的食物准妈妈千万不能吃。

2 携带有弓形虫的食物 在怀孕早期急性感染弓形虫会导致胎宝宝脑积水、小头畸形、脑钙化、流产、死胎等，新生宝宝可有抽搐、脑瘫、试听障碍、智力障碍等，其死亡率达72%。几乎所有哺乳动物和禽类（如鼠类、猪、羊、牛、家兔和鸡、鸭、鹅等）都可以传染弓形虫。人类的传染源主要是这些动物的肉类，如火锅的烫涮时间过短、烧烤的温度不够，肉食的弓形虫没有杀死，都有传染的危险；生肉和熟食共用一个切菜砧板，生肉上的弓形虫就会污染熟食。因此，肉类一定要煮熟了再吃，生肉和熟食一定要分开放。

3 过多的酸性食物 我国民间历来有用酸性食物缓解孕期呕吐的做法，实际上这些方法是不可取的。研究发现，准妈妈过多地食用鱼类、肉类、白糖、巧克力等酸性食物，其体液会发生变化，形成一种“酸化”，进一步促使血中儿茶酚胺水平增高，从而引起准妈妈烦躁不安等消极情绪。这种不良的消极情绪，可以使母体内的激素和其他有

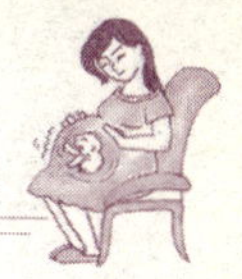

毒物质分泌增加，则是造成胎宝宝腭裂、唇裂及其他器官发育畸形的一个重要原因。

☆准妈妈口重，胎宝宝受害

不少准妈妈在孕初由于妊娠反应而致口淡无味，喜进咸食。由于准妈妈在生理上的特殊变化容易引起体内水钠潴留，因此有的专家警告，过咸食物对准妈妈和胎宝宝有害。这是因为，如果进食盐分太多，会加重体内水钠潴留而出现水肿，增加心和肾脏的负担，对准妈妈的心、肾功能不利，会诱发妊娠高血压综合征，不利于胎宝宝生长发育。因此，准妈妈必须限制食盐摄入量。

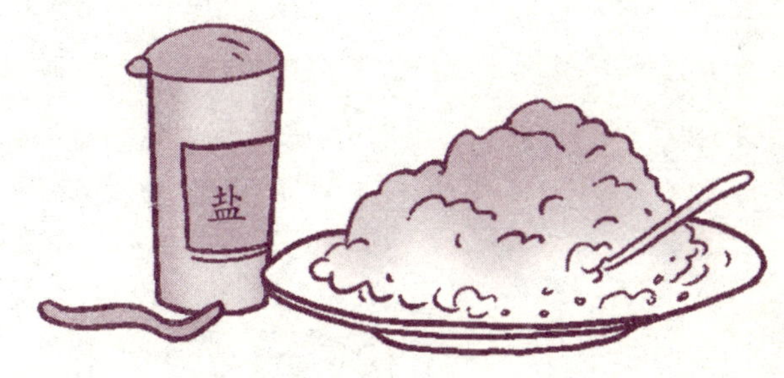

值得注意的是，提倡准妈妈吃淡些，并不是说越淡越好。近些年，有人在食盐对身体有害的警告下，开始以蒜代盐。美国印第安那州州立大学的一项研究证明，正常人在摄入大量食盐后，血压没有一直上升到高血压的最低限。食盐进入人体即分离成钠离子和氯化物离子，氯化物保持细胞及周围水的平衡，这对生命至关重要，钠离子帮助控制血的含量及血压，对于心脏和肌肉的收缩是非常重要的。同时，肾脏能防止我们所摄入的过多的食盐留在体内。当食盐过量时，肾脏就会过滤、排泄掉，当缺少食盐时，肾脏只排泄水而保留钠。不难看出，以蒜代盐是不可取的。

如果准妈妈体内缺盐，甚至几乎没有盐，那么准妈妈就会发生肌肉痉挛、恶心、抵抗力降低，母腹中的胎宝宝也将深受其害。专家们指出，中等量的食盐摄取量是每日 4～10 克，这其中 1～2 克的食盐应来自含有钠的食品，另一部分则靠我们做饭做菜时添加进去。对准妈妈来说，只要饮食稍淡些，每日食盐不超过 5 克即可。其实，为了防止水肿而进食低盐食物，由于味淡反而影响食欲，减少进食量，有得不偿失之感，倒不如用中等量的食盐，使食之有味，保证营养更丰富更合理。

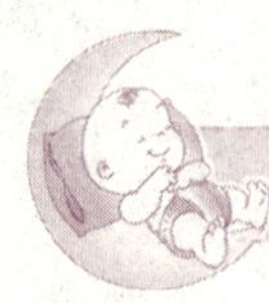

胎教指南：聪明宝宝的胎教方案

☆受过胎教的孩子更聪明

早期教育是人之初的启蒙教育，它是培养人才的奠基工程。早期教育的起点，应该是胎教。现代科学证明，胎宝宝是一个有感觉的小生命，对外界的一些变化是有反应的。胎宝宝对母亲子宫血管里的血流声、肠道气体的咕噜声、猛烈的雷响声都有反应，还特别爱听父母的讲话声、唱歌声、柔和的乐曲声……，胎宝宝对母体内外部的刺激有反应，那么受过胎教的孩子都有哪些特点呢？

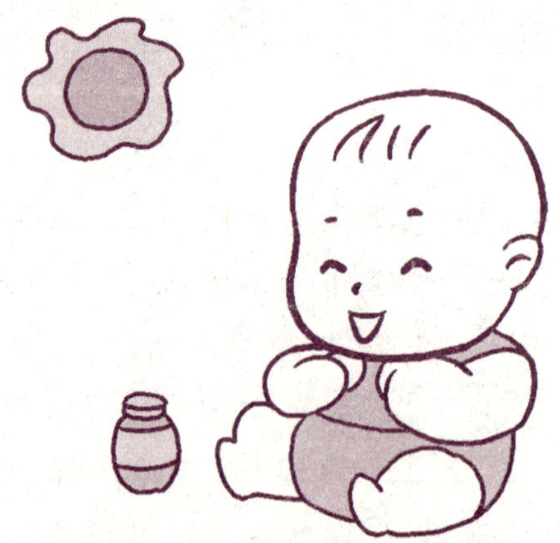

1 心理健康　受过胎教的孩子情绪稳定，心理行为健康，总是笑盈盈的，乐呵呵的，非常活泼可爱，夜里能睡大觉，很少哭闹，父母反映孩子好带，和整天笑呵呵的孩子在一起，有无限乐趣。

2 对音乐敏感　受过胎教的孩子对音乐敏感，有音乐天赋。一

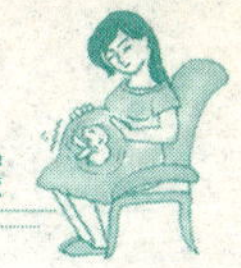

听见胎教音乐，则表现出非常高兴，并随韵律和节奏扭动身体。

3 学习兴趣高涨 受过胎教的孩子学习兴趣高涨，喜欢听儿歌、故事，喜欢看书、看字，不少孩子还不会说话，就拿书要妈妈讲，学习汉字的能力惊人，智能得到超常发展。

4 较早理解语言 受过胎教的婴儿4个半月时能认出第一件东西，6～7个月时能辨认手、嘴、水果、奶瓶等。这样的婴儿能较早理解“不”的意思，早期学会服从“不”的孩子更懂事、更听话。他还会较早学会用姿势表示语言，会做“欢迎”、“再见”、“谢谢”等动作，也能较早理解别人的表情，所以，显得特别聪明可爱。

5 语言发展快 受过胎教的孩子说话早，有的孩子2～3个月就能发a，u，ba，ma的音，有的半岁会发“爸、妈、爷、奶、姨”，一岁会说2～4字句。

6 手的精细运动能力发展良好 受过胎教的孩子手抓、握、拿、取、拍、打、摇、对击、捏、扣、穿、套、绘画等能力强。

7 大运动 能力发展优秀，受过胎教的孩子抬头、翻身、坐、爬、站、走动作敏捷，协调。

8 不爱哭 虽然婴儿在饥饿、尿湿和身体不适时也会啼哭，但得到满足之后啼哭便会停止。由于受过胎教的婴儿感音能力较好，每当听到母亲的脚步声、说话声就会停止啼哭。孩子比较容易养成正常的生活规律。如在睡前播放胎教音乐或母亲哼唱催眠曲婴儿就能很快入睡，满月后就能养成白天醒、晚上睡的习惯。

总之，孩子天生都是聪明的，个个都是学习的“天才”，只要放手并给孩子创造一个良好的教育环境，即丰富的环境信息，在生活中开展全方位的感觉教育，每个孩子都可以达到超常发展，而且健康、聪明、快乐。

☆胎教不是万能的

经常有人抱怨：“我在怀孕时很注意胎教，又是唱歌，又是听音乐，又是吃好的，又是讲故事，忙活了10个月，也没生出个神童来。”这说明，不少人有一种误解，认为胎教的目的是为了培养小天才、小神童，创造奇迹。这些说法和想法，都是对胎教缺乏正确认识，产生了不切实际的奢望。因此，使一部分人对胎教失去信心，放松了对胎教的实施。

胎教的真谛在于激发宝宝内部的潜力，给予宝宝身体、心理以及智力、品德方面的影响，使宝宝身心健康，并不是追求培养“神童”和天才。胎教虽然能够有效地改善宝宝的素质，提高人口质量，但这是全面的要求，不单是能够使宝宝出生后成为智慧超常的儿童。

儿童成为天才或“神童”的因素很多，除了胎教，还有遗传因素，出生后继续教育和环境影响的因素，以及个人的兴趣、意志、品德等非智力因素。因此，经过胎教出生的孩子，有可能成为天才，但不是个个成为天才。有一点可以肯定的是，胎教有利于胎宝宝在智力、个性、感情、能力、品德等方面的发育，有利于出生后在人生道路上的发展。这是因为，宝宝在母体中逐渐形成，四五个月时，大脑迅速发育，并且有了听觉、触觉、味觉、运动觉等感知能力。这时如果让宝宝接受更多的外界有益的刺激，能促进宝宝各种感知能力的发展，从而促进大脑的发育。我们平时所说的胎教就是要通过给宝宝适当刺激来达到这一目的。所以，一般来说，接受过胎教的宝宝比未接受过胎教的宝宝婴儿时反应灵活，发育也更迅速些。

父母都会对宝宝寄予一定的希望，但是有些父母对胎教抱有不切实际的奢望，希望胎教出现“神童”是有些妄想。要知道胎教的目的只是使未出生的宝宝具有良好的素质，为出生健康、聪明的宝宝提供良好的条件。胎教不是孤立的，不是万能的，而是受诸多因素的影响和控制，每个人的遗传基因、身体素质、先天条件、自身文化修养的水平、环境因素以及父母对胎教实施的程度，都将导致胎教的不同结果。所以，不要把胎教看得很神秘。胎教只是在不同程度上提高宝宝的素质，不是生出“神童”的唯一条件，也没有能使宝宝成为超常儿童的神奇胎教方法。因此，我们要放弃对胎教的奢望，实事求是地看待胎教。这样你会和你的家人洋溢着幸福的满足感，而宝宝也将会在无比甜蜜的氛围中幸福健康地成长。

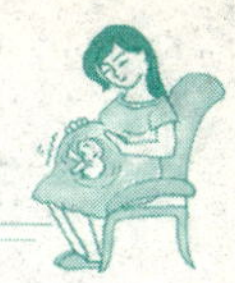

TIPS

生活小贴士

胎教能不能使宝宝得到良好的教育，并在出生后的成长过程中有所表现，这要经过一段时间才可以显现出来。这就像中长距离赛跑一样，开始运动员的成绩没有多大差别，可是越到后来差距越大，到终点相差悬殊。当孩子还是胚胎时，几乎个个都一样，出生以后对外界环境的适应能力、接受教育的能力及表现则越往后差别越明显，那些受过系统胎教的孩子悟性强，接受新事物快，学习成绩好。

☆准妈妈是胎教的主角

准妈妈孕育着宝宝，准妈妈既是宝宝赖以生存的物质基础，又是胎教的主体。准妈妈的身体素质和营养状况直接关系到宝宝的体质健康，准妈妈为宝宝的生长发育提供了一切必要的条件。此外，准妈妈的文化修养、精神健康状况也将对宝宝的精神世界产生毋庸置疑的影响。因此，准妈妈理所应当地承担了宝宝生命中第一位老师的重要角色。

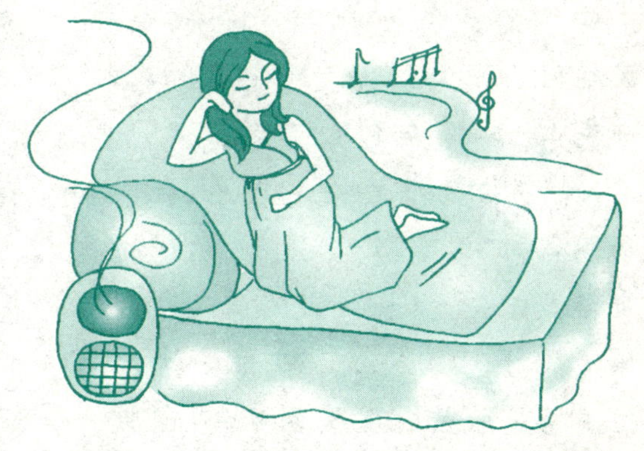

科学胎教理念已经告诉我们，胎教，一方面是“胎”，另一方面是“教”。也就是说，胎教首先要立足于科学地“养胎”，重点是开拓地“教胎”，它是“养胎”与“教胎”相结合的一门科学。要学好并做好“胎教”这门功课，每个准妈妈必须首先懂得什么是“养胎”，什么是“教胎”。

什么是“养胎”呢？即在十月怀胎的过程中，一个受精卵在母体内成长发育的全过程。因此，“十月怀胎，一朝分娩”这句古语不仅道尽了人们对母亲孕育生产的期盼和礼赞，也道出了母亲在养胎过程中付出的艰辛和努力。

那么，什么又是“教胎”呢？说到教，你可能马上联想到教育、教养，其实“教胎”的“教”更强调的是准妈妈对宝宝的感化和影响。因为我们知道，宝宝更多的是通过感觉与外部世界取得联系的，所以，惟有外部对他的感觉刺激才能作用于他的生长发育，进而达到影响他向好的方面成长的目标，也就是实现胎教的目的。

总之，科学的胎教惟有立足于“养胎”，才能达成“胎教”。这与准妈妈有着千丝万缕的联系。

☆准爸爸是胎教的主要参与者

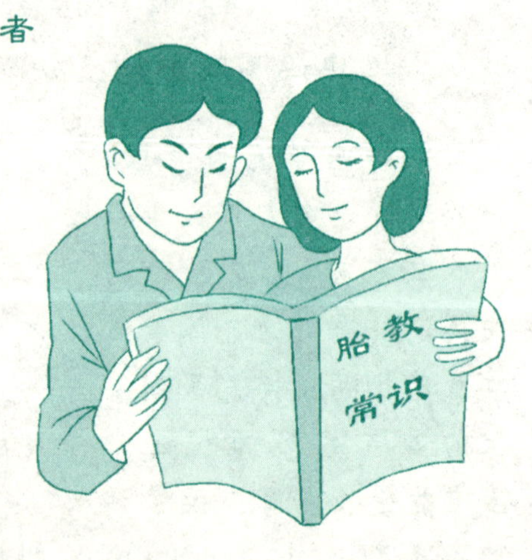

可以这么来比喻：如果说宝宝是一粒发芽的种子，那么准妈妈就是提供养分的土壤，准爸爸就是和风细雨的阳光雨露。对宝宝的成长来说，准妈妈给予了宝宝直接的影响，她在胎教中起决定作用，但是，准爸爸的“雨露阳光”则能使种子发育得更健全，生长得更完美，同样是胎教中不可或缺的一方面。所以，准爸爸是胎教的重要参与者，在胎教中有着义不容辞的责任，主要应做好以下几方面的工作：

1 当好“后勤部长” 怀孕的妻子一个人要负担两个人的营养及生活，非常劳累。如果营养不足或食欲不佳，不仅使妻子体力不支，而且严重地影响胎宝宝的智力发育。因为，宝宝的智力形成的物质基础，有三分之二是在胚胎期形成的。所以丈夫要关心妻子孕期的营养问题，尽心尽力当好妻子和胎宝宝的“后勤部长”。

2 风趣幽默处事 妻子由于妊娠后体内激素分泌变化大，产生

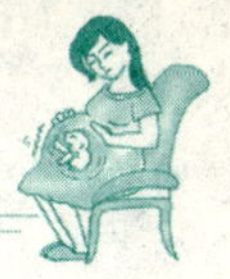

种种令人不适的妊娠反应，因而情绪不太稳定，因此，特别需要向丈夫倾诉。这时，丈夫唯有用风趣的语言及幽默的笑话宽慰及开导妻子，才是稳定妻子情绪的良方。

3 丰富生活情趣 早晨陪妻子一起到环境清新的公园、树林或田野中去散步，做做早操，嘱咐妻子白天晒晒太阳。这样，妻子也会感到丈夫温馨的体贴，从而心情舒畅惬意。

4 协助妻子 丈夫对妻子的体贴与关心，爸爸对胎宝宝的抚摸与“交谈”，都是生动有效的情绪胎教。

总而言之，在胎教过程中，丈夫应倍加关爱妻子，让妻子多体会家庭的温暖，避免妻子产生愤怒、惊吓、恐惧、忧伤、焦虑等不良情绪，保持心情愉快、精力充沛。丈夫应积极支持妻子为胎教而做的种种努力，主动参与胎教过程，陪同妻子一起和胎宝宝“玩耍”，给胎宝宝讲故事，描述每天的工作和收获，让胎宝宝熟悉父亲低沉而有力的声音，从而产生信赖感。

☆良好的受孕心理是胎教的重要组成部分

胎教的目的是为了优生，因此胎教是优生的重要内容。而良好的受孕心理是胎教的重要组成部分。

绝大多数青年男女组成家庭后，都越来越感到有一种需要，一种共同孕育一个孩子来寄托他们的希望的需要。于是，在同房中，夫妻双方都会有好的意念，要把自己美好的愿望转化为具体的形象。带着美好的愿望和充分的激情进入“角色”，极大限度地发挥各自的潜能。让双方的情欲达到最高潮。女性达到性高潮时，血液中氨基酸和糖原能够渗入阴道，使阴道中精子获得能量而加速运行，从而使最健壮、最优秀的精子与卵子结合，形成受精卵。在热切的期待和希望中，等来了怀孕的消息。“太好了，盼望中的宝宝终于来了！”这是一种健全的受孕心理。持有这种心理的夫妇，当然对受孕有了积极的心理准备，成功地将情感和理智合二为一，选择最佳受孕时机，创造最好的孕育条件，施行最积极的胎教手段，为即将降临人世的孩子奠定了良好的生理基础。

“真烦人！怎么怀孕了！”这类父母对怀孕持否定的排斥心理。显然，这种心理对胎宝宝的身心健康是十分不利的。

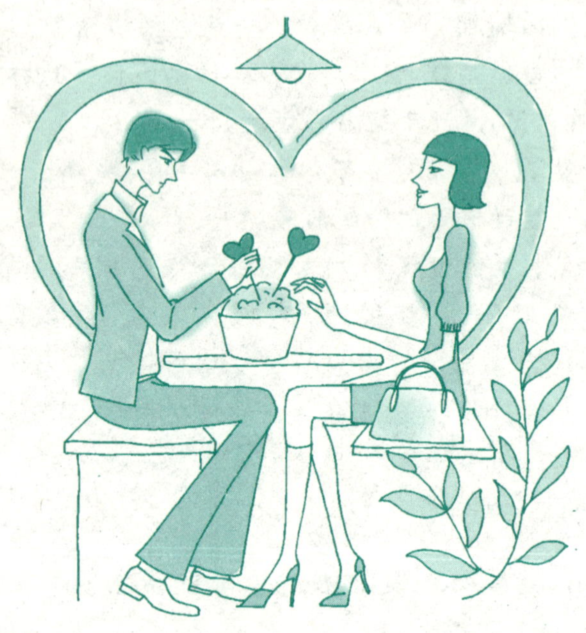

“怀孕了？怎么办？”由于工作、生活、学习等诸多因素的影响，有些青年夫妇暂时没准备要孩子，但又未能有效地采取避孕措施，而是怀有侥幸心理。一旦怀孕，他们往往犹豫不决，“亦真亦幻难取舍”。这种矛盾的心理状态如不及时纠正，势必对胎宝宝产生消极的影响。

“唉，怎么这么快就有了？既然有了就只好要了。”无可奈何的样子，显然这类父母缺少受孕的心理准备，糊里糊涂地就怀孕了，一切任其自然发展。对即将出生的孩子来说，是不够负责任的。当然也就不能产生积极的影响。此外，还有一些父母盼子心切，一心只想生男孩子，从心理上不能接受女孩。或者是婚姻生活不幸福，想生个孩子来维系日渐分裂的婚姻，弥补精神上的空虚等等。诸如此类的种种受孕心理都是不健康的，当然也就不能对孩子的心理上和生理上的健康成长起到积极作用。

由此可见，良好的受孕心理是胎教不可缺少的组成部分。未来的

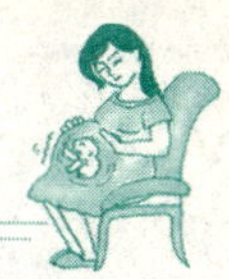

父母应充分重视这一环节，在充分的准备下，在极大的喜悦中，等待与您血肉相连的新生命的诞生。

☆运动胎教——准妈妈运动应动之有道

妇产科医生都赞成准妈妈应该进行适当地运动。这是因为，准妈妈适度运动不仅有利于增强或保持准妈妈的体质，改善食欲和睡眠的状况，提高抗病力，防止或减少妊娠并发症，有助于顺利分娩，而且也有益于胎宝宝的正常发育。因此，每个准妈妈都应该在孕期进行适宜的运动。

但是，运动不当也可能引起流产、早产等不良后果。所以，许多准妈妈不知究竟应该怎样运动才好，很想知道什么是孕期适宜的运动。

第一，准妈妈必须根据自己的体质、平时锻炼水平和孕期的具体情况，因人而异，区别对待，切不可强求一致。这是因为，准妈妈个人的差异很大，运动方式和运动量必须从实际出发。比如，年纪较轻，体质又好，平时就能坚持长期体育锻炼的，则对运动方式就不必限制过严，可以打羽毛球、乒乓球、游泳、做体操、慢跑、散步等。运动量也可稍大些，每天半小时左右，但不宜超过1小时，若是准妈妈年纪偏大，或体质不大好，或平时很少参加体育锻炼，怀孕后则不宜参加平时没有进行过的体育活动。即使采取一些柔和的锻炼方式，运动量也宜小不宜大，时间宜短不宜长。

第二，准妈妈的运动，在孕期的不同阶段有不同要求。在怀孕初期，一般以步行和骑自行车为宜，应避免跳舞、扭腰、快速旋转及需要瞬间暴发力的运动，以预防发生流产。花草茂盛、绿树成荫的公园里是准妈妈散步最理想的场所。这种地方空气清新、氧气浓度高，尘土和噪音少。准妈妈置身于这样宜人的环境中散步，无疑会身心愉悦。也可以在自家周围选择一些清洁僻静的街道作为散步地点。一定要避开空气污浊的地方，如闹市区、集市以及交通要道，因为在这种地方散步，不仅起不到应有的作用，反而对准妈妈和胎宝宝的健康有害。散步的时间也很重要，最好选在清晨日出之后，因为日出前空气中的有害物质较多，晚上一般选择7点以后，此时路上车辆相对较少。

在怀孕中期适当运动相对安全，运动量可稍大些，但也不能过激，更不可参加竞赛。怀孕后期，运动应降至怀孕初期的水平，特别要注意平衡，严防运动中跌倒，以防早产。

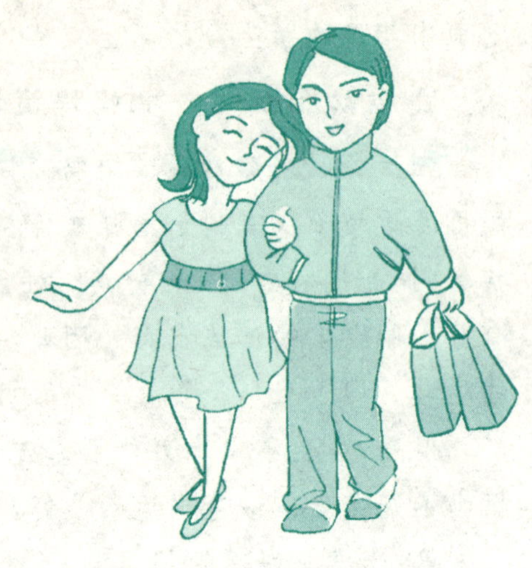

第三，准妈妈在运动过程中，应该有亲人陪同，既可进行监护，又可提高运动的兴趣。在运动中，如出现头晕、胸闷、腰腹疼痛、阴道流血，应立即停止。妊娠过程中出现毒血症、高血压，或其他并发症，或有习惯性流产及早产史者，一般不宜参加体育锻炼。

另外，准妈妈锻炼时不要过于用力；不能练得太累，过于消耗体力，以免对胎宝宝的成长不利；有些动作容易引起身体某些部位疼痛，最好不要做；锻炼前最好询问医生该注意什么问题。

TIPS

生活小贴士

并非所有的准妈妈都适合做运动。患有心脏病，或有肾脏泌尿系统的疾病、妊娠高血压或曾经有过多次流产史的女性，不适于做孕期运动。另外，如果怀了双胞胎，在做运动前一定要听取医生的意见。总之，一定要在专业医生的指导下进行孕期运动。

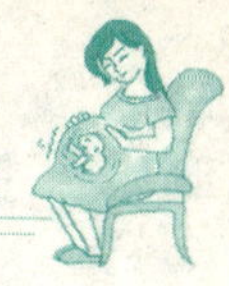

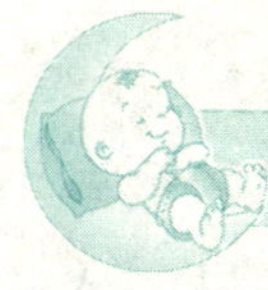

孕育圣经：分享过来人的孕育经验

☆第一次产前检查

第一次产前检查是所有产前检查中最复杂的一次，以前的病史必须作一次完整记录，而有些检查和手续也是这次所仅有。每位医师的例行检查项目可能会有些不同，大体上包括以下几项：

1 确认怀孕 医师需要了解下列事项：怀孕症状，上次的月经来潮日期，以便估算预产期；检查子宫和子宫颈，查看怀孕征兆和妊娠大约周数。如果有疑问之前不曾验孕的话，可能要作一次验孕检查。

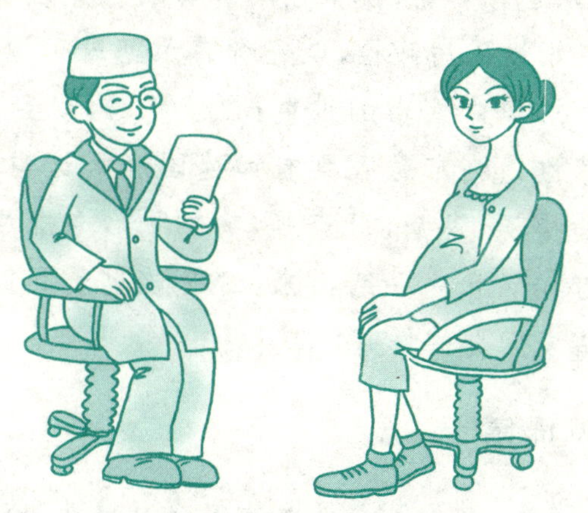

2 过去病史 做第一次产检以前，在家先自行查阅一下过去的记录，回顾一番下列情形：个人病史（慢性病，以前是否生过大病，动过手术，目前有无接受任何药物治疗，受孕以后有无服用过药物，有无过敏情形，包括药物过敏）；家庭病史（遗传性疾病或慢性病）；个人基本资料（年龄、职业、习惯，如：抽烟、喝酒、运动、饮食等）；妇产科病史（第一次月经来潮的年龄，月经的一般周期，月经的来潮天数与量的多寡；过去有无堕胎、流产和生过小孩；过去的怀孕生产情况）；以及可能会

影响妊娠的个人生活形态因素。

3 整体性生理检查 整体性生理检查可能包括透过心脏、肺部、胸部及腹部的检查,来评估你的一般健康状况;量血压,以作为日后产检的观察基准;量身高、体重;检查手脚有无静脉曲张和浮肿情形(组织内水分过多而肿胀),以及供日后产检比较之用;检查并触诊外生殖器;用子宫镜插入内部,检查阴道和子宫颈;用双手检查骨盆内器官(一只手伸入阴道,另一只手按着腹部),同时也经由直肠和阴道作检查;评估骨盆形状和大小。

4 一系列的检查 有些检查是针对每个准妈妈的例行检查;有些则针对某特定地区的准妈妈,或由于某些医师的诊疗习惯,并不是必然的例行项目;而有的则只视情况需要才进行。其中最普遍的产前检查包括:验尿以筛检有无含糖、蛋白质、白血球细胞、血液和细菌;抹片检查以追查有无子宫颈癌;遗传性疾病镰状细胞性贫血和黑朦性家族性白痴检验;妊娠糖尿病筛检,以查看有无糖尿病倾向,特别是曾生过巨婴,或妊娠初期即体重增加过重;血液检验,以判定血型,并查看有无贫血;血液筛检以判定是否具有如德国麻疹这类疾病的免疫力;查看有无感染,如梅毒、淋病、肝炎等,有的则还包括艾滋病(AIDS)。另外,把你的疑虑和症状一一列出来,这时候也是和医师讨论种种恐惧、分娩观点等诸多问题的好时机。

☆建立妊娠保健卡

女性确诊怀孕后,为了保证母婴的安全和健康,在怀孕 12 周以内应到所在的地段医院怀孕门诊或区妇幼保健所建立孕产妇保健卡,领取准妈妈健康手册。

准妈妈凭保健手册在各级医疗机构做定期产前检查,每次产前检查时均应将结果填在手册中。住院分娩时应交出手册,出院时医生需将分娩及产后母婴健康情况填写完整后交给产妇居住的基层医疗保健组织。这些医疗单位(地段医院)接册后将进行产后访视(产后 3 天内、产后 14 天、产后 28 天)。产后访视结束后,保健手册将汇总至区或县妇幼保健所进行详细的系统分析。另外,使用保健手册还可使各

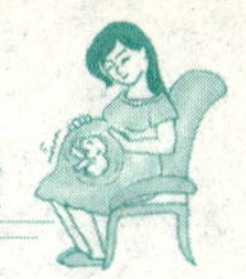

级医疗机构和保健机构相互沟通信息，加强协作，做到防治结合，保证母婴的安全。

在怀孕12周内建卡的同时还要进行初查。孕早期初查包括测量基础血压、听心肺、妇科检查及某些实验室检查等。通过全面询问病史，由医务人员对准妈妈进行孕早期保健指导。对患有遗传病或内外科疾病的准妈妈可及早转上级医院的遗传咨询门诊或高危门诊进一步检查，不宜妊娠者则采取母体损伤较小的人工流产术终止妊娠。发现梅毒等可进行治疗，发现贫血及营养不良可着手纠正。测得的基础血压对日后妊娠高血压综合征的防治亦很重要。所以，尽早建立妊娠保健卡对保证孕期母子的健康和安全都是十分重要的。

☆计算预产期

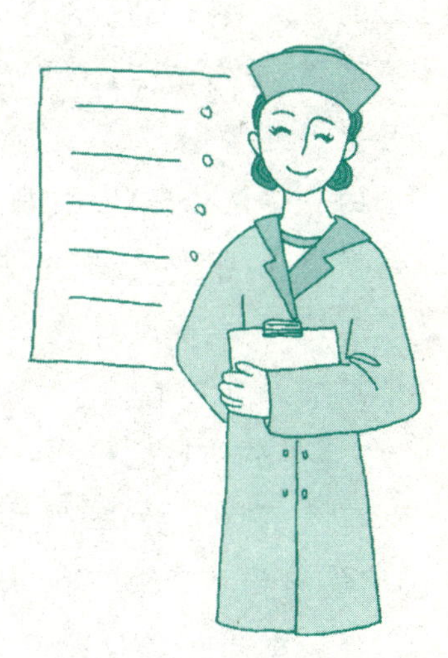

一旦确认怀孕，准爸妈一定都急切地想知道小宝宝将在什么时间出生，也就是推算孩子的预产期。通常情况下，妇女的怀孕期约为280天，即40周左右，俗称“十月怀胎”。预先推算出孩子的出生日期，无论对于准妈妈做好临产准备还是做好有关迎接新生宝宝的事情都至关重要，切不可忽视。那么该如何推算预产期呢？推算预产期主要有以下几种方法：

1 末次月经推算法 用这种方法推算预产期是最常用、最简便的方法。一般情况下，如果准妈妈月经周期规律，每28～30天行经1次，末次月经又记得准确。就可以用公式计算。推算时按整个妊娠期280天计算。具体的方法是：

预产期月份＝末次月经第一天的月份＋9或－3
预产期天数＝末次月经第一天的天数＋7

这样，所计算得出的时间就是预产期。例如，最后一次月经是在2

月1日，则月份2＋9＝11月，日期1＋7＝8日，那么预产期应该是11月8日。如果末次月经是在4月以后，则采取减3的方法计算。如末次月经来潮是4月2日，就是4月份－3＝次年1月份，2＋7＝9日，即次年1月9日为预产期。如果用农历计算；则月份计算相同，只是日期加7天改为加15天。通常情况下，每3周来1次月经的女性，其妊娠期限应为40周－1周＝39周；每4周来1次月经的女性，其妊娠期限应为40周；每5周来1次月经的妇女，其妊娠期限应为40周＋1周＝41周。

2 B超推算法 孕前经期紊乱或有排卵延迟现象的准妈妈，则可以在妊娠第8周左右，去医院请医生用超声波来测量胎宝宝的“头臀径”（从头顶量到臀部），根据这些数据，医生即可估算出正确的预产期的最佳指标。

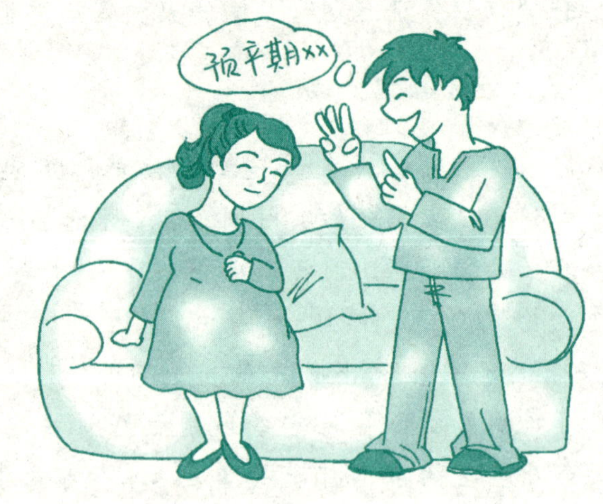

3 胎动日期推算法 第一次怀孕的女性约于第18孕周出现胎动，有过生产经验的准妈妈比初产妇提前2周出现胎动，即在16周末已能感觉胎动。其计算公式分别为：

初产妇预产期＝胎动出现日期＋22周
经产妇预产期＝胎动出现日期＋24周

4 早孕反应日期推算法 孕前月经周期不规律的准妈妈，或忘记了末次月经日期，或产后、流产后月经尚未来潮又怀孕了的准妈妈，只要记得出现恶心呕吐等早孕反应出现的时间，也可以用以推算预产期。因一般早孕反应出现在6孕周左右，故计算公式为：

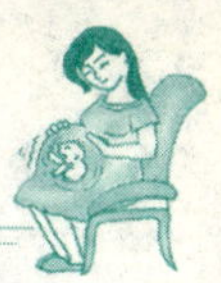

预产期＝早孕反应出现日期＋34 周。

准妈妈通过以上方法可以自行推算宝宝出生的日期，另外，如果准妈妈既记不清末次月经时间，又无早孕反应，且没有感知胎动，可由医生通过B超及子宫底高度协助推测预产期。

这里需要说明一点，预产期并不等于分娩期。我们说女性怀孕期是280天，这是根据统计算出来的日子。因为怀孕280天后生产的女性比率最高，因此，才有最后一次月经来潮日加280天为预产期的算法。不过，真正的生产日会因为许多不同因素而改变。根据实际观察，大多数准妈妈的生产时间都出现在预产期的前后2周。因此，预产期和生产时间相差在2周以内都算是正常。产科将预产期的前3周和后2周称为正常生产，而90%的婴儿也都是在正常生产期内出生的。

☆记好妊娠日记

妊娠是个漫长的过程，在十月怀胎中，准妈妈和胎宝宝都在不断地发生变化，准妈妈本人或家人把妊娠期间所发生的与孕期保健有关的事情记录下来，可以帮助准妈妈掌握孕期活动及变化，帮助医务人员了解准妈妈在妊娠期间的生理及病理状态，为及时处理异常情况提供依据，可以减少因记忆错误而造成病史叙述不当及医务人员处理失误，另外，还可为自己及家庭留下一份珍贵的记录。那么，妊娠日记除了记述准妈妈自己的情感感受之外，还应包括哪些内容呢？

妊娠日记内容	
末次月经日期	准确记忆末次月经日期有利于推算预产期，并依此判断胎宝宝的生长发育状况。
妊娠反应	记录早孕反应的起始及消失日期，有哪些明显的反应，饮食调理的方法、进餐情况，以及严重剧吐时医生治疗的情况。

妊娠日记内容	
胎动日期	记录第一次胎动日期，可以帮助计算产期和判断胎宝宝的发育情况。胎动大多开始发生于妊娠18～20周。还应记录以后每日胎动次数，以帮助监测宝宝的发育。
记录体重变化情况	记录准妈妈的体重变化情况，一方面为医生提供参考，另一方面根据体重变化调节饮食。
性生活情况	在妊娠期的早期和晚期是禁止过性生活的，在孕中期性交次数也不要过频。每次性生活应有记录。
产前检查情况	每次进行产前检查都要有记录，记录检查日期及检查情况，记录血压、尿蛋白、血红蛋白的检查结果。并记录有无水肿及宫底高纸。
孕期患病及用药情况	记录孕期不舒服的感觉，患病的症状，医生的诊断，服用的药物名称、剂量和服用时间。
出血情况	记录是否有阴道流血，并记录血色、血量及有无其他物质的排出。
接触有害物质情况	记录是否接受过放射线等有害物质情况。
心理变化情况	随着生理上的变化，准妈妈心理也会发生变化，妊娠日记可以记录整个孕期的心理变化。

☆早孕妈妈的洗澡经

女性在怀孕的最开始阶段，由于处于发育中的中枢神经系统特别容易受到热的伤害，准妈妈无论是何种原因引起的体温升高，如夏日中暑、高温作业、感染发热、洗热水澡等，都可能使早期胚胎受到伤害。有一项研究证明：准妈妈体温比正常体温升高1.5℃时，可使胎宝宝脑细胞的数量增殖和发育停滞；上升3℃，则有杀死脑细胞的危险，并且

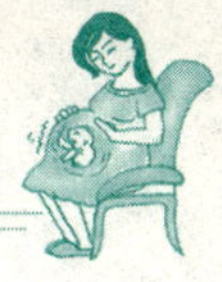

这种脑细胞的损伤，常常是不可逆的。

因而，从怀孕的第一个月起，准妈妈就不要洗水温超过 42℃的热水浴了，因为水温过热，可使准妈妈体温超过正常体温，从而导致胎宝宝脑细胞损伤，造成发育畸形或智力障碍。有资料显示，凡是怀孕早期经常进行热水浴或蒸气浴者，所生宝宝的神经管缺陷比未洗热水浴或蒸气浴者大约高 3～4 倍。为了防患于未然，减少低能儿和畸形儿的发生，准妈妈可千万不要用过热的水洗澡。一般情况下，准妈妈洗浴的水温以 35℃～37℃之间为宜，而且最好洗淋浴。

另外还要注意，在洗澡时，切勿用力搓腹部等部位，因为这样有可能会造成流产；注意不要用含有化学成分的洗浴用品，因为有些洗浴用品中的化学成分对胎宝宝有很大的危害，应使用天然无刺激的洗浴用品；要注意清洗会阴部位。

☆呵护乳房，就是呵护宝宝与健康

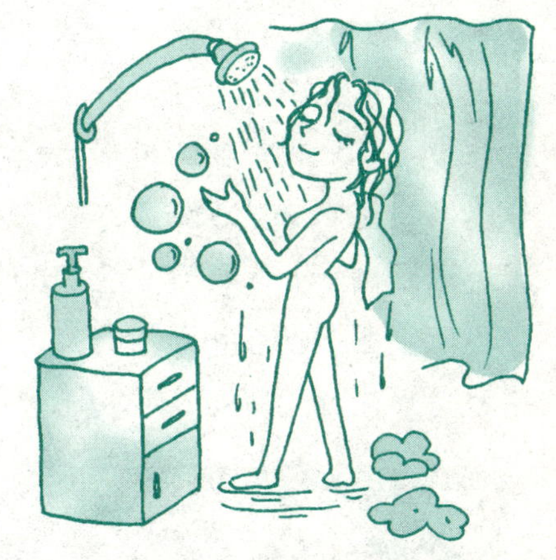

乳房不仅承担着哺育未来宝宝的重任，还关乎着妈妈的美丽与健康。所以，准妈妈一定要呵护好自己的乳房。从孕 1 月起，很多人都觉得此时乳房还没有什么大变化，所以，常常被忽视，实际上，就像是要想有栋梁之材，必须先要扶正根苗是一个道理。

许多刚刚怀孕的准妈妈，乳房可能会出现刺痛、膨胀和搔痒感，这也是怀孕早期的正常生理现象。怀孕后，由于准妈妈体内孕激素水平增高，乳腺组织内的腺泡和腺管不断增生，乳房的皮下脂肪渐渐沉积，使乳房的外形有了很大的变化。起初准妈妈会感觉到乳房有点微微胀痛，而且变得特别敏感。随着月份增加，乳头和乳晕也会变得越来越大，颜色一点点变深，到孕晚期的时候就会变成枣黑色。有些准妈妈在怀孕 20 周后，还会从乳头分泌出少量的乳汁，这些都是在为今后的哺乳做准备。准妈妈一定要做好

乳房的护理功课。那么怎样来呵护乳房，缓解不适症状呢？

1 按摩乳房 准妈妈可以采用热敷、按摩等方式来缓解乳房的不适感。先将按摩油或膏涂在乳头和乳房上，然后轻轻地按摩，使乳头表皮增厚并富有弹性，乳房皮肤光滑，帮助促进乳腺导管发育成熟。按摩的方法为：准妈妈取坐位，用双手手掌在乳房周围轻轻按摩 1～3 分钟，然后用五个手指轻轻抓揉乳房 10～20 下。按摩之后，把按摩膏和油洗去，再涂上润肤霜于乳头和乳房皮肤上。

2 清洁乳房 准妈妈要经常用温和香皂水擦洗乳晕和乳头皮肤，并将皮肤皱褶处擦洗干净，不仅可以保持乳房卫生，还会使皮肤逐渐变得结实耐磨，日后经得起宝贝吸吮。每次清洗时轻轻将堵塞在乳头开口的硬颗粒清洗掉。清洗后，在乳头和乳晕皮肤上涂上护肤品，同时进行乳房按摩，可促使乳房皮肤逐渐坚韧，既可防止产后乳腺管开口堵塞，也可预防乳头发生皲裂。

3 胸衣舒适 准妈妈应穿着宽松舒适的胸衣，尤其是在妊娠中后期，让乳房处于既被托举又很舒适放松的状态中，并随着乳房逐月增大应及时加大胸衣的尺码。以乳房没有感到压迫为准，胸衣过于紧小，还会影响乳房血液循环，致使乳腺组织发育不良，甚至导致乳腺导管闭塞。另外，准妈妈最好穿着有软钢托的胸衣。随着孕期进展乳房逐渐重量增加，如果胸衣上没有支持物，日渐增大的乳房受重力作用会逐渐下垂，使乳房内的纤维组织断裂，失去弹性，很难再恢复原状，导致日后乳房下垂、变形。

TIPS

生活小贴士

乳头有丰富的神经分布，在怀孕期间乳头更敏感，因此要少刺激，以免其过大增长，同时还可避免子宫的过多收缩，引发流产、早产。

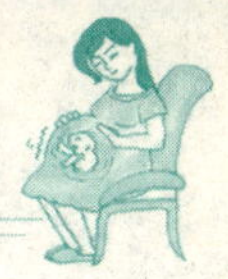

☆远离放射线与电磁波的困扰

怀孕时应避免做放射性检查，目前并没有正确的统计，照了多少张X光片会致畸胎，但可以想象的是，照的次数愈多影响愈大。尤其是比较高剂量的辐射，例如核医检查、电脑断层扫描，在已知怀孕后都应避免。但如果因为未知怀孕而照了一张X光片，则与服用感冒药一样，不须因此而将胎宝宝流掉，需待日后的产检来观察。准妈妈若已知怀孕应尽量避免药物与放射线的伤害，但若因为未知怀孕而已经有了接触，也不要不断自责，应做好日后的产检，确定是否对胎宝宝有伤害，在怀孕24周前决定流掉或留住胎宝宝。

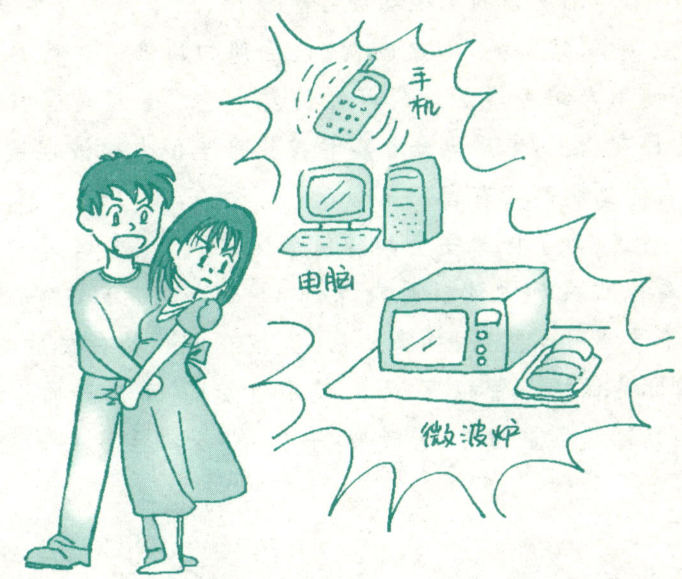

目前，各种电子电器设备广泛应用于工厂和办公室；电冰箱、收录机、电视机、空调机、电热毯等已进入千家万户，给人们的生活带来很多方便和乐趣。但是，近年来研究发现，各种电子电器设备、接线等在使用过程中都会散发出不同波长和频率的电磁波。这种看不见、摸不着、闻不到的电磁波充斥空间，能扰乱人的生理节律，向人体健康频频发起攻击。令人防不胜防。由此而带来的不仅是许多稀奇古怪的现代病，而且还对优生构成新的危害。

美国麻省理工学院的莱特尔教授指出，准妈妈使用电热毯会导致胎宝宝畸形。电热毯通电后产生的电磁场可使胎宝宝细胞的正常分裂发生异变，尤以骨细胞对磁场最敏感，而且电热毯温度越高，磁场对胎宝宝的影响越大。因此，准妈妈长时间使用电热毯，可能生下骨骼畸形胎宝宝。

美国公共卫生专家布罗杜尔对旧金山湾区1500名妇女作了调查，发现每周坐在终端机前工作20小时以上的妇女，其流产率是从事同类工作但不使用终端机妇女的两倍。西班牙和瑞典的学者所作的实验表明，类似终端机周围产生的电磁波，确实阻碍了小鸡和老鼠胚胎的发育。另据美国一家杂志对10种电脑显示器产生的电磁波进行分析后发现，电脑周围的电磁场会导致流产、胎宝宝畸形和癌症，且发病率极高。测试结果显示，电脑两侧、后部和顶部的射线最强。而准妈妈频繁使用电炉可增加后代癌症的发生率。最近美国权威性的华盛顿技术评定指出，家用电器和各种接线产生的电磁波在试管内实验表明，对人体细胞确实有害。

综上所述，为了自身安全和确保胎宝宝发育，准妈妈应注意的事项有：在看电视或听收录机时应保持4～5米的距离，且时间不宜过长；最好不要使用电热毯，如需使用，也应在电热毯变暖后切断电源；使用电脑时应保持一臂距离；不宜使用电炉；从事微波通迅工作的妇女在妊娠期间应尽量回避；平时应多吃一些含维生素C丰富的蔬菜、水果等。

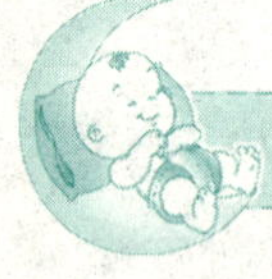

疾患防治：不生病是优生优育的“保护伞”

☆准妈妈感冒谨防发烧

相信每个准妈妈在孕期总是格外小心，唯恐身体稍有不适影响到肚子里的胎宝宝，但感冒却有可能让你防不胜防，不经意间就会来个突然袭击。那么，准妈妈感冒了怎么办？

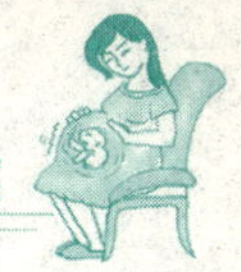

一般人感冒后根据症状吃点药几天就好了，但是对于腹中怀有宝宝的准妈妈们来说就没有那么简单了。是治疗还是硬扛？许多人拿不定主意。孕产专家认为，准妈妈感冒后不宜硬扛，尤其感冒引起的孕期高烧是危险的，此时，准妈妈应在医生指导下权衡利弊，合理治疗。

对于准妈妈来讲，感冒引起的孕期发烧尤其是超过39℃且持续3天以上的高烧是危险的。特别是如果感冒准妈妈处在排卵期2周以上，这一时期胎宝宝的中枢神经已开始发育，准妈妈高烧39℃如持续一天，可能会对胎宝宝造成影响，如持续3天以上，对胎宝宝造成影响的几率大增。因此准妈妈如果有头痛、发烧、咽痛等症状时，应当及时抽血查血象。只要通过血象检查发现白细胞升高，就应在医生指导下适当用药治疗，这对胎宝宝和准妈妈来说都是安全的。

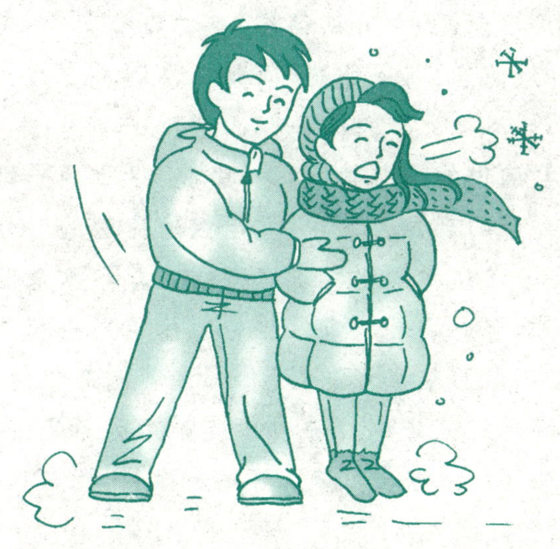

目前还没有足够的临床来证明准妈妈持续高烧后一定会对胎宝宝产生影响(通过动物实验已有数据)，因此，医生这时可能会通过对病情和用药的分析，来告诉准妈妈或家人胎宝宝可能受损的风险度，并提出建议，最终由准妈妈及家人来决定是否终止妊娠。对于症状较轻的感冒准妈妈，如打喷嚏、流清涕、鼻塞，但不发烧，提倡她们多喝

水、多休息，尽量不用治疗，靠自身免疫力、抵抗力对抗疾病，对胎宝宝也不会产生影响。如果准妈妈有咳嗽等症状，可在医生指导下用一些不会对胎宝宝产生影响的药。

准妈妈感冒贵在预防。怀孕期间的女性应注意休息，加强锻炼，保持强壮的身体，在疾病流行期间，注意个人卫生，不到人口密集的场所，不接触感冒的病人，家中居室通风换气，保持温、湿度适宜，经常用醋熏蒸房间，保持良好的心境，增强对疾病的抵抗能力。一旦患了感冒也不要惊慌失措或乱服药物，更不应对此不加介意，应及时到医院找医生咨询。

☆谨防宫外孕

正常的受精卵是在子宫腔内着床、生长和发育的，如果受精卵发育成囊胚之后在子宫腔以外的器官或组织中着床并发育，就叫宫外孕。女性如果出现有6～8周停经，伴有腹痛，以下腹一侧撕裂样痛，同时伴有恶心、便意感、下坠感，同时又有阴道出血，就有可能发生了宫外孕。

女性骨盆腔内的输卵管、卵巢、腹腔、退化的子宫角、子宫颈都是可能发生宫外孕的部位。其中，发生在输卵管的宫外孕最常见，约占95%；发生在子宫颈和退化的子宫角的宫外孕则危险性较高，除了可能造成休克外，有时还可能危及生命。除了发生在腹腔（通常着床于大网膜）的宫外孕胎宝宝可能存活之外，其他部位的宫外孕都在胚胎早期就发生流产或妊娠部位破裂造成休克而需要紧急手术。腹腔妊娠虽然可以通过手术取出可以生存的胎宝宝，但妊娠术后常造成肠粘连，后遗症颇多。

哪些女性更容易发生宫外孕呢？

1 有过宫外孕病史者 有过一次宫外孕，再次发生宫外孕的概率会较高。宫外孕治疗时保留输卵管者，再发生宫外孕的比例较高，但重复宫外孕也常发生在对侧输卵管，提示可能两侧输卵管都存在同一种潜在的功能障碍。

2 有过人工流产者 人工流产与宫外孕关系密切，人流次数越

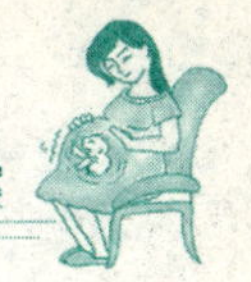

多，宫外孕的危险越大。女人要懂得保护自己，没有准备要宝宝时一定要做好避孕措施。

3 吸烟者 尼古丁打乱输卵管的正常生活，不仅阻止“宝宝”顺利进入子宫，而且还增加女性患盆腔炎的危险性，导致输卵管周围的环境改变。

4 慢性盆腔炎、输卵管炎者 慢性盆腔炎是宫外孕的常见和主要原因。炎症使输卵管粘膜粘连、狭窄、不规则，导致输卵管壁肌肉蠕动减弱，从而影响孕卵的运送。孕卵在输卵管中被阻滞，即可能就地着床发育，发生输卵管妊娠。

5 阑尾炎穿孔者 这是宫外孕的另一高危因素，阑尾穿孔形成阑尾周围脓肿，累及输卵管损害，阻塞了输卵管，使宫外孕的危险性增加2倍。

宫外孕是一种比较危险的妇科疾病，所以在日常生活中做好防治宫外孕的保健，以减少宫外孕的机会或防止出现严重后果。

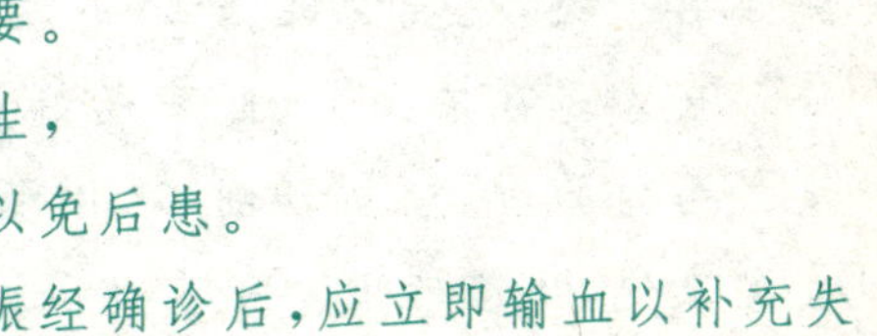

◉积极防治输卵管炎。由于引起宫外孕的常见原因是慢性输卵管炎，所以做好输卵管炎的防治显得非常重要。在产后、流产后和月经期要注意卫生，预防感染现象，应及时彻底地治疗，以免后患。

◉临时急救的保健。输卵管妊娠经确诊后，应立即输血以补充失血，并进行开腹手术，切除病灶。

◉保守治疗及保存生育功能的保健。对于一些轻症患者，如内出血不多，一般情况好，可应用中西医结合的非手术治疗方案，非手术治疗也必须在医院进行，并严密观察血压、脉搏，做好手术准备，以防出现意外来不及抢救。如病情不见好转，应立即进行手术治疗。

☆谨防葡萄胎

精子和卵子结合形成受精卵，受精卵着床后，胚胎会生出许多绒毛并种植在母体的子宫上，胎宝宝就是靠这些大量的绒毛同母体进行物质交换，获得氧气、营养和进行新陈代谢的。但是由于某些病理性情况的影响，胚胎的绒毛间质发生水肿，每个绒毛变成膨大的水泡状。这些水泡相连相串，酷似葡萄状，因此称为葡萄胎。

TIPS

生活小贴士

发生妊娠葡萄胎的确切病因现在尚不明确，一般认为与营养障碍特别是叶酸缺乏、病毒感染、遗传和免疫机能障碍等因素有关。因此，准妈妈要补充足够营养，以增强身体的免疫力。

流行病学的统计显示，高龄准妈妈和生产次数多的女性比较容易怀葡萄胎，有些学者则认为营养不良（尤其是缺乏蛋白质）是主要原因，但真正的原因至今仍不清楚，值得注意的是，葡萄胎华人身上发生的比例明显偏高。根据统计，我国女性的葡萄胎发生率大约是200次怀孕有一次，欧美女性则2500次怀孕才有一次。

在大多数情况下，葡萄胎妊娠都会自动流产。如果没有，一旦发现是葡萄胎后，应立即刮宫，以免危及准妈妈的生命。对于年龄大的女性来说，还应考虑全子宫切除，以防恶性病变。

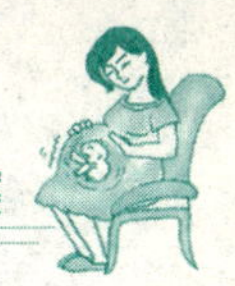

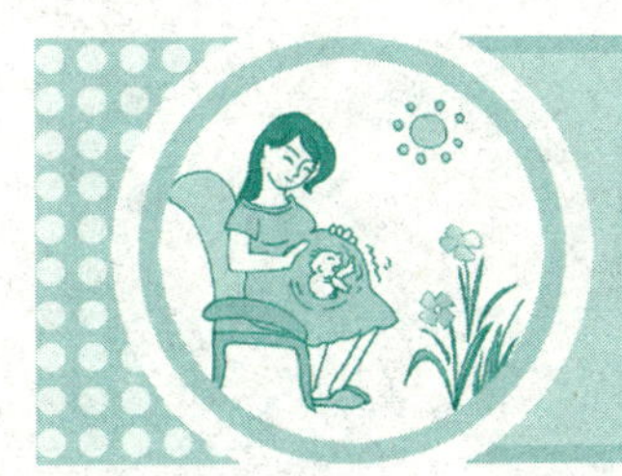

孕期第2月优生方案

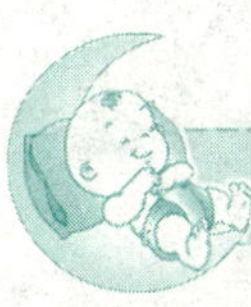

体察入微：准妈妈及胎宝宝的身体与发育变化

1 母体的变化情况 妊娠进入第二个月，尤其是6周时，大多数准妈妈的妊娠反应开始明显起来，身体已经开始发生变化。由于雌激素与孕激素的刺激作用，准妈妈的胸部感到胀痛、乳房增大变软、乳晕有小结节突出，并时常感到疲劳、犯困，而且排尿频繁。大多数准妈妈早晨会有恶心的感觉，有时候整个一天都会随时呕吐。这些令人心烦的早孕反应都是正常的，大约在三个月之后恶心与晨吐就会结束。为了克服晨吐症状，早晨可以在床边准备一杯白开水，或一小块水果，也许会帮你抑制强烈的恶心。

怀孕进入第7周时，早晨醒来后你会感到难以名状的恶心，而且嘴里有一种说不清的难闻味道，有时象汽油或其它化学原料的感觉，这是怀孕初期大多数准妈妈都会遇到的情况。目前准妈妈的外表看不出有什么改变，但在其体内却发生着翻天覆地的变化。现在你随时可能有饥饿的感觉，而且常常饥不择食地吞咽各种食物。在这种大吃大喝的补充下，你的体态很快就会有改观，但是不要过多地考虑体形，因为目前这几周是胎宝宝发展的关键时期，维持胎宝宝生命的器官正在生长，所以更应注意营养。

孕期进入第8周后，你的腹部现在看上去仍很平坦，但你的子宫

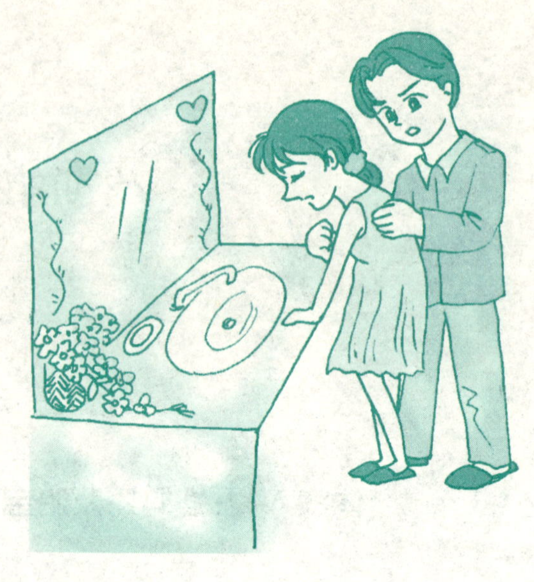

已有明显变化，怀孕前你的子宫就象一个握紧的拳头，现在它不但增大了，而且变得很软。阴道壁及子宫颈因为充血而变软，呈紫蓝色，子宫峡部特别软。当你的子宫成长时，你的腹部会感到有些痉挛，有时会感到瞬间的剧痛。

这段时间女性大多数会产生将要做母亲的喜悦、幸福和自豪，这种正面的心理反应对孕育是十分有利的。但是准妈妈也会由于自身内分泌的变化，加上早孕反应十分严重，从而产生紧张的心理。同时，呕吐、眩晕、恶心、食欲不振等因素，还会让准妈妈产生种种担忧，担心妊娠失败甚至厌恶妊娠，担心胎宝宝流产或畸形，担心分娩的恐怖等，进而产生烦躁心理。

对于这种不稳定的情绪表现，妻子应正确认识和调整。积极主动地去多看一些轻松、幽默的书籍，多想一些愉快的事情，多听一些动听的音乐，进一步了解妊娠的呕吐多是由神经紊乱、精神过度紧张造成的，尽量让自己从紧张中放松下来，保持心情舒畅，保持心理平衡，和喜欢的人谈谈天，从而减轻妊娠的不良反应和烦躁心理。

面对妻子妊娠反应时产生的烦躁情绪，丈夫要多方面对妻子体贴和照料，既要在精神上对妻子多体贴、多劝慰，又要在生活上做足功课。为妻子准备一些清淡、易于消化的食物，多和妻子谈心，讲一些幽默的故事和笑话，使妻子心情开朗。丈夫千万不能和妻子计较，一定要多理解妻子，包涵妻子的所做所为。要知道，丈夫的爱是消除妻子烦躁心情的一剂良药。它不仅能消除妻子妊娠的烦恼，还能增加夫妻之间的情感。

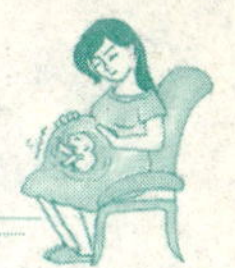

这个时期应注意不要养猫、狗等宠物，因为猫身上携带着弓形虫病菌，准妈妈如果感染了弓形虫，不仅会影响胎宝宝的正常发育，还有可能造成流产、早产及先天畸形。而狗身上寄生的一种慢性局灶性副粘液病毒，如果进入人体的血液循环后会侵害骨细胞，导致骨质枯软变形，引起畸形骨炎。

TIPS

生活小贴士

准妈妈在此时期非常容易流产，必须特别注意，不应搬运重物或激烈运动，外出次数也应尽可能减少。不可过度劳累，多休息，睡眠要充足，并应控制性生活。在感到特别疲劳时不要洗澡，而要及早卧床休息。

2 胎宝宝发育情况　本月末的胚胎大约有3～4厘米，重量约4克。看上去像颗葡萄。胚胎的器官已经开始有明显的特征，手指和脚趾间看上去有少量的蹼状物。这时胚胎像跳动的豆子一样开始有运动。因为骨髓还没有成形，现在由肝脏来生产大量的红细胞，直到骨髓成形后去接管肝脏的作用。

胚胎的器官特征开始明显，各个不同的器官开始忙碌地发育。从现在开始到20周，你的胎宝宝将迅速成长，并且在几个星期内就会有明显的轮廓，这个时期的成长速度就像孕早期心脏和大脑的发育时期一样。现在各种复杂的器官都开始成长，牙和腭开始发育，耳朵也在继续成形，胎宝宝的皮肤像纸一样薄，血管清晰可见。

胚胎期中枢神经系统各主要部分包括脊髓及各阶段神经均已具备，脑室、脉络膜、大脑、间脑、小脑、垂体、乳头隆起、松果体、视丘和下视丘均已形成，但是大脑表面平滑，仅有主要沟回及其他较大的沟回存在，胚胎期内分泌系统的原基也已形成并发育，部分腺体出现内分泌，此阶段某些因素如放射线、药物、感染及代谢毒性产物对胚胎发育产生不利影响，乃至有危害性的损伤，严重可引起整个胚胎死亡，出现流产。胚胎组织细胞的分化取决于“胚胎决定”的各自特殊发展方向，“胚胎决定”即对胚胎的整个发展过程、胚胎的形成是决定性的。胎宝宝的畸形发生，常先在异常化学性诱导作用下引起代谢变化，随后是形态变化，在胚胎发育期最敏感，因此将此期称为孕育的关键期。

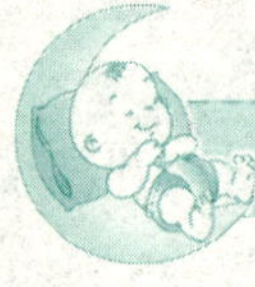

母强子壮：一人吃两人补的营养方案

☆怀孕第2个月营养原则

妊娠进入第2个月，大部分准妈妈往往容易发生轻度恶心、呕吐、食欲不振、择食、厌油、烧心、疲倦等早孕反应。这些反应会影响准妈妈的正常饮食，进而妨碍营养物质的消化、吸收，导致妊娠中、后期胎宝宝的营养不良。因此，这个阶段的膳食要以重质量、高蛋白、富营养、少油腻、易消化吸收为其原则。一日可少食多餐，以瘦肉、鱼类、蛋类、面条、牛奶、豆浆、新鲜蔬菜和水果为佳。可多选择准妈妈平常喜好吃的食物，但不宜食用油腻、油煎、炒、炸、辛辣刺激等不易消化的食物。

清晨呕吐利害者可食较干的食物，如烤馒头片、面包干、苏打饼干、甜饼干等，可以减少呕吐。进食时，可将饮食中的固体食物与液体食物分开，在正餐食完后，隔一些时间再喝水或汤。3次主餐外，可另加2～3餐辅食，少量多餐，力争不引起呕吐，或一次吃完吐掉后，休息一会儿再吃，将吐掉的补充上，以补足一天总的需要量。如果呕吐情形严重时，为预防脱水，应多补充水分。若体内水分不足，容易引起便秘现象，而便秘又会使早孕反应更加严重，形成恶性循环。可多吃优

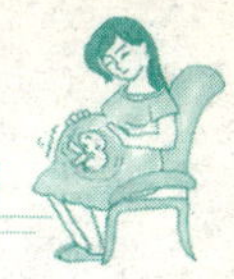

酸乳、牛奶、水果、青菜等食物，有助于预防便秘。反应过重还可适当服维生素 B_1、维生素 B_6，每日 3 次，每次 10 毫克，连服 7～10 天，以帮助增进食欲，减少不适感。

本月准妈妈除了补充蛋白质、碳水化合物、脂肪、水和无机盐外，还应注意补充以下营养素：

1 锌 锌是男性精液中的重要成分，也是胎宝宝发育需要的重要营养素。孕早期准妈妈对锌的需要会增加很多，而妊娠反应带来的呕吐、食欲不振等情况又会影响锌的摄入，因此准妈妈较容易缺锌。补充锌能改善呕吐的现象，通过膳食和营养素给准妈妈补锌，可使低体重儿的发生率从 20.8%降低至 3.8%。实践证明，及早补充锌对预防缺锌而引起的不良影响有很好的效果。动物性食物中最丰富的锌元素来源是牡蛎等贝壳类海产品与猪瘦肉、牛瘦肉；植物性食物则以坚果类如核桃等含锌量较高，南瓜、茄子、菜豆类等含锌也较为丰富。

2 维生素 E 维生素 E 对孕早期防止流产有一定好处，玉米胚芽油、葵花子油等食用油中维生素 E 的含量丰富。准妈妈宜常食葵花籽、核桃肉、鸡蛋等。

3 维生素 B_1 维生素 B_1 具有维持神经系统（包括植物神经）功能正常的重要作用，能预防和减轻恶心、呕吐等妊娠反应。准妈妈宜常吃谷类（尤其是粗粮）、豆类、酵母、干果、山芋、马铃薯、动物内脏、瘦肉等维生素 B_1 含量丰富的食物。

4 β-胡萝卜素 准妈妈宜多食绿色、黄色、红色的蔬菜如绿叶菜、胡萝卜，柑橘等水果中的β-胡萝卜素含量也很丰富，它在体内可以转化为维生素 A，防止胎宝宝发生小眼、无眼畸形。

5 叶酸 叶酸为 B 族维生素中的一种，它能减少胎宝宝脑神经管畸形的发生率。青菜、卷心菜、生菜、橘子、香蕉等食物中叶酸的含量较为丰富。

6 铁剂 孕早期补充小剂量铁剂可有效增加血清铁水平，有利于预防妊娠期贫血的发生，且副反应少，依从性较好。切忌过量，过量补铁会导致体内铁元素水平过高，也会带来不良后果，如便秘和恶心等。

☆警惕饮食导致流产

食物也可以导致流产，妊娠期间，准妈妈应注意营养的摄入，但同时也应注意到有些饮食会对自己或者宝宝产生不良影响。为了迎接宝宝健康的到来，准妈妈必须远离以下八种食物，因为它们会让你流产没商量。

1 杏子及杏仁 杏子味酸性大热，且有滑胎作用。由于妊娠胎气胎热较重，故产前一般应吃清淡食物，而杏子的热性及其滑胎特性，为准妈妈之大忌。杏仁中含有剧毒物质氢氰酸，能使胎宝宝窒息死亡。

2 黑木耳 黑木耳学名桑耳，虽然因其有滋养益胃的作用而很受孕产妇的欢迎，但同时其又具有活血化瘀之功，不利于胚胎的稳固和生长，故忌食。

3 薏米 薏米是一种药食同源之物，薏仁对子宫平滑肌有兴奋作用，可促使子宫收缩，因而有诱发流产的可能。

4 山楂 准妈妈应少吃山楂，因其具有活血化淤、促进子宫收缩的作用，吃太多会增加流产的概率。

5 螃蟹 味道鲜美，但其性寒凉，有活血祛淤之功，故对准妈妈不利，尤其是蟹爪，有明显的堕胎作用。

6 马齿苋 马齿苋既是草药又可作菜食用，其药性寒凉而滑利。马齿苋汁对于子宫有明显的兴奋作用，能使子宫收缩次数增多、强度增大，易造成流产。

7 甲鱼 甲鱼虽然具有滋阴益肾的功效，但是甲鱼性味咸寒，有较强的通血络、散淤块作用，因而有一定堕胎之弊，尤其是鳖甲的堕胎之力比鳖肉还强。

8 芦荟 中国食品科学技术学会提供的资料显示，怀孕中的妇女若饮用芦荟汁，会导致骨盆出血，甚至造成流产。对于生产后的女性，芦荟的成分混入乳汁，会刺激孩子，引起下痢。芦荟本身就含有一定的毒素，中毒剂量为9～15克。一般可能会在食用后8～12小时内出现恶心、呕吐、剧烈腹痛、腹泻、出血性胃炎等中毒反应。

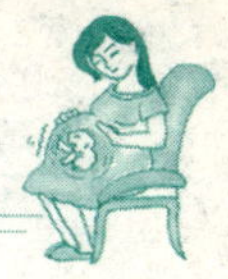

☆改善孕期呕吐食物排行榜

有助于改善孕期呕吐的食物主要有以下几种：

1 苹果 苹果性平味甘，具有生津润肺、健脾益胃、养心之功效。现代营养学研究，苹果的营养成分丰富，含有果糖、葡萄糖、维生素C、维生素B_1、维生素B_2、胡萝卜素以及钙、磷、铁、柠檬酸、酒石酸等。从代谢性质来看，苹果是一种碱性食物，可以调节水盐和电解质的平衡，中和体内由于妊娠呕吐产生的酸性代谢产物，预防因呕吐而出现的酸中毒。

2 姜 中医认为其性温味辛，有温中、止呕、化痰作用。古书《药性论》云其“止呕吐不下食”。可以将其切成薄片，加糖、盐稍渍，感觉恶心欲吐时口含或嚼食一片。

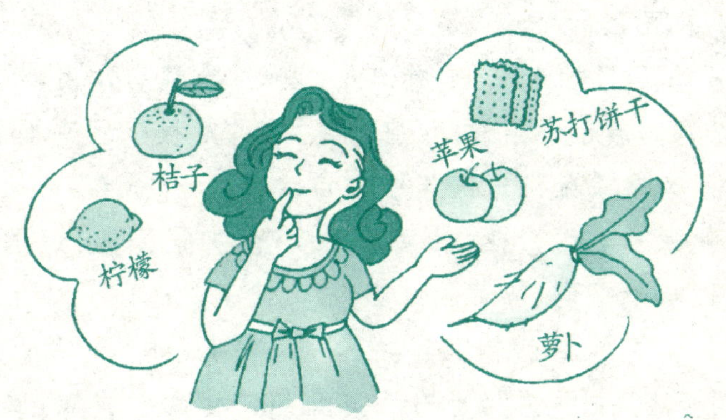

3 橘子皮 橘子皮有理气化痰的作用。《本草纲目》中说它“疗呕逆反胃嘈杂，时吐清水。”对痰浊中阻的妊娠恶阻、恶心欲呕、呕吐黏液清痰、舌苔浊腻者，最宜用橘子皮泡茶饮。柚子也适宜妊娠恶阻者食用，《日华子本草》中就说：“治妊孕人食少并口淡，去胃中恶气。”

4 冬瓜 冬瓜性凉味甘淡，妊娠恶阻属胃热者，宜用冬瓜煨食，它有清热、化痰、和胃的作用。清代食医王孟英说冬瓜“清热、养胃、生津、涤垢治烦。”

5 柠檬 柠檬性平味极酸，孕期妊娠恶阻和胎动不安者宜食之，柠檬有止呕和安胎之功。《食物考》即有记载:"柠檬,准妈妈宜食,能安胎。"《岭南随笔》说它能"治哕",《纲目拾遗》认为它"腌食下气和胃"。由于"柠檬,宜母子,味极酸,准妈妈肝虚嗜之,故曰宜母",所以在广西民间柠檬又称"宜母果"。

6 苏打饼干 苏打饼干是碱性的,可以中和部分胃酸,对于胃酸较多、反胃欲吐的人是不错的食物。

7 甘蔗 中医认为甘蔗性寒味甘,甘蔗汁有止呕作用。如《随息居饮食谱》认为甘蔗能"止虚呕"。妊娠呕吐者,可用甘蔗汁 1 盅(30～50 毫升),加姜汁 5 滴,晨起空腹徐饮,喜食酸甜的准妈妈最适。

8 紫苏叶 紫苏叶性温,味辛。《本草汇言》中说它能"散寒气、安胎气、化痰气,乃治气之神药也",胃寒及痰浊型妊娠恶阻者食用最宜。可用鲜紫苏叶 2～3 片泡茶饮,也可在烹调鱼、肉、虾、蟹之时加入鲜紫苏叶 4～5 片,古人称它为"杀一切鱼肉毒之要药"。此外,妊娠胎动不安者也宜服之。

8 芦根 芦根性寒味甘,有清热、止呕、除烦的作用,适宜胃热妊娠恶阻的准妈妈煎水代茶饮。《唐本草》载:"芦根疗呕逆不下食、胃中热"。明代医家缪希雍指出:"芦根味甘性寒,火升胃热,则反胃呕逆不下食,准妈妈血不足则心热,甘寒除热安胃,亦能下气,故悉主之也。"凡妊娠恶阻、口干呕逆、苔黄舌红者,服之尤宜。

9 萝卜 萝卜性凉味甘辛,有清热、化痰、下气作用。明代名医李时珍认为萝卜"主吞酸",也有古方介绍:"治食物作酸,萝卜生嚼数片。"《普济方》亦载:"治翻胃吐食:萝卜捶碎,蜜煎,细细嚼咽。"对于妊娠初期,胃热呕吐、恶心吞酸的恶阻反应者,宜生嚼数片萝卜,或捶碎绞汁饮服,不必用"蜜煎"。

☆让叶酸为优生加油

人体内叶酸总量约为 5～6 毫克,但人体却不能自己合成叶酸,只能从食物中摄取并加以消化吸收。胎宝宝在妈妈体内不断地生长发育,准妈妈体内的叶酸通过胎盘转运给他,胎盘组织与子宫的不断生长,叶酸的需求量也越来越大,如不能有意识地补充,会使叶酸水平

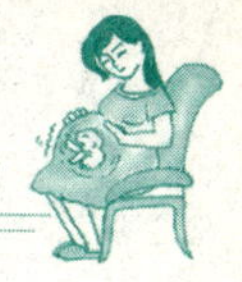

降低。

孕婴专家认为，准妈妈每天需要补充600～800微克叶酸才能满足宝宝的生长需求和自身需要。

富含叶酸的食物主要有以下几类：

1 动物食品 动物的肝脏、肾脏、禽肉及蛋类富含叶酸，如猪肝、牛肉、鸡肉、羊肉等。

2 绿色蔬菜 富含叶酸的绿色蔬菜主要有：西红柿、菠菜、莴苣、西兰花、萝卜、龙须菜、小白菜、油菜、豆荚、扁豆、蘑菇等。

3 新鲜水果 富含叶酸的新鲜水果有：草莓、香蕉、橘子、樱桃、桃子、柠檬、酸枣、石榴、海棠、杨梅、杏、李子、葡萄、梨、猕猴桃、胡桃等。

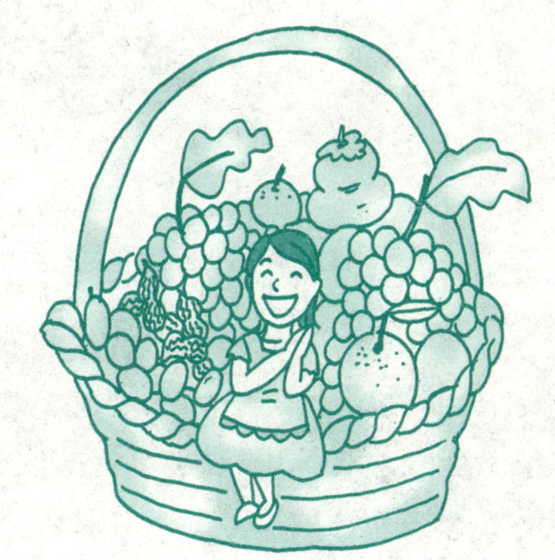

4 谷物类 富含叶酸的谷物类食物有：米糠、大麦、糙米、小麦胚芽等。

5 豆类、坚果类 富含叶酸的豆类坚果类食品有：黄豆、豆制品、腰果、核桃、栗子、松子、杏仁等。

虽然含叶酸的食物很多，但由于叶酸遇光、遇热就不稳定，容易失去活性，所以人体真正能从食物中获得的叶酸并不多。如：煲汤等烹饪方法会使食物中的叶酸损失50%～95%；蔬菜贮藏2～3天后叶酸会损失50%～70%。另外，盐水浸泡过的蔬菜，叶酸也会损失很大。

因此，准妈妈们要改变一些烹饪习惯，尽可能减少叶酸流失，还要加强富含叶酸食物的摄入，必要时可补充叶酸制剂、多维元素片等。但不要用“叶酸片”代替“小剂量叶酸增补剂”。叶酸增补剂每片中含0.4毫克叶酸，是国家批准的惟一预防药品。而市场上有一种供治疗贫血用的“叶酸片”，每片含叶酸5毫克。准妈妈在孕早期切忌服用这种大剂量的叶酸片，因为长期大剂量服用叶酸片对准妈妈和胎宝宝会产生不良影响。

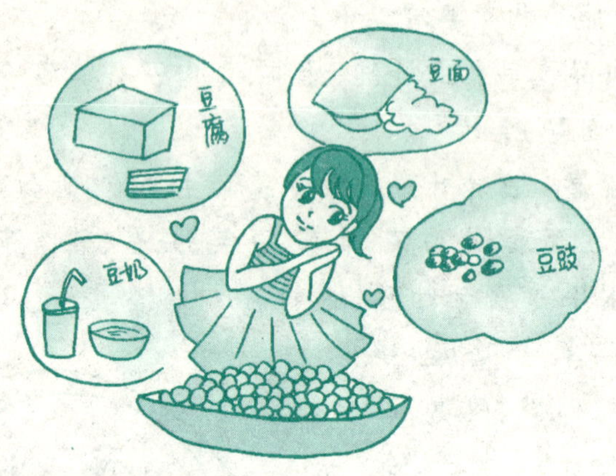

☆准妈妈选择酸味食物有讲究

许多女性怀孕后特别喜欢吃酸味食物。由于酸味食物能刺激胃液分泌，提高消化酶的活性，促进胃蠕动，有利于食物的消化和各种营养素的吸收。因此，女性怀孕后吃酸味食物是有利于胎宝宝和母体健康的。很多新鲜的瓜果都含有酸味，如西红柿、橘子、青苹果、葡萄、草莓、话梅、酸枣等，这类食物含有丰富的维生素C，而维生素C可以增强母体的抵抗力，促进胎宝宝的正常生长发育。因此，准妈妈吃酸味食物最好选用一些带酸味的新鲜瓜果。也可在食物中放少量的醋、西红柿酱等，增加食物的酸味。最好不要吃咸菜和醋腌制品，这类食物中的维生素、蛋白质等营养成分受到了破坏，而且可能存在致癌物质亚硝酸盐，这对胎宝宝和准妈妈都有害无益。

☆准妈妈常吃奶制品好处多

我们知道，奶制品是营养成分齐全、容易消化吸收的较好的天然食物，可分为鲜奶及由鲜奶加工制成的炼乳、奶粉、奶酪及奶油等。

据研究，奶中的蛋白质约含30%，属优质蛋白质，消化吸收率高，

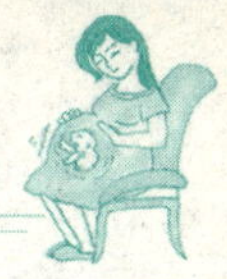

利用率高。奶中的脂肪含量大约也为30%，均匀分布在乳浆中，容易消化吸收，其中含有重要的必需脂肪酸。另外，奶中所含碳水化合物为乳糖，其含量比人乳低。乳糖有调节胃酸、促进胃肠蠕动的作用，有利于钙的吸收和消化液的分泌。由于乳糖能促进肠道乳酸菌的繁殖，从而能抑制腐败菌的生长，有利于改善胃肠功能。牛奶中的无机盐含量约占0.6%～0.7%，富含钙、磷、钾，其中钙的含量尤为丰富，容易消化吸收。但牛奶中铁含量较低，每升仅含有3毫克。牛奶中含有一定量的维生素A，但维生素B_1、维生素C含量很少，维生素D含量也不多。

总而言之，奶类含有丰富的蛋白质、脂肪和无机盐，尤其是富含钙，是准妈妈必不可少的食物。但奶制的饮用应与其他食品相隔一定时间，这样有利于奶中营养素的充分吸收。牛奶最好不要与鸡蛋或蔬菜、水果一同进食，因为蔬菜水果中的植物酸不利于钙的吸收。饮用牛奶最好不要空腹时服，如早晨起床后，上午10点或下午3～4点，或在晚上临睡前服用。由于牛奶具有催眠作用，睡前服用有利于人的睡眠。

下面介绍一种家庭制作酸奶的方法：

准备鲜牛奶4袋，酸奶一瓶，白糖适量。首先将鲜牛奶放入锅内煮开，放适量白糖。待牛奶凉至20～30度左右，将一瓶酸奶倒入煮好的牛奶锅中，用汤勺轻轻地把酸奶在锅中搅开。最后，将锅中溶好的牛奶，用汤勺盛放在洗干净经煮沸消毒好冷却后的瓷杯中，盖上保鲜纸。冬天放在暖气旁，在杯上面再覆盖一干净的纱布，大约3小时左右，见杯内酸奶上面凝固后，就可放入冰箱，随吃随取。夏天放在室内不通风的地方，2小时左右杯内酸奶就可凝固。凝固后就可随时饮用或放入冰箱备用。

酸牛奶是在鲜牛奶中加入纯净的发酵菌种——乳酸菌，并添加白糖，让其发酵产酸，使牛奶成为一种有特殊酸味的食品。它不仅保留了牛奶的营养成分，有奶香味，酸中带甜，清爽利口，而且营养更丰富，更容易消化吸收。同时酸奶中的乳酸可增进食欲，促进胃液分泌，准妈妈食用较为合适。自制酸奶卫生、经济，方便食用。

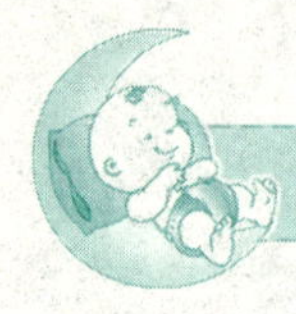

胎教指南:聪明宝宝的胎教方案

☆良好情绪是胎教成功的一半

准妈妈保持良好情绪是胎教成功的一半。妊娠进入第2个月,准妈妈的早孕反应开始明显了,除了恶心呕吐之外,还会出现口中发酸、头痛、肩膀僵硬、腰痛、倦怠、焦躁等现象。不同的准妈妈,对早孕反应也有不同的表现。有的准妈妈反应很强烈,会觉得很不舒服。因此将怀孕视为很可怕的事情,从而影响了自身的情绪,再加上考虑到有关分娩的这样和那样的问题,有时会很烦躁。而且,准妈妈情绪波动激烈,有时为一些鸡毛蒜皮的小事也会发火或哭喊不止。而此时的胎宝宝已经能够感受到母亲的反应了,这种情绪会通过母体直接传递给体内的小生命,影响胎宝宝的正常发育。据资料显示,准妈妈怀孕1个多月时,如果受到惊吓、恐惧、忧伤、悲愤等严重刺激,或其他原因造成的精神过度紧张,会引起流产等不良反应。

另外,妊娠后生理机能的变化,家庭成员对胎宝宝的期望或猜想,特别是祖父母对生男生女的偏好,都会有形或无形地给准妈妈的精神蒙上阴影。妊娠后横膈抬高,心脏的活动受到影响,肺活量减小。如果情绪异常,心率加快,更促使每一次心脏收缩时的搏出量减少,使准妈妈及胎宝宝的血液循环都相应地减少。人体的肾上腺分泌去甲肾上腺素,情绪紧张或环境剧变时,肾上腺素的分泌增加,交感神经系统的活动明显加强。研究证明,在惊恐状态下,人体血液中去甲肾上腺素浓度可增加到正常时的100倍,引起心率加快。心脏收缩力加强,周围血管收缩,使血液重新分配;肝糖原及脂肪分解血糖和游离脂肪酸增加。去甲肾上腺素增多可以引起准妈妈周围血管收缩,使胎盘供血供氧不足;去甲肾上腺素还能导致子宫平滑肌收缩,更进一步使已经缺氧的胎宝宝血液循环受限,从而引起发育畸形、流产、早产。幸存者出生后不仅性格异常,而且智力低下。

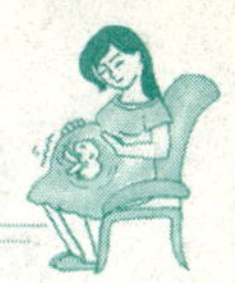

TIPS

生活小贴士

准妈妈保持良好的心态、融洽的感情，本身就是一种良好的胎教，也是幸福美满家庭的一个重要条件，更是达到优孕、优生的重要因素。在夫妻感情融洽、家庭气氛和谐、心态良好的情况下，受精卵就会“安然舒适”地在子宫内发育成长，生下的孩子就更健康更聪慧。

准妈妈要想保持良好的精神状态，应做到以下两点：

1 正确认识早孕反应 要认识到早孕反应是为了让母亲准备一个让胎宝宝成长的环境而最早产生的正常生理变化。有了正确的认识，就会用正确的心态去看待这件事情，从而稳定自己的情绪。

2 学会自我调控心情 准妈妈要学会自我调控心情，比如，凡事要往好处想，不要生气，不要着急，离开不愉快的环境，转移注意力；坐下来，跟自己说话，说话慢一点，平和一些，逐渐使心情平静下来，偶尔把眼睛闭上几分钟，什么都不要想，全身放松，按摩头部和太阳穴；工作之余到附近草木茂盛的宁静小路上散步；将自己置身于欢乐的人群中，使自己的情绪受到积极的感染，从中得到快慰；听听自己喜爱的乐曲，翻翻自己喜爱的书籍，想一想未来小宝宝的模样等。总之，尽量做一些令自己愉快的事情，心情舒畅才会对胎宝宝有利。

☆为宝宝营造舒适的成长环境

“青山绿树，小桥流水”，或许是每个人理想的心灵家园。在我们生活水平日益提高的今天，越来越多的人开始注重身边的环境。但是，千万别忘了宝宝也需要舒适的环境。胎教实质，就是尽量创造舒适的成长环境，给宝宝以良性刺激，促使其身心健康发展，从而达到优生的目的。环境对宝宝的影响起着非常重要的作用，并且在整个妊娠

期一刻也没停止过。那么，宝宝的成长环境包括哪些呢？

1 健康的“宫内”环境 高质量的精子、卵子为生育聪明健康的宝宝提供了可能，但要把这种可能变为现实，还需要良好的宫内环境。所谓宫内环境，是指怀孕后受精卵进入子宫继续生长发育成胎宝宝的全部条件，包括宝宝赖以生存的母体身体状况、营养状态等构成的生活环境，准妈妈精神和意识活动所构成的心理背景，宝宝伴随情绪的波动而产生的体内激素的改变所构成的生物、化学环境，准妈妈的心跳声、肠胃的蠕动声所构成的宝宝在母体内的物理环境。由于宝宝在母体子宫内不能主动获取营养、选择环境，它只能被动地生活，因此，母体的健康状况、情绪感受、生活方式等都将对胎宝宝产生直接或间接的影响。环境质量对胎宝宝智力的形成与发展有着举足轻重的作用，这就不仅要求准妈妈要有合理营养的膳食，还要有良好的心境、情绪以及健康的生活方式，并注重避免有害物质的侵入，给宝宝创造一个安全、营养、温馨的成长环境。

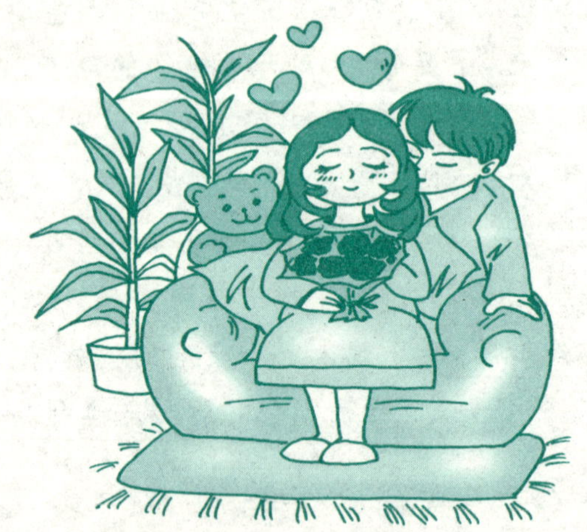

2 适宜的“宫外”环境

(1)和谐的社会环境：怀孕后准妈妈的工作环境应尽可能优化，要避开噪音和强烈刺鼻的化学气味，不干繁重工作，尽可能调换到轻松的岗位上去。工作期间应注意多休息，避免上夜班或长时间加班，以

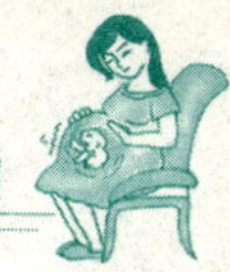

免疲劳。准妈妈可选择去一些公共的胎教机构学习，如“胎宝宝大学”即胎教培训班，参加医院或是妇幼保健院举办的胎教讲座等，在专家的指导下，与其他的准妈妈共同讨论和学习胎教知识。

(2)温馨美满的家庭环境：家庭是准妈妈度过妊娠期最主要的地方，因此家庭环境的温馨协调也最为重要。平时夫妻双方要保持一种宁静而愉快的家庭气氛。夫妻相亲相爱、关系和睦、互相尊重、彼此谅解、协调一致是家庭气氛的基调。妊娠期妻子都希望丈夫善于同情和体贴自己，平时能干、温存且富于幽默感。丈夫如果能勤快地做好家务，上下班不忘记向妻子和宝宝亲吻问安，必将使母胎都感到满足和惬意。

准妈妈的居室应布置得整洁、舒适而雅致：要保证居室的空气清新。家庭装修中的有害气味，严重影响着准妈妈和宝宝的健康。调查表明，产下的多数小儿白血病患者家中不久前都装修过，且多是豪华装修。专家推测，装修材料中的有害物质可能是小儿白血病的一个诱因。因此，专家建议新装修的房子最少要过半年以上时间的开窗通风后再入住。入住后应继续保持通风，以保证居室的空气清新。要保证居室中一定的湿度。居室中湿度太低，使人口干舌燥，鼻干流血；湿度太高，会使被褥发潮，人体关节酸痛。因此，居室中的空气湿度应保持在50%左右。室内太干时，可在暖气上放盆水，火炉上放水壶，或在地面上洒水；室内太湿时，可以放置去除潮湿之物或开门通气。要保证居室中适宜的温度，一般保持在20℃～22℃。温度太高，使人头昏脑胀、精神不振、昏昏欲睡、烦躁不安；温度太低，使人身体发冷，易于感冒。因此，准妈妈要注意室内与室外的温度变化，随时调节自己的服装和饮水，使自己生活环境中的温度与湿度保持在一个相对恒定的范围，以利于母子健康。要注意居室中色彩的布置。居室色彩具有强烈的心理暗示作用，应选用白色、蓝色、绿色、粉红色等清洁、宁静、健康活泼、秀丽悦目的色彩。在房间里放置几盆适当的花卉和盆景，在墙壁上贴上几张准妈妈喜爱的婴幼儿图片或风景画、油画，可以使准妈妈尽快从疲劳中恢复过来。阳台上种植花草、饲养虫鱼，能让居室充满活力。另外，居室中最好能有优美的音乐，有助于准妈妈舒缓心情，保持愉悦平静的心态。要注意选择合适的音乐，噪音会使准妈妈心烦意乱、听力下降，会使宝宝不安、早产，甚至脑功能受损，故应尽力避免。总之，居室布置要便于准妈妈从事家务劳动，如日常用品等放在随手可及之处，厨具、晾衣具等高度要适当等，消除一切易使准妈妈发生危险的因素。

(3)优美怡人的自然环境：自然是人的朋友，当然也是准妈妈亲近的地方，如果准妈妈涉足名山大川，那当然好，但要步履从容，意兴盎然、神态悠闲。在大自然中准妈妈可以欣赏到春天的鸟语花香、巍峨的山峰、飞流直下的瀑布、幽静的峡谷、叮咚的泉水等等，这不仅可使准妈妈领略到大自然的美，使其赏心悦目，而且还可以将这些胜景不断地在大脑中汇集、组合，经过母亲的情感通路，将这一信息传递给宝宝，让他也接受大自然的熏陶。此外，大自然中如郊外、公园、田野、瀑布、海滨、森林等，对人身心健康极其有益的负氧离子含量很高，可达数千，甚至上万个，但是在城市的室内，却只含 40～50 个负氧离子。因此准妈妈应经常到山川、旷野中去，可以较多地获得这种“空气维生素”，还能给宝宝提供充足的氧气，促进宝宝的大脑发育。大自然中可以更多地接受阳光照射，可促进血液循环，杀灭麻疹、流脑、猩红热等传染病的细菌或病毒，还能防治准妈妈缺钙，促进宝宝骨骼的生长发育。

☆让准妈妈和胎宝宝沐浴在音乐海洋

怀孕的日子，如果有音乐相伴，一定是惬意而快乐的。而这样的心情，是准妈妈给予小宝宝最好的胎教。同时，优美的旋律，动听的歌曲，使你沉浸在音乐的海洋中，暂时忘却了孕早期的强烈妊娠反应。而且，胎宝宝在第 2 个月听觉器官已经开始发育，神经系统也初步形成。因此，准妈妈在听音乐时就应顾虑宝宝的需求了。

根据美国加州大学科学家的研究证实，准妈妈在妊娠期经常听些清新、愉快而有节奏的乐曲，可增进胎宝宝脑部的空间辨识能力，使宝宝对声音、画面、气味的空间感觉体会得更早、更准确，对外部刺激的记忆能力也会更强。优美的音乐能调节准妈妈血液流量，进而改善胎

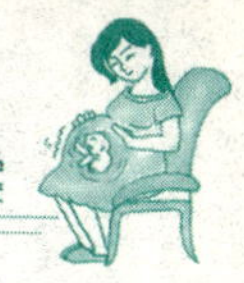

盘供血状况，促进胎宝宝发育成长；还能刺激胎宝宝大脑成长，培养宝宝的音乐天分，促进母子健康发育，使母亲与宝宝更亲密和谐。由此看来，音乐是最好的胎教载体之一。

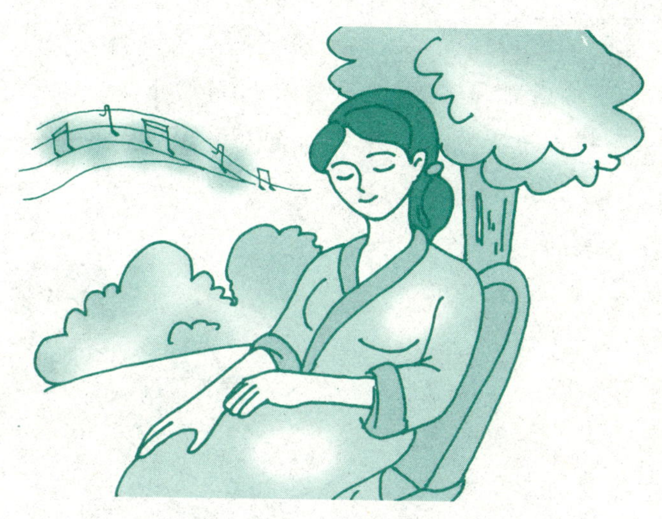

本月准妈妈可以选听轻松、愉快、诙谐有趣的音乐，力求将准妈妈的忧郁和疲乏消除在音乐之中，如可以选听《春江花月夜》、《假日的海滩》、《锦上添花》、《矫健的步伐》等曲子，特别是《春江花月夜》，仿佛使你置身于美丽的芳草地、潺潺的流水边。在这里你可以真正达到宁静以致远的境界，感受大自然的内在奥秘，思索万物的生命本质。和谐、优美、明朗、愉快的乐曲在林边回荡着，你仿佛置身于春光明媚、鸟语花香的大自然中，初见静寂的乡村，心中不断涌起愉快之感。这可培养胎宝宝对世界的追求，也对出生后充满信心有帮助。这类曲子每天放 1～2 次，每次放 5～10 分钟，效果最佳。

☆构想胎宝宝的美好形象

本月正是胎宝宝各器官进行分化的关键时期，准妈妈与胎宝宝具有心理与生理上的相通性。准妈妈可用意念胎教的方法使胎宝宝发育得更加完善。

生男孩子也好，生女孩子也好，会是啥样子？会像自己还是像丈夫？一定是把俩人的优点都继承下来，而且是“青出于蓝胜于蓝”，准妈妈就应这样浮想联翩，想象自己的孩子一定会有一幅聪明、智慧的头脑，雄伟、健壮的体魄，如是男孩子定是体魄伟岸、气宇玄昂、高高大大；如是女孩子，身材苗条、标准体形、容貌俊美、秀色可餐。准妈妈可以通过构想胎宝宝的美好形象，使情绪达到最佳的状态，而促进体内具有美容作用的激素增多，使胎宝宝面部器官的结构组合及皮肤的发育良好，从而塑造出自己理想中的胎宝宝。

准妈妈如果经常构想胎宝宝的形象，从某种程度上来说，这种形象会相似于将要出生的宝宝。准妈妈可以在自己家的墙壁上粘贴一些自己喜欢的漂亮的婴幼儿照片，每天看一看，必然会使你的心情舒畅，进而使胎宝宝受到良性刺激。

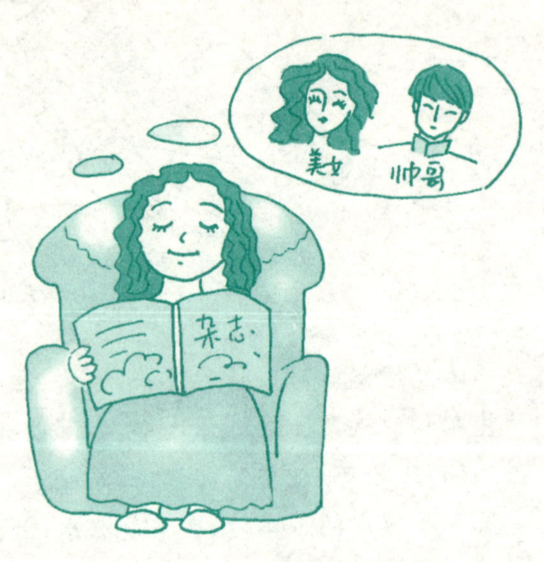

准妈妈可以把自己的想象通过语言、动作等方式传达给腹中的胎宝宝，告诉它，它长得什么样，性格怎么样等等。并且要坚持下去，还可以和准爸爸一起描绘自己所希望的宝宝的模样，这样可以保持愉快的心怀，通过体内的化学变化影响胎宝宝。

☆家庭其他成员也应参与胎教

胎教不只是未来爸妈的责任，实际上，家庭的其他成员，尤其是孩子未来的爷爷、奶奶、外公、外婆等人也应在胎教中发挥其应有的作用。

目前我们国家提倡一对夫妇只生一个孩子。因此，一些老人，尤其是爷爷、奶奶往往希望生一个健壮、聪明的小孙子，而不想要孙女。

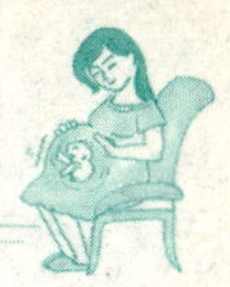

这样，无形中就给准妈妈带来了一定的精神压力，甚至造成心理障碍，以至影响腹中胎宝宝的发育。

还有一些老人，往往是准妈妈的母亲或婆婆，总是滔滔不绝地介绍自己当年的亲身感受和经验。当然，这样做不无效益，但是，其中也有不少夸大之词，甚至把一切说得困难而又痛苦。这对于准妈妈来说无疑是一种不良刺激，甚至使她产生条件反射，从而导致一场痛苦而又沉闷的妊娠和分娩。这同样会给胎宝宝造成极为不利的影响。

此外，还有一些老年人，对怀孕的媳妇不以为然，动辄就说她们那时候如何如何，言下之意就是眼下的儿媳妇太娇气。这对于准妈妈来说也是一种不良刺激，往往是给准妈妈原本就烦躁不安的情绪火上浇油，甚至发生口角，进而殃及胎宝宝。

因此，在准妈妈怀孕期间，家庭所有成员都应给予热情的帮助和充分的体谅，不要给准妈妈造成压力，也不要给她"瞎参谋"，更不要随意指责，而应共同努力在准妈妈周围造成一个宽松、舒适的生活环境，使胎宝宝在祥和的气氛中健康地成长。这就是准妈妈的家属应积极参与胎教，为胎教做贡献。

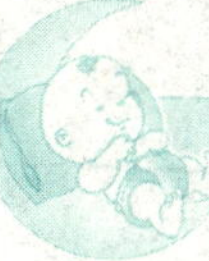

孕育圣经：分享过来人的孕育经验

☆换下那双最喜欢穿的高跟鞋

常言道"树老从根始，人老从脚起"，现代医学认为，脚的运动，可有节奏地带动全身骨骼肌的活动，从而辅助心脏加速血液循环。因而，脚有"第二心脏"之称。脚的健康，往往离不开鞋。对于准妈妈来说，脚与鞋就显得更加重要了。

女性怀孕期不宜穿过高的高跟鞋。因为肚子一天天增大，体重增加，身体的重心前移，不仅使站立或行走时腰背部肌肉和双脚的负担加重，还会使身体支立不稳。准妈妈穿高跟鞋，在步行的过程中，为了保持身体平衡，会自觉地腰椎向前，胸椎往后，使脊柱弯曲度增加，时常感到累上加累，腰酸背痛加剧，不利于身体健康。准妈妈穿高跟鞋，容易使子宫下坠，膀胱受压，时间长了，还会引起尿频，及产后子宫脱垂，使骨盆倾斜，不利于日后分娩。准妈妈穿高跟鞋会使全身的重量过多地集中在双脚掌上，造成脚趾关节过度背伸，时间长了，容易使脚的形状发生变化，情况严重者，还会形成平足症。准妈妈穿高跟鞋，由于内分泌的改变，全身骨骼会有不同程度的骨质疏松，严重地危害身体各部位的健康。另外，准妈妈的下肢静脉回流常因怀孕会受到一定影响，站立过久或行走较远时，双脚常有不同程度的浮肿，此时穿高跟鞋由于鞋底、鞋帮较硬，不利于下肢血液循环，原本双脚有不同程度水肿，这样一来，造成准妈妈下肢水肿情况更加严重。

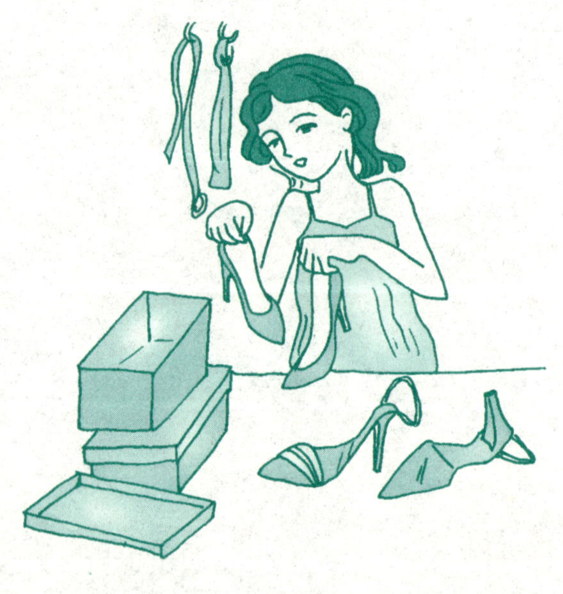

正常鞋跟的高度应该为2～3厘米，这样可增加足弓弹性，站立时身体更挺拔，行走时也较为轻松有力。因此，在孕早期准妈妈要换下不符合标准的高跟鞋，而选择有能支撑身体的宽大的后跟，鞋跟的高度在2厘米左右，鞋底上有防滑纹的大小合适的鞋子。同时，还要注意选择透气性好、舒适大方的布鞋，以防产生湿气，刺激皮肤，形成脚癣。最好准备两双稍大一点的鞋子，因为怀孕后脚会随着体重的增加发生水肿。注意高跟鞋和便鞋轮换着穿，可以使脚得到适当放松。

有些准妈妈认为鞋跟越平越好，其实完全的平底鞋，也并非最好。即使对于正常人而言，因为穿上平底鞋后身体4/5的重力都压在脚后跟上，容易造成足跟的损伤，而且平底鞋的减震功能差，会影响脊柱和大脑的健康，相对而言选择后跟2厘米高的鞋比较合适。

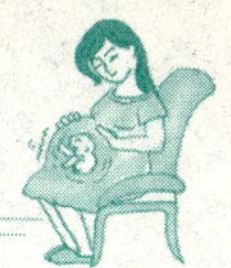

另外，中、晚期的准妈妈不宜穿高跟鞋，这一时期准妈妈的身体已经很胖，尤其是臀部开始突起，胸部和腰部的位置都向前挺，身体也自然往后仰，这时如果穿着高跟鞋走路，准妈妈身体的重心就会向前倾斜而失去平衡，引起摔跤、闪腰等麻烦。还可能造成腹腔前后径距离缩短，使骨盆的倾斜度加大，人为地诱发头位难产。同时腹部受到的压力会上升，使血管受到更大的压力，从而整个血液循环受到限制，这样容易发生妊娠水肿。

人们喜欢日常起居时穿拖鞋，因为它具有方便、柔软、有弹性等优点。准妈妈的汗腺分泌旺盛，脚部的汗液多，容易形成汗脚，穿橡胶或塑料拖鞋时有可能引发皮炎，过敏性体质的准妈妈尤为明显，因此以薄布拖鞋为宜。

夏天穿坡型泡沫底凉鞋的人较多，这种凉鞋的弹性好，也比较适合脚的形状，但它存在的缺陷也很明显，即鞋底很滑，容易摔跤。因此准妈妈在选鞋时要注意选用防滑底的鞋，以免雨天或遇到水渍时被滑倒。

☆保证自己良好而充足的睡眠

本月由于妊娠反应，此期的准妈妈很容易疲劳，所以要保证准妈妈充足的睡眠时间。那么应该怎么做呢？首先，卧室内要保持空气新鲜，研究结果表明：室内外空气的污染，对早孕胚胎致畸有着显著的相关性。因此，在睡觉前应将窗户打开15分钟左右，从而让有害物质自然逸出窗外。其次，屋内的摆设应整洁、床不能不硬，也不能太硬，以准妈妈自我感觉舒适为宜。再次，准妈妈睡觉时忌开灯，以防光源污染，因为灯光会对人体产生一种光压，长时间照射会引起神经功能失调，令人烦躁不安。荧光灯发出的光线带有看不见的紫外线，短距离强烈的光波能引起人体细胞发生遗传变异，容易诱发畸胎或皮肤病；白炽灯光中只有自然光线中的红、黄、橙三色，缺少阳光中的紫外线，不符合人体的生理需要；日光灯缺少红光波，并且以每秒钟50次的速度抖动，当室内门窗紧闭时，会与污浊的空气形成污染。

由于本月准妈妈的子宫增大不明显，睡眠体位对胎宝宝的影响不

存在，因此，准妈妈可采取随意的睡眠姿势，但可以经常采用左侧卧位的姿势，为将来做准备。虽然说充足的睡眠对准妈妈很重要，但也不应整天躺着，应劳逸结合，适当做一些家务劳动。

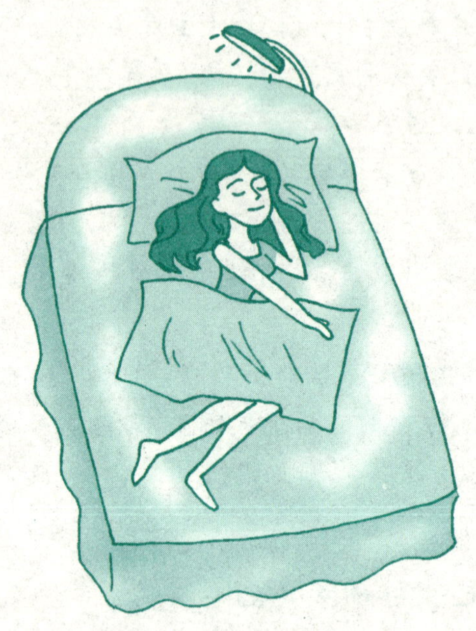

☆玩麻将，打发时光也消磨宝宝健康

许多准妈妈闲来无事，看见朋友打麻将，尤其是丈夫打麻将，便也参与其中，一来消磨时光，二来求得乐趣。殊不知，如此打发光阴，不仅对准妈妈自身不利，而且有害于胎宝宝的身心健康，既不利于优生，也不是积极的胎教。

准妈妈的情绪状态对胎宝宝的发育具有重要作用。准妈妈情绪稳定、心情舒畅，有利于胎宝宝出生后对良好性情的形成，具有积极的促进作用。而准妈妈在麻将桌前往往精神紧张，大喜大悲，情绪不定，使母体内的激素分泌异常，造成对胎宝宝大脑发育的危害。经常在麻将桌前虚度时光的准妈妈所怀胎宝宝在孕期经常躁动不安，出生后性情执拗、心神不宁、好哭闹、食欲不振，有些甚至出现癫痫和心理障碍。

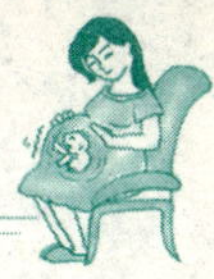

准妈妈所处的环境能够直接影响胎宝宝的生长发育和其后的性格，准妈妈生活于良好的环境之中可避免噪音、烟雾、病毒的污染和感染。而在“方城之战”的过程中，往往是烟雾缭绕、酒气扑鼻、空气不畅、喊叫争论不迭。一副麻将，多人触摸，细菌病毒积于其上。这些都可能使胎宝宝供气不足、母婴感染病毒，造成胎宝宝出生缺陷或发育迟缓，行为异常。

准妈妈应该身居优美的环境之中，接受真善美的熏陶，以陶冶自身和胎宝宝的容颜与心灵。显然，“筑长城”与此格格不入，不利于婴儿高尚情操的养成。

准妈妈需要适量的活动，不宜长时间保持同一个姿态。打麻将时，准妈妈的持续坐姿不利胃肠蠕动，腹部的压迫又使盆腔静脉血液回流受阻。这些均可使准妈妈便秘、厌食，出现静脉曲张、下肢浮肿，发生痔疮。同时，坐位的压迫有碍于血液对子宫的循环和供养，直接影响胎宝宝大脑的发育。

生活起居有规律对准妈妈尤为重要。麻将桌上往往身不由己。准妈妈饮食无定，睡眠无序，母体和胎宝宝都得不到充足的休息和足够的营养，造成植物神经功能紊乱，给母婴带来的危害将难以弥补。

由此可见，准妈妈沉溺于麻将之中，对母婴都有诸多不利，所以，准妈妈应该修身养性，戒除麻将这种活动。

☆卫生不可少，但谨防坐浴“添麻烦”

女性在孕期经常洗澡是很有必要的。但是，有些准妈妈洗澡时使用浴盆，采取坐浴法，特别是在一些工厂、企事业单位无淋浴设备的浴室中，一些准妈妈甚至进入池塘洗澡，这是不符合准妈妈卫生要求的，容易给准妈妈母子带来致病危险。

妇女的阴道分泌物呈酸性，具有抑制细菌生长的自然防御能力。妇女怀孕后，如果在洗澡时将臀部浸入污水中，污水流入阴道，冲淡了阴道酸性分泌物，同时将大量细菌带入阴道，这样就给细菌造成可乘之机，很容易引起感染发炎，危及胎宝宝的正常发育和母体健康，严重时甚至会造成早产。

准妈妈洗澡最好使用淋浴，如用浴盆，则应注意臀部要高出水面，不要浸入水中。

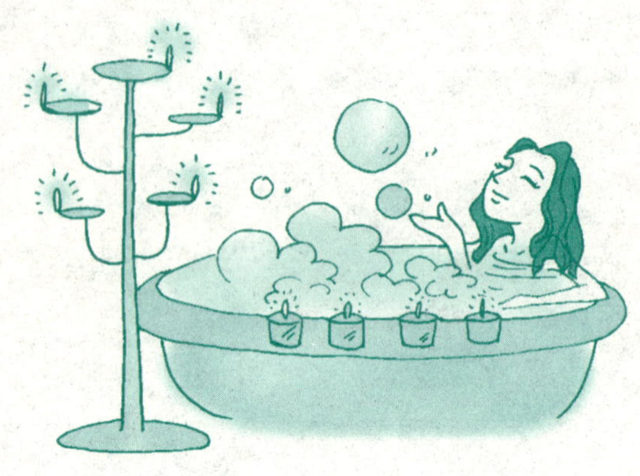

☆太极拳，让准妈妈健身安全两不误

准妈妈腹中怀着宝宝做运动，难免要考虑自己的体力与安全。那么，到底怎样进行运动才适宜呢？做同样一种运动，不同的准妈妈会有不同的感觉，有的人感到很吃力，有的人则感到很轻松；运动的强弱因人而异，感受也各不相同。一般以计算脉搏跳动的次数来判断运动的强弱。

关于怀孕中的运动强弱，以何种程度为宜的问题众说纷纭。一般来说，脉搏一分钟跳动不宜超过 140 次。运动结束后，计算一下自己的脉搏，看看一分钟跳了几次，检查一下运动是否过度。要知道，准妈妈是提倡柔性运动的。那么，准妈妈怎样锻炼才能保证母子得益而又不致影响胎宝宝的健康呢？

一般来说，准妈妈不能进行太剧烈的体育活动，尤其在怀孕的前 3 个月，此时胎宝宝尚未完全成形，准妈妈的肌体和激素也尚未完全调整好去接纳、保护胎宝宝，过分的运动容易使其流产。但适当的轻微活动、适当的劳动不是不可以的，但也并不是每一种运动都可以做的，其首要条件是要考虑安全和效果。本月练习太极拳就是一项最好的

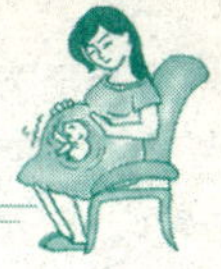

运动。

太极拳是我们中国人的传家宝，准妈妈可不要轻视它。它要求人的精神处于放松和空灵状态，动作柔和、气脉连贯，又比较轻松，没有突兀和剧烈的硬性动作，追求身体内气血的和畅融通，很适合准妈妈们锻炼，也对准妈妈、胎宝宝极为有利。因此，建议有条件的准妈妈学学太极拳。

TIPS

生活小贴士

孕吐严重的准妈妈不要强迫自己运动，这个时期首先要保证个人的健康。在症状缓解时开始适当进行散步等运动。

☆准妈妈要警惕噪音危害胎宝宝

你知道吗？噪音也会危害胎宝宝的发育。如今，随着现代化进程的发展，噪音污染也越来越引起人们的关注。拖拉机、汽车、飞机和各种机器的轰鸣声已对优生优育构成了严重的威胁。

美国曾有一位儿科医生对22.5万个婴儿进行调查研究，结果证实，在机场附近地区出生的婴儿，其畸形率为1.2%，其他地区为0.8%。

科学研究指出，构成胎宝宝内耳的耳蜗从妊娠第5个月起开始成长发育，其成熟过程在婴儿出生后30多天时间里仍继续进行，正在成长阶段的耳蜗极易受噪音损害。加拿大蒙特利尔大学的尼科尔·拉兰特研究组对131名4～10岁的男女儿童进行了检查，结果发现，那些出生前在母体内每天接受最大噪音的儿童对400赫兹的听力感觉，比那些没有接受过噪音的儿童差3倍。

最近，据美国科学家的研究证实，胎宝宝和婴幼儿的内耳受到噪音的刺激还能使脑的部分区域受损，无蛋白质合成，某些酶的代谢水平减慢，严重影响大脑的发育，并使大脑受损，使宝宝的智力受到严重影响。

因而，准妈妈要警惕噪音，不宜在高分贝噪音的环境中工作、生活，也不应听强烈的刺激性音乐，更不宜乘坐噪音大的交通工具，如拖拉机等。

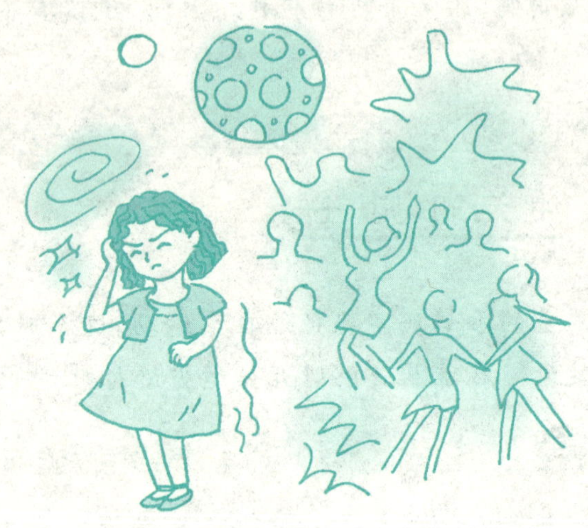

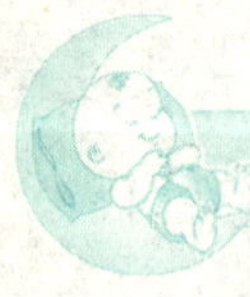

疾患防治：不生病是优生优育的“保护伞”

☆妊娠剧吐不可置之不理

准妈妈在早孕时，尤其是妊娠第 2 个月时，经常会出现头晕、倦怠、择食、食欲不振、轻度恶心呕吐等症状，称早孕反应。早孕反应一般对生活、工作和学习影响不大，不需特殊治疗，多在妊娠 3 个月以后自然消失。而妊娠剧吐则指少数准妈妈早孕反应严重，恶心呕吐频繁，不能进食，影响身体健康，甚至威胁准妈妈生命时，称妊娠剧吐。其临床表现差异很大，绝大多数患者经治疗后痊愈，极个别患者可因剧吐而死于某些并发症，如酸中毒、肝功能衰竭等。

一旦发生妊娠剧吐，千万不要视而不见，一定要及时就医，并在医生指导下积极治疗。在积极治疗的同时，进行一些必要检查，排除葡

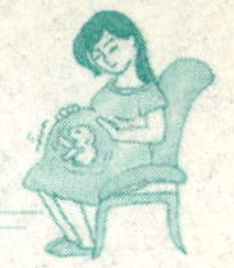

萄胎、急性病毒性肝炎、胃肠炎、胰腺炎或胆管疾患的可能。如积极治疗仍无好转，可考虑终止妊娠。

☆先兆流产是胎宝宝发育不良的预警

先兆流产是胎宝宝发育不良的预警。所谓先兆流产指的是在孕28周前出现阴道流血的现象，一般出血量较少或仅仅为血性白带，可历时4～5天或长达一周以上。在流血出现后数小时至数天，可伴有轻度下腹坠痛或胀感。在孕12周以后患者可感到阵发性的下腹痛。

有先兆流产的准妈妈要保胎首先要注意寻找流产的直接原因，如果不是准妈妈的因素引起，而是胎宝宝自身引起，则不提倡积极保胎，以免保住的是个先天畸形儿。身体不宜长时间处于一种姿势，避免反复做腰部用力动作，也不要长时间开车、乘车或骑车，以避免引起流产。

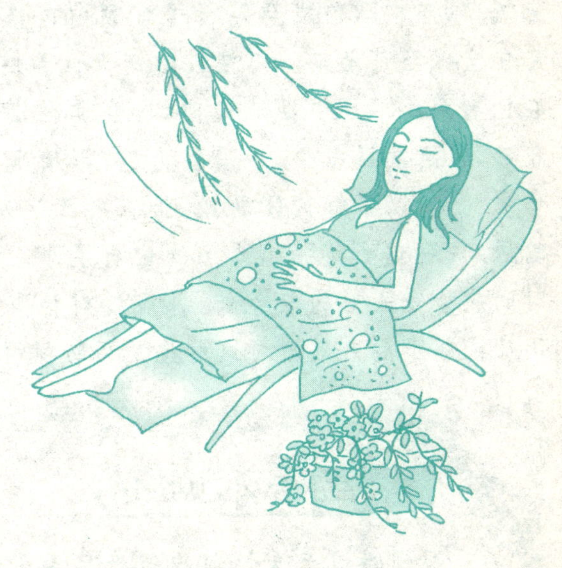

准妈妈在日常生活中要注意的有，洗浴时间应适度。每次洗浴时，除了应注意水温不要过高外，同时也不要时间太长。因为，这样易使你疲倦、头晕、身体受冷，尤其坐浴时间太长会使子宫充血，有可能引起流产。有先兆流产的准妈妈应保持心态平衡，因为激动、恐惧均可使交感神经兴奋，加重子宫紧张和收缩。同时要注意卧床休息，避免活动，若阴道少量流血并伴下腹痛有可能是宫外孕，应尽早去医院确诊，以防止危及准妈妈生命。

☆谨防习惯性流产

医学上把连续自然流产3次或3次以上称为习惯性流产。习惯性流产女性大多很苦恼，且盼能生育一个健康的孩子。怎样才能防止

连续发生流产呢？主要应看其产生的原因。

产生习惯性流产的重要原因之一是夫妻一方或双方的染色体异常，导致受精卵的不正常。这种与遗传有关的原因是难以预防的。而且由于这些胚胎不能发育为正常健康的胎宝宝，终将被自然淘汰，故一旦被查出则应终止妊娠。胚胎在发育过程中因受外界影响（如放射线等）而引起异常，如再次妊娠时则应避免接触这些有害物质。引起习惯性流产原因若是由于内分泌的失调所致卵巢黄体功能不足，通常可给予一些药物，如克罗米酚、绒毛膜促性腺激素、中药，或在排卵后适当肌内注射黄体酮等。多数患者经过治疗可达到促进黄体发育、改善黄体功能的目的。如果引起流产的原因是母亲生殖器官疾患，例如某些子宫畸形（如子宫膈），可行手术切除，合并子宫肌瘤可行肌瘤剔除，以适当改善胎宝宝生长的子宫腔环境。子宫颈内口松弛可引起晚期流产，应在孕前或孕期行子宫颈内口修补或结扎，部分患者可以将胎宝宝保至可活期。习惯性流产女性为使下次妊娠胎宝宝健康发育，在已有两次早或中期流产时，应在非孕期做如下一些检查：男方应查精液，注意数目多少、活动能力、畸形情况及有无炎症；女方应做基础体温测定，以了解黄体功能，检查有无生殖器疾病，有无慢性高血压、糖尿病、甲亢等易引起流产的内科疾患。夫妇有无血型不合，有条件时尚应检查夫妇的染色体，并应针对检查所发现的异常，尽可能进行治疗或纠正后再妊娠。这些也是预防习惯性流产的重要措施。

TIPS

生活小贴士

习惯性流产女性前次流产后至少应间隔半年方可再次妊娠，以便子宫能够得到充分的休息。再次妊娠一定要测定基础体温，做早孕检查以尽早确定妊娠，并进行保胎，保胎的时间以不晚于既往流产的最早月份为宜。

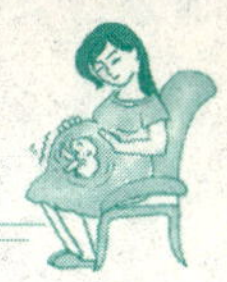

☆警惕弓形体病偷袭准妈妈

弓形体又称弓形虫病，是由弓形体原虫引起的，人和动物共患的、寄生在细胞内的一种原虫病。到目前为止，已证实有45种哺乳动物、70种鸟类和5种冷血动物在自然条件下均可感染本病，其感染率、发病率和死亡率都有逐年上升的趋势，对人和动物的健康危害性严重。

犬和其他动物除消化道感染途径外，还可以通过受损的皮肤、呼吸道、眼以及胎盘等途径感染。此外，输血也可传播弓形体病。猫是弓形体病的主要传染源。弓形体是一种比白细胞还小的寄生虫，它的虫卵存在于猫的粪便中。一只受感染的猫，一天可排出1000万只虫卵。虫卵随粪便排出后，在适宜的环境下，经过2～4天的孵育后，即有感染性。准妈妈感染弓形体后，虫卵在准妈妈体内增殖，通过胎盘传染给胎宝宝，造成胎宝宝先天性弓形体病，导致流产、早产、死胎或畸胎(包括脑积水、小脑畸形、小眼球畸形、失明和智力发育障碍等。)有些先天性感染的胎宝宝出生时貌似正常，但日后发育过程中可发生脑积水、脉络膜视网膜炎、颅内钙化和智力障碍。在整个妊娠期孕母患病越早，对胎宝宝危害越大。所以说，弓形体病是优生的大敌。

为了避免准妈妈感染弓形体病，最好的办法是，准妈妈要避免与猫及其他宠物接触。

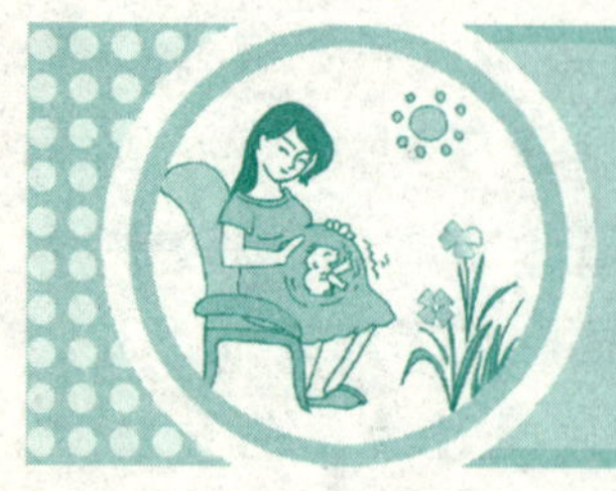

孕期第3月优生方案

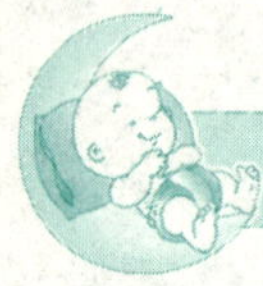

体察入微:准妈妈及胎宝宝的身体与发育变化

1 母体的变化情况 随着子宫逐渐增大,准妈妈会感觉到整个身体都在发生变化。肚子越来越大,身体开始变形,常常感觉到腰带越来越紧,腿部紧绷发疼,腰部酸痛,孕房肿大,摸起来发硬、发疼,这时候,就要换上大的胸衣和宽松的衣服。由于子宫不断增大,准妈妈的血液需求量也随之增加,增多的血液对准妈妈和胎宝宝起到保护作用,用以应对紧急出血的情况。血液量从妊娠初期就开始增加,血液量增多后,准妈妈的排汗量也会随之增加。由于血液循环加强,准妈妈的手和脚会变得更加温暖,也会感到比平时更容易口渴,这个迹象表示身体需要更多的水分。另外,准妈妈在这期间体重增加1千克是正常的。有些准妈妈在第一时期因呕吐体重反而会减轻。

这个阶段,大多数准妈妈的情绪波动也会很大,神经特别敏感,常会因一点小事而大动肝火。其实,大部分准妈妈都会经历这样的心理变化过程,这是孕期的自然现象,主要是受孕激素作用的结果。

到本月末,准妈妈导致流产的几率也大大减小了,这个时候,你可以好好地享受一下孕育宝宝的乐趣和幸福了。你可能会发现在腹部有一条深色的竖线,这是妊娠纹;也许你的面部会出现褐色的斑块。不必太担心,这些都是怀孕时出现的正常现象,随着你分娩的结束,斑块就会逐渐变淡或消失。你的乳房也会更加膨胀,乳头和乳晕的色素

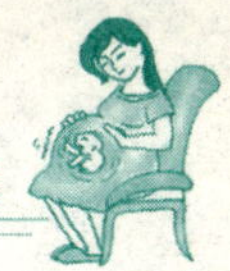

加深，同时，阴道有乳白色的分泌物流出。另外，在本月末，你可能会出现眩晕现象。

孕初期尤其是本月是准妈妈较易产生心理波动的时期，由于内分泌激素变化和早孕反应，不仅身体出现了不适，心理反应也很强烈，经常会发生以下一些心理变化：

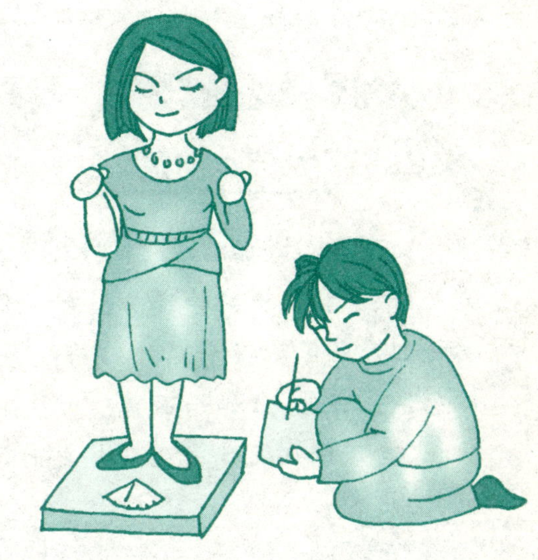

(1)对食物喜好发生心理变化：对某些食物出现爱好或厌恶等明显改变，如以前并不喜欢吃酸性食物，现在却非常喜爱。如果情绪变化大或厌恶怀孕，可能会使孕吐反应加重，并使体重减轻，甚至发生剧烈孕吐和其他反应。

(2)回避性生活：担心性生活会伤害腹中的小生命，开始对性生活产生畏惧和回避心理，但有些人的性兴奋反而增强了。

(3)心理变得脆弱：原本很自信，遇事有主见，怀孕后却脆弱敏感，爱激动、流泪，依赖性增强。

(4)经常担心：对怀孕虽然高兴，但对自己能否胜任孕育胎宝宝或胎宝宝是否正常总是持怀疑态度；对自己曾接触过某些不利因素担心不已，如放射线、电脑、装修、药物、宠物、病人等。

(5)情绪不稳定：常因一些小事嗔怪丈夫，或容易对别人产生不满情绪。

(6)兴趣发生改变：开始注意观察小孩，如玩耍、游戏或喜欢听儿歌，对自己腹中的小生命越来越依恋，不知不觉中已逐渐产生母爱，并向胎宝宝输送。

(7)逐渐接受妊娠：从心理上适应并接受了怀孕之事，逐渐有了准备为人之母的心理感觉及心理准备。

(8)感情变化丰富:经常处于矛盾、烦恼、抑郁、恐怖、焦虑和疑虑之中。

(9)心理紧张:对日后的生活感到茫然,为住房、收入、照料婴儿等问题担心,导致心理紧张。

TIPS

生活小贴士

此期是形成胎宝宝手、脚及生殖器的最重要时期,受到X光照射、药物及感染等容易引起畸形,因此应避免X光照射及勿吃妇产科医师指示以外的药品等,并注意不要接近病患,以防感染。另外,准妈妈不需禁止性生活,但准妈妈若曾有早产、出血、流产征兆或数次流产病史时,应在怀孕初期及末期暂停性行为。

2 胎宝宝的发育情况 怀孕进入第三个月,胎宝宝会有许多有别于前两个月的巨大变化。胚胎期的小尾消失了,所有的神经肌肉器官都开始工作了。宝宝的手腕和脚踝发育完成,并清晰可见。胎宝宝的眼皮粘合在一起。这个月胎宝宝已经形成外生殖器之形状,但仍无法明确区分。胎盘已经很成熟,可以支持产生激素的大部分重要功能。到本月末,胎宝宝的身长约为7.5～9厘米,体重约20克,从本月末起,你不必为流产而过多地担心了。宝宝整天忙着在妈妈的肚子里做伸展运动,一会儿伸伸胳膊,一会儿踢踢腿,你的肚子经常从表面上看上去凹凸不平,就像一个水球。宝宝的手指甲也开始出现,可清晰地看到胎宝宝的手指和脚趾。同时,宝宝的骨骼发育加快,肢体加长,随着钙盐的沉积,骨骼变硬。胎宝宝维持生命的器官已经开始工作,如肝脏开始分泌胆汁,肾脏分泌尿液到膀胱。总之,本月末胎宝宝已形成完整人体雏形,胎宝宝在今后6个月中的主要任务就是让自己长得又结实又健康,为将来出生后能够独立生存做准备。

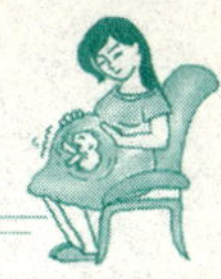

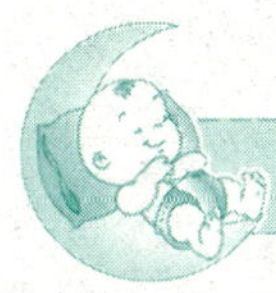

母强子壮：一人吃两人补的营养方案

☆怀孕第3个月的营养原则

妊娠进入第3个月，大多数准妈妈仍在受着妊娠反应的困扰，胃口不佳。这个阶段，准妈妈并不用刻意让自己多吃些什么，与其每天对着鸡鸭鱼肉发愁，不如多选择自己喜欢的食物，以增进食欲。对于油腻、抑制食欲的食物，大可不必勉强吃下去。那么，本月准妈妈应如何调节自己的饮食呢？

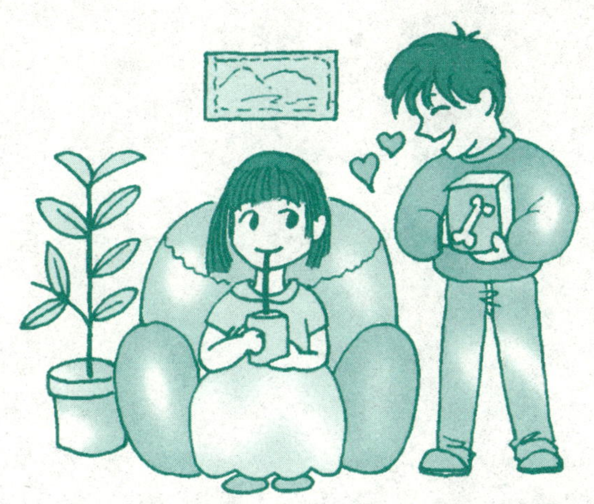

1 调整食盐量 从进入本月开始，要减少自己的食盐量，大约控制在每日5～6克为宜。因为盐中含有大量的钠，在孕期，如果体内摄入钠的含量过高，血液中的钠和水会由于渗透压的改变，渗入到组织间隙中形成水肿。因此，吃盐量大会加重水肿并且使血压升高，甚至引起心力衰竭等疾病，但是长期低盐也会有不良反应。

2 多吃蔬菜水果 本月要多吃点含纤维素的食物，如新鲜蔬菜、水果、豆类以及脱水水果如杏干、梅干、葡萄干、无花果等，以防治便秘。本月是流产的高发期，也是便秘的高发期，防治便秘，可预防流产。如果平时饮食含纤维素较少，则要逐渐增加这类食物的摄入，否则就会引发便秘。

3 补充钙和维生素 妊娠反应较重的准妈妈，本月尤其要注意加强钙和维生素D的补充，每天钙的补充量应在800毫克左右。多喝牛奶，因为它富含钙质，可以使尿液中的钠排泄增多，降低血容量以消除水肿，还可以防治妊娠高血压，并有益于胎宝宝骨骼的发育。

4 适量饮水 早餐前半个小时可以喝200毫升新鲜的温开水，这样可以温润胃肠，使消化液得到充分的分泌，以促进食欲，刺激肠胃蠕动，有利于定时排便，防止痔疮和便秘；使血液稀释，血管扩张，从而加快血液循环，补充细胞夜间丢失的水分。多喝水，可以"洗涤"胃肠道，对妊娠有益。平时可以适量饮用开水及水果和蔬菜汁。

总之，本月准妈妈应根据自己的胃口进食，不必刻意多吃或少吃什么。少吃多餐，能吃就吃，是本月准妈妈饮食的主要方针。这个月，如进食的嗜好有所改变也不必忌讳，吃些酸的食品可能会增进食欲。

☆准妈妈夏季饮食的学问

炎热的夏季，对于准妈妈来讲也是一段难熬的季节，因此，准妈妈在饮食上应注意以下几点：

◉吃一些容易消化的蛋白质，比如鱼、虾、牛奶、瘦肉，辛辣食品、油腻的食品尽可能减少，这样可以减少代谢也可以降低燥热的感觉。

◉吃一些粗粮，比如谷类的，还有玉米，刚下来新鲜的应季的粮食，都是非常有营养的，适合准妈妈食用。

◉应该尽可能吃多种新鲜的水果或者蔬菜，不要吃单一的水果。

◉晚上最好在睡觉之前饮用一点牛奶、酸奶，因为白天消耗比较多，晚上不会造成低血糖的时间太长，也不会觉得太热。

☆准妈妈的冬季进补清单

寒冷的冬季，人们不仅要注意衣物上的保暖，饮食上也应有所注意，尤其是处于怀孕期的准妈妈们。大部分女性在怀孕后阴血偏虚，内热较重，如过多食用性温、大热的食物，容易"火上加火"，严重者可出现见红腹痛等先兆流产和早产的症状。

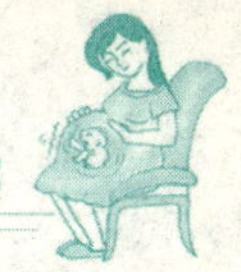

1 阴虚体质多食滋阴清热的食物　如果常出现口鼻干燥、面色赤红、手足心热、小便黄赤、大便干燥的情况，基本属于阴虚热性体质，应多选滋阴清热的食物，如海参、鸭肉、兔肉、银耳、黑木耳、豆腐、荸荠、百合、荠菜、菠菜等。

2 阳虚寒性体质多食温性食物　如果感觉肢体寒冷畏寒、小便清长、大便溏薄、面色发白，则可能属于阳虚寒性体质，可适当补充牛肉、羊肉、鸡肉、黄鳝、带鱼、大枣、板栗、韭黄、蒜苗等温性食物。

蔬果进补多吃"黄绿色"。叶酸是一种水溶性维生素，在冬季，孕早期特别要注意叶酸的摄入。补充叶酸最好的方法就是食用绿色蔬菜和酸性水果。准妈妈冬季一定要食用新鲜的黄绿色蔬菜及水果，如菠菜、油菜、胡萝卜、柑橘等，每天的总量应达到500克以上，以保证叶酸的充分。

TIPS

生活小贴士

准妈妈不宜食用人参、蜂王浆。另外，蜂王浆冻干粉一类滋补品，准妈妈也不宜服用，因为蜂王浆内含有雌性激素，可能会引起胎宝宝的性早熟。

☆谨防准妈妈走进饮食陷阱

准妈妈与一般非孕女性不同，即使身体健康也不可毫无顾忌地吃喝。准妈妈要注意调整自己的膳食结构，切勿走进饮食陷阱，给自己和胎宝宝带来危害。

准妈妈切勿走进的七大饮食陷阱

饮食陷阱	成为饮食陷阱的理由
长期素食	有些准妈妈总爱吃素，这样会影响胎宝宝的智力。也有可能使胎宝宝畸形、低体重、免疫力低下等。

过食高蛋白食物	蛋白质是孕妈妈必备的营养物质，但摄取蛋白质过多同样无益，易引起腹胀、食欲减退、头晕、疲倦等症状。
过食高糖食物	高糖饮食会削弱人体的免疫力，使准妈妈易受病菌、病毒感染。还有可能引发妊娠期糖尿病，不利母胎健康。
过食高脂肪食物	吃高脂肪食物会诱发乳腺癌、宫颈癌、结肠癌等。并且还能把这些不健康因素遗传给下一代。
过食高钙食物	很多孕妈妈盲目补钙，这样会使体内钙过量，使胎宝宝有可能因此患上高钙血症。
过量饮用刺激性饮料	酒、咖啡、浓茶、冷饮等刺激性饮料都对准妈妈和胎宝宝不利，重者会直接毒害胎宝宝，造成胎宝宝畸形。轻者会使胎动不安，准妈妈腹痛腹泻等。
过量食盐	孕期的肾脏功能减退，排钠量相对减少，易产生水肿；而盐中含有大量钠，过量食盐会加重水肿且使血压升高，甚至引起心力衰竭等疾病。准妈妈每日的摄盐量以5～6克为宜。

☆让准妈妈去掉嗜甜的坏习惯

蛋糕、曲奇饼干、芝麻汤团等食物所含的糖和油很多，过多进食此类食品会刺激胃酸分泌，可能加重反酸、恶心等妊娠反应。此外，过多的糖和脂肪会让准妈妈的体重快速增加。正常情况下，单胎准妈妈的整个孕期增重应为10～12.5千克，但目前情况是，上海等大中城市准妈妈平均增重已经超过了15千克，甚至增重达到20千克的也经常看

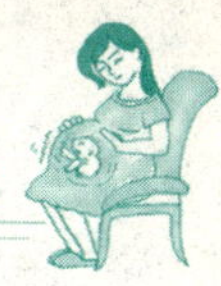

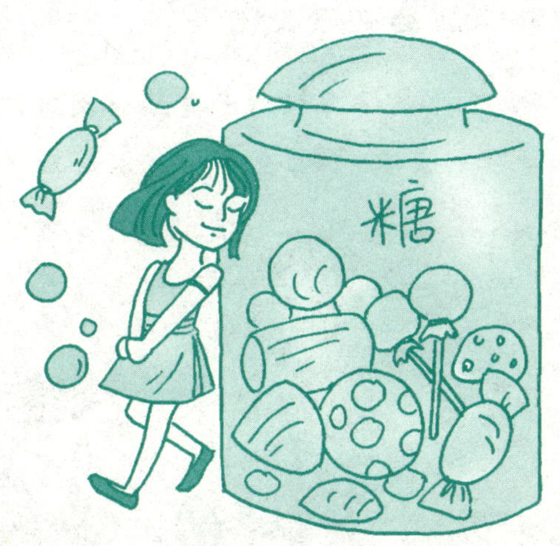

到。过多的孕期增重会加重怀孕的负担，增加糖尿病、妊娠期高血压综合征（简称妊高征）、肥胖症的危险性，导致胎宝宝过大或过小也都有可能。巨大儿的危害很多，分娩时导致难产、产伤，如妈妈可能会有阴道裂伤、会阴破裂、产后大出血等状况，而宝宝出生时则可能出现颅内出血、锁骨骨折、臂丛神经损伤、肩难产等，甚至有在入学后发现其智力低下，长大后出现易肥胖、糖尿病等内分泌疾病的长远损害。

☆准妈妈应慎食辛辣调味品

辣椒、胡椒、花椒等调味品刺激性较大，多食可引起便秘。准妈妈在整个孕期当中由于膨大的子宫压迫，使肠道蠕动减慢，很容易发生便秘。若计划怀孕或已经怀孕的准妈妈食用大量这类食品后，会加重便秘，出现消化功能的障碍。

另外，有人研究认为，大料、桂皮、花椒等天然调味品有诱发基因突变的毒性。因此，建议准妈妈尽可能避免摄入此类食品。

妊娠早期，准妈妈的膳食安排应以清淡为主，在整个饮食中不可偏食，应该从低油、低盐、低糖，慢慢到无油、无盐、无糖，如此一来被重口味所破坏的味觉就会慢慢恢复，当味觉变得灵敏之后，就可以品尝到食物的原味了。

☆缓解妊娠反应的健康食谱

由于孕早期大多数准妈妈都会出现早孕反应，因此在饮食上也有其区别于孕中、晚期的要求，下面介绍一些缓解妊娠反应的食谱。

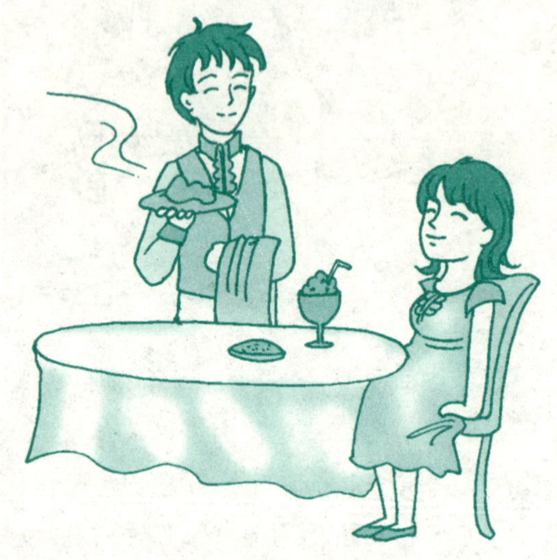

竹茹蜜：将竹茹15克煎水取汁，加入蜂蜜30克服用。

紫苏姜橘饮：苏梗9克，生姜6克，大枣10枚，陈皮6克，红糖5克，煎水取汁当茶饮，每日3次。

牛奶韭菜末：牛奶煮开，调入少量韭菜末服用。

橙子煎：取橙子用水泡去酸味，加蜂蜜煎汤频服。

生姜米汤：取生姜汁数滴，放入米汤内，频服。

枇杷叶蜜：取枇杷叶洗净，在火上稍烤，抹去绒毛，加水煎服，对入蜂蜜服用。

白术鲫鱼粥：鲫鱼30～60克，去鳞及内脏，白术10克洗净，煎汁1000毫升，再将鱼和粳米30克煮粥，粥熟后加药汁搅匀，每日1次。连服3～5天。

柚子皮煎：取柚子皮用水煎服，连服数天。

甘蔗姜汁：取甘蔗汁加少量生姜汁，频频缓饮。

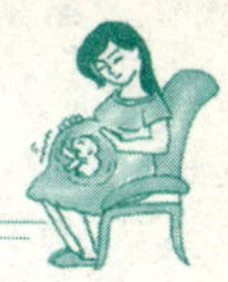

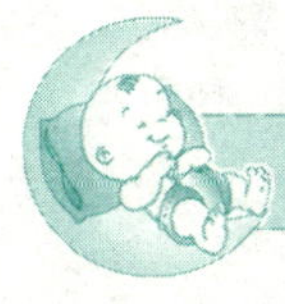

胎教指南：聪明宝宝的胎教方案

☆让优美的音乐感染胎宝宝

优美、轻柔的旋律和节奏，能让准妈妈浮想联翩、心旷神怡，从而改善其不良情绪，进而产生良好的心境，并通过某种途径把这种信息传递给腹中的胎宝宝，使其深受感染，另外，和谐悠扬的音乐还可以调节准妈妈的心率和呼吸频率，给胎宝宝营造一个优雅的生活环境，同时，优美动听的乐曲对胎宝宝的听觉神经器官能产生良好的刺激，能够给躁动于腹中的胎宝宝留下深刻印象，能较好地改善和加强胎宝宝的大脑皮层及神经系统的功能。但并不是所有的音乐都适合作为胎教之用，选择适宜的胎教音乐应注意以下几点：

1 具有明朗的情绪 胎教音乐应以宁静为原则。准妈妈通过欣赏胎教音乐，可调节情绪，产生宁静、舒适的感觉，使胎宝宝很快安静下来。同时，音乐的声波还可以直接通过母亲的腹壁传导给胎宝宝的听觉系统，促进胎宝宝的智力发育。

2 忌太长 5～10分钟的乐曲长度是较为合适的，而且要让胎宝宝反复聆听，才能造成适当的刺激。等胎宝宝出生后再听到这些音乐，就有熟悉的感觉，能够令初生婴儿有在母体内的安全感，对于安抚婴儿情绪有相当好的功能。

3 不宜有突然的巨响 胎教音乐中不宜有突然的巨响，因为这样会使胎宝宝受到惊吓。所以，胎教音乐不可过于强烈。

4 音域不宜过高 由于本月胎宝宝的脑部发育尚未完整，其脑神经之间的分隔不完全。因此，过高的音域会造成神经之间的刺激串连，使胎宝宝无法负荷，造成脑神经损伤。

5 忌节奏快、音量大 太快的音乐节奏会使胎宝宝紧张，太大的音量会令胎宝宝不舒服。因此，节奏太强烈、音量太大的摇滚乐就不适合作为胎教音乐。

适合准妈妈听的音乐应选择那些轻松活泼、充满诗情画意、委婉柔美的乐曲，如现代音乐《让世界充满爱》、《同一首歌》等；中国古典乐曲《二泉映月》、《梅花三弄》、《渔舟唱晚》；西方古典乐曲《A大调抒情小夜曲》等。

☆准妈妈唱歌给胎宝宝听

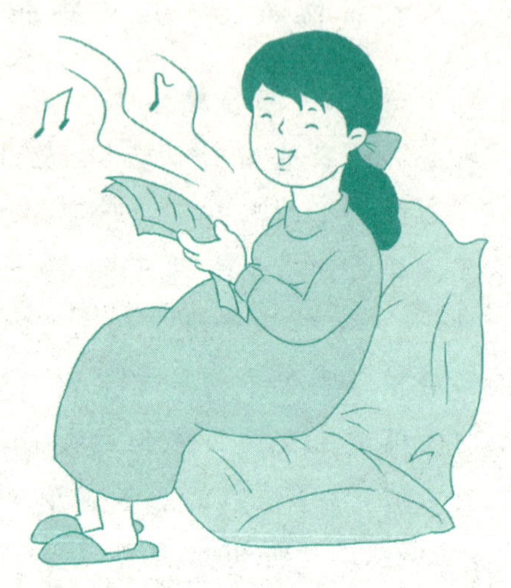

准妈妈的歌声对胎宝宝有着特别的意义，是任何乐队的演奏曲和录音机里的音乐都无法取代的。准妈妈在宁静的心态下，用柔和的音调唱轻松的歌曲，同时想象宝宝正在静听，从而达到爱子心音的谐振。

准妈妈只要有时间，就可以哼唱几首儿歌或轻松欢快的曲子，让胎宝宝不断地听到准妈妈的宜人歌声。这样做既传递了爱的信息，又有意识地播下了艺术的种子。哼歌时，声音不宜太大，以小声说话的音量为标准；不能大声地高唱，以免影响胎宝宝。

准妈妈应尽量唱一些简单、轻快、愉悦的歌曲，例如：《小宝宝快睡觉》，一首催眠曲，共同入梦乡；《小燕子》：准妈妈边唱边联想燕子飞舞的情景，亦可说唱结合，用童话般的语言，把春天的景象描述给胎宝宝听；《早操歌》：早晨散步时，随着春、夏、秋、冬四季的变化，把大自然的美好景色告诉给胎宝宝，鼓励胎宝宝在子宫中健康成长；《歌声与微笑》：准妈妈一边唱一边浮想联翩，在脑海里构想一幅幅春花遍山野的美丽画面，想象宝宝在一个个美丽的地方开心地玩耍。如果准妈妈自己会演奏乐曲，也不失为一种胎教的好方法。

另外，胎宝宝在妈妈的子宫内也最适宜听中、低频调的声音，而男性的说话声及唱歌声正是以中、低频调为主的，因此，准爸爸是音乐胎教中最佳的音乐胎教老师。

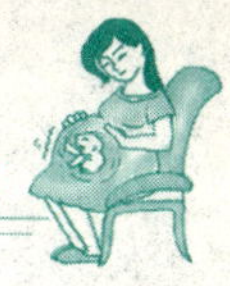

☆让胎宝宝接受文学作品的熏陶

著名的文学家歌德曾经说过："一个人每天至少要听一支歌曲，念一首好诗，看一幅好画，同时，如果可能，说一两句有理性的话。"欣赏美好的事物是陶冶人的情操的灵丹妙药。特别是准妈妈，阅读与欣赏对她们有更加重要的意义。

我们知道，胎宝宝在母体内是可以感受到母亲的举动和言行的。准妈妈在怀孕期间的所作所为都可以直接影响到胎宝宝出生后的习惯、智力、性格、道德水平等各个方面。这不仅可以借助科学仪器从腹内胎宝宝的变化看出来，也可以从胎动异常的感觉中体会到，更可以从胎宝宝出生后的表现中得到论证。

生活中每个人都会被一些优美的言语、引人入胜的文学作品所吸引。读一本好书，可以获得来自心灵的感动。因为从中我们可以感受到大自然母亲般的胸怀，从书中对人世间一切美好事物的描写中体会到世界的温馨。准妈妈比起寻常人，有了更多的闲暇时间，这时候拿起一本好书，投入地看下去，不仅可以使准妈妈本身得以充实、丰富，还可以在阅读的过程中展开联想。母亲的心情与感受熏陶了腹中的宝宝，让他也感受这诗一般的语言、童话一样美的仙境，而且还会刺激胎宝宝快速地生长，使其大脑的发育优于其他胎宝宝。

由于在欣赏中联想的胎教方法使胎宝宝事先拥有了朦胧美的意识，出生后一般也较其他婴儿可爱、活泼、聪慧。母子之间的心灵感应会更加强烈、密切。

☆微笑也是一种良好的胎教

情绪胎教是通过对准妈妈的情绪进行调节，使之忘掉烦恼和忧虑，创造清新的氛围及和谐的心境，并且通过母亲的神经递质作用，促使胎宝宝的大脑得以良好的发育。医学研究表明，准妈妈与胎宝宝之间是由血液中的化学物质沟通的。当准妈妈情绪发生变化时，其内分泌会分泌出不同的化学物质。如在情绪紧张或应激状态下，体内一种叫乙酰胆碱的化学物质释放增加，促使肾上腺皮质激素的分泌增多。

在准妈妈体内这种激素随着母体血液经胎盘进入胎宝宝体内，而肾上腺皮质激素对胚胎有明显破坏作用，影响某些组织的联合。特别是妊娠的前3个月，正是胎宝宝各器官形成的重要时期，如准妈妈长期情绪波动，经常处于紧张不安、疑虑敏感等不良情绪中，就会严重地影响胎宝宝发育。

因此准妈妈进行心理保健非常必要。那么，准妈妈如何缓解自己的不良情绪呢？

1 少吃影响情绪的食物 情绪不佳时，避免过多进食甜食，如巧克力、水果糖等，这些食物会促使血液中的儿茶酚胺水平增高，加重烦躁、忧郁等消极情绪。

2 为自己创造一个良好的生活环境 良好的生活环境，会给准妈妈带来愉悦心情。因此，要为自己营造一个整洁、柔和、优雅的生活环境。可根据自己喜好来布置，也可摆放一些色彩鲜艳、气味清香的花草或盆景，播放一些优美动听的轻音乐，让自己一进入房间就感到放松、愉快，使精神保持充分松弛。

3 心里有疑虑时多向医生咨询 如果出现一些不利于胎宝宝的因素，如服药、发烧或被病菌感染，使你对胎宝宝发育非常担心，不妨多去求教于专家，以消除不必要的担心。必要时去做一些化验，如弓形虫检查或取绒毛、羊水做染色体检查，也可找心理医生咨询并进行疏导。

4 心情糟糕时注意缓解 生活中难免会有不如意，如与人拌嘴、不和等。关键要学会善于进行自我调节，转移注意力是一种非常有效的调节方法，去做一件能使自己喜欢或愉快的事，如装点一下居室、换个发型或去买件新衣服；洗个温水浴；去景色或环境优美的地方散散步；向闺中密友或家人倾吐宣泄一下自己的不快，把自己的不良情绪宣泄或排遣掉。

准妈妈的微笑就是一种良好的情绪胎教。准妈妈每天早晨起来，对着镜子，先给自己一个微笑，在一瞬间，一脸惺忪转为光华润泽，沉睡的细胞苏醒了，让人充满朝气与活力。腹中的胎宝宝虽然看不见母亲的表情，却也能感受到母亲的愉悦心情。准爸爸也应该为自己的小宝

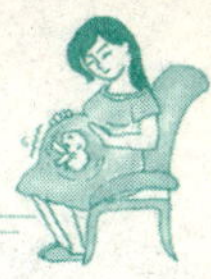

宝创造一个安定、舒适的环境。做丈夫的也应该在精神上给妻子以安慰。怀孕期间，不仅准妈妈要常常微笑，准爸爸也要常常微笑，因为你的情绪常常影响着妻子的情绪。妻子快乐，这种良好的心态，会传递给腹中的宝宝，让宝宝也快乐。胎宝宝接受了这种良好的影响，会在生理、心理各方面健康发育。因此，微笑也是你给予宝宝的良好胎教。

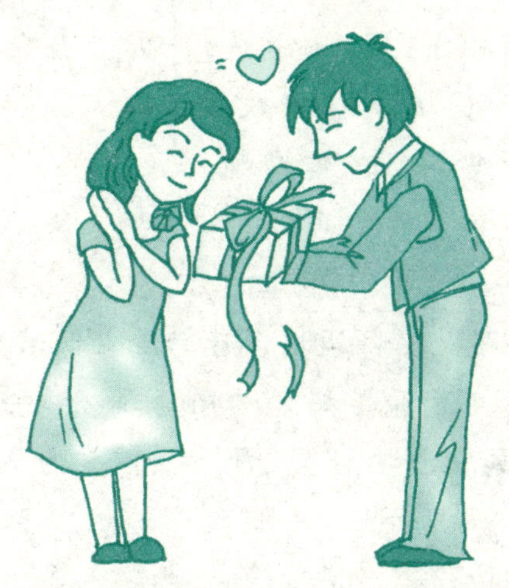

总之，乐观的心态、融洽的感情，是幸福美满家庭的一个重要条件，也是达到优孕、优生的重要因素。一个充满欢声笑语的家庭必然是幸福的。

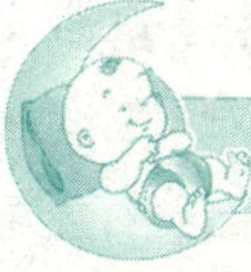

孕育圣经：分享过来人的孕育经验

☆按时做产前检查

准妈妈从怀孕开始，直到生产为止，会经历各种大大小小的检查项目。准妈妈只有按时做产检，日后才能将胎宝宝顺利产出。不可因人为疏忽或刻意不来，而影响自身及胎宝宝的安危。

如果在怀孕第一个月检查时医院没有给准妈妈办理“准妈妈健康

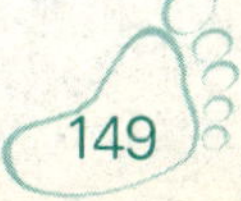

手册”，那么，在孕期第12周时进行产检，医院就会给妈妈们办理了。日后医师为每位准妈妈做各项产检时，也会依据手册内记载的检查项目分别进行并做记录。检查项目主要包括：

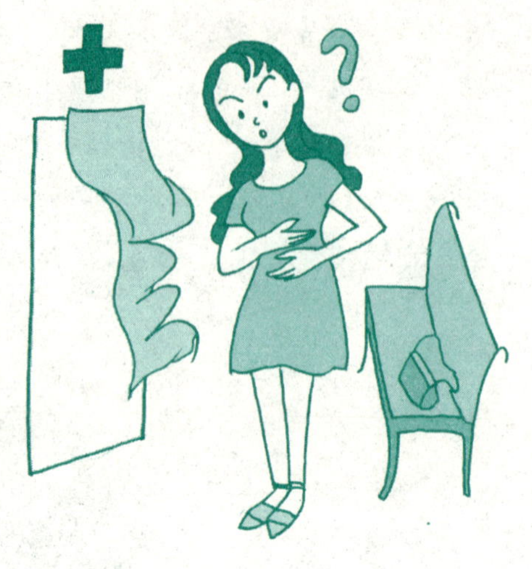

1 测量体重和血压 医师通常会问准妈妈未怀孕前的体重数，以作为日后准妈妈孕期体重增加的参考依据。整个孕期中理想的体重增加值为10～12.5千克。

2 听宝宝心跳 医师运用多普勒胎心仪来听宝宝的心跳。

3 验尿 主要是验准妈妈的尿糖及尿蛋白两项数值，以判断准妈妈本身是否可能血糖有问题、肾功能健全与否、是否有发生子痫的危险等。

4 身体各部位检查 医师会针对准妈妈的甲状腺、乳房、骨盆腔来做检查。

5 抽血 主要是验准妈妈的血型、血红蛋白、肝功能、肾功能及梅毒、乙肝、艾滋病等，好为未来做防范。

6 检查子宫大小 对检测以后胎宝宝的成长是否正常作准备。

7 做“胎宝宝颈部透明区”的筛检 这项检查即可早期得知胎宝宝是否为罹患唐氏综合征的高危险群。这项检查主要是以超声波来看胎宝宝颈部透明区的厚度，如果厚度大于2.5(或3)以上，胎宝宝罹患唐氏综合征的概率就会较高，这时医师会建议准妈妈再做一次羊膜穿刺，来看染色体异常与否。

☆准妈妈运动出行有禁忌

怀孕前三个月是一个非常特殊的时期，所以准妈妈运动、出行都有很多限制，为了胎宝宝的安全，孕妈妈的一些运动、出行计划最好推迟到安定期！孕前三个月应禁做的运动、出行有以下几方面：

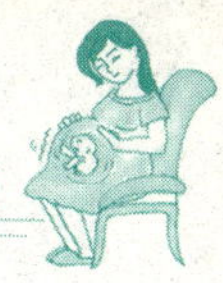

1 避免剧烈运动 在进入安定期以前，即使像准妈妈瑜珈和准妈妈体操这样的运动也是不可以的。而那种需要瞬间爆发力的如羽毛球、网球、乒乓球、高尔夫球以及会对腹部产生压力的如滑雪、滑板等是完全禁止的。这一时期，最好的运动方式就是散步。

2 避免长途旅行 孕早期特别需要静养，这一时期很容易疲劳，而且大多数孕妈妈有孕吐反应，长途旅行不论是坐飞机还是乘火车都会十分不舒服，并且对于异地的情况又不是十分熟悉，所以建议孕妈妈尽量避免孕早期长途出行，可将旅行计划推迟到孕中期。

3 避免跑步 孕早期，腹部并没有增大，很多人仍然像以前一样运动。这种事在怀孕后还是避免吧，不管多急也不要跑步，也不要一口气上下楼梯，如果怕迟到，请早出门几分钟吧。行动过于激烈可是会导致流产倾向的。

4 避免自驾车 妊娠后，注意力和神经反射的机能会降低，也就是大家说的感觉怀孕后“变笨了”，所以这时开车就比平常更容易发生交通事故。因此，在道路交通状况不好、雨雪天气及夜间，孕妈妈还是避免自驾车也避免出行。道路状况及天气好的时候是可以开车的，但一定要加倍小心确保安全。

TIPS

生活小贴士

一般在商场换季打折的时候很多孕妈妈心里都痒痒的，想趁着自己肚子还不大时给老公和宝宝买些衣物。建议孕妈妈不要去，一般有这样的活动时人都很多，被推挤跌倒就不安全了。另外，节假日也避免去很多人聚集的场所，这个季节上班坐地铁或坐公交车时可以考虑戴口罩，防止被他人传染到感冒。

☆用爱抚代替性爱

人与一般动物的区别之一在于他能用理智战胜感情，控制生理上的需要，尤其为了下一代的平安健康，有时必须做出理智选择。

夫妻过性生活是婚后夫妇正常的生活。但当妻子怀孕后，如何过性生活却是应该高度重视的事了。为了保证胎宝宝的健康，妊娠头3个月应避免性生活。

为什么妊娠3个月前要禁止性生活呢？这是因为妇女怀孕后内分泌机能发生改变，对性生活的要求降低。同时还有心理方面的因素，担心性生活会影响胎宝宝正常发育和安全等。确实，在妊娠3个月里，由于胚胎正处于发育阶段，特别是胎盘和母体子宫壁的连接不紧密，如果进行性生活，很可能由于动作的不当或精神的过度兴奋时的不慎，使子宫受震动，很容易使胎盘脱落，造成流产。即使性生活时十分小心，由于准妈妈盆腔充血，子宫收缩，也会造成流产。

对于性生活造成的细菌感染也要注意。怀孕期分泌物增多，外阴部不仅容易溃烂，而且对细菌的抵抗力也减弱。被细菌感染，症状如加重就有流产的危险。所以平时要注意保持局部清洁，同时在性行为前必须特别注意。关于这一点，丈夫方面也应同样注意。

同时，由于准妈妈内分泌的改变，早孕反应的发生，使得其对性生活没有多大兴趣，常常表现出厌倦或对丈夫不满意。因此，丈夫应了解这一情况，可以用其他方式交流夫妻感情。夫妇过性生活应该相互体贴和谅解。如果丈夫不能做到这一点，就容易造成准妈妈的不愉快和夫妻感情上的隔阂，因此，在能不能进行性生活的问题上，应首先考虑对自己将来的孩子有否影响。

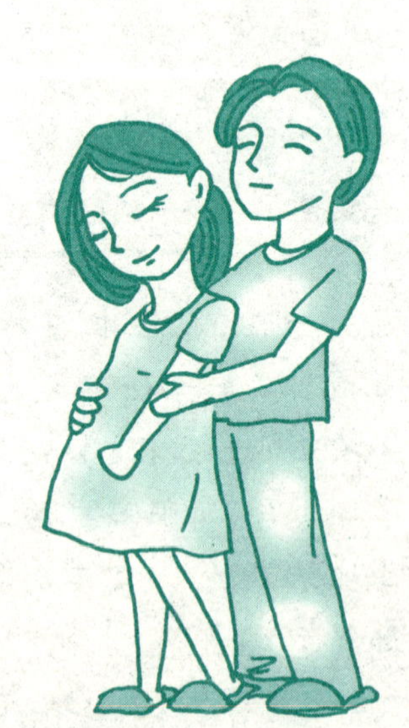

☆准妈妈上班要留心

许多年轻的女性在当上准妈妈以后仍要继续上班。她们一方面可能放不下自己的事业，另一方面又担心自己的身体特别是胎宝宝的生长会受到不利影响。实际上，大多数年

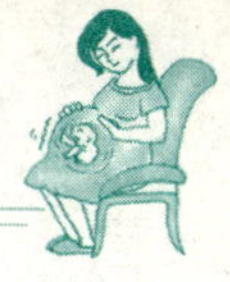

轻女性在怀孕以后，正常、适度的体力和脑力活动并不会对胎宝宝的正常生长造成阻碍。相反，如果过度担心、缺乏适当的运动，可能对胎宝宝生长和准妈妈生产带来不好的影响。不过，准妈妈如果继续上班，除了要避免过于劳累外，还要注意以下几个方面：

1 路上注意安全 上下班最好避开高峰时间。在怀孕早期，如果你感觉特别恶心或者昏昏沉沉的，最好不要自己开车。

2 把塑料袋放在触手可及的地方 在怀孕早期，如果你呕吐得很厉害，不妨事先多准备一些塑料袋。另外，在咽喉处和头部放一块凉毛巾，可以帮助你减轻恶心的感觉。

3 选择平跟鞋 在怀孕期间，必须首先保证鞋的舒适度和安全性，所以，暂时把那些时髦漂亮的高跟鞋收起来，换上低根或平跟鞋吧！

4 抬高你的双脚 大多数办公室椅子的设计并不适合准妈妈，它会压迫大腿后面的血管，造成准妈妈腿部和双脚肿胀。不妨用一个小凳子支撑双脚。在办公桌前坐1个小时左右，不要忘了站起来走一走。

另外，准妈妈不宜从事以下可导致流产、早产、胎宝宝致畸等严重危害母亲及胎宝宝健康的工作：

工作	不宜从事的理由
医生	这类人员在传染病流行期间，经常与患各种病毒感染的病人密切接触，而这些病毒（主要是风疹病毒、流感病毒、巨细胞病毒等）会对胎宝宝造成严重危害。因此，临床医务人员在计划受孕或早孕阶段若正值病毒性传染病流行期间，最好加强自我保健，严防病毒危害。
接触化学有毒物质或放射性物质等的工作	化学有毒物质及放射性物质等有致畸、致癌作用，严重危害母子健康。化学物质中的铅、汞、砷、氮化物、一氧化碳、氮气、苯、甲苯、二甲苯、环氧乙烷、苯胺、甲醛等，在空气中的浓度如超过卫生标准时，上班族准妈妈不宜在此环境下工作。

接触电磁辐射的工作	研究结果表明，电磁辐射对胎宝宝来说是看不见的凶手，可严重损害胎宝宝，甚至会造成畸胎、先天愚型和死胎。所以，接触工业生产放射性物质，从事电磁辐射研究、电视机生产以及医疗部门的放射线工作的人员要加强防护。
频繁弯腰、下蹲或攀高的工作	长时间蹲位或弯腰会压迫腹部，影响胎宝宝发育，引起流产、早产。孕晚期，行动不便，且常伴有下肢浮肿，更不适宜参加这类工作。
重的体力劳动	繁重的体力劳动消耗热量很多，增加心脏的血液输出量，加重上班族准妈妈的负担，会影响胎宝宝的生长发育，甚至造成流产、早产。
高空或危险作业	有跌落危险的作业，距地面2米以上高度的作业以及其他有发生意外事故危险的作业不宜参加。
高温作业、振动作业和噪声过大的工种	研究表明，工作环境温度过高，或振动甚剧，或噪声过大，均可对胎宝宝的生长发育造成不良影响。

☆胎宝宝不喜欢"开夜车"的妈妈

人们之所以能够清晰地分辨昼夜，原因在于人体生物钟的作用。其控制部位在下丘脑的视神经交叉处。而促进人体生长发育的生长激素，更多的是在夜间由垂体前叶分泌。

如果准妈妈常常熬夜，就会导致生长激素分泌的紊乱，从而妨碍自身的健康及胎宝宝的发育，严重者可以导致胎宝宝发育停滞。同时，人体肾上腺皮质激素的分泌是在黎明至清晨这一段时间开始的，这种激素能够促进糖类的代谢，为身体提供能源。

人脑的活动需要大量的蛋白质。这一物质的合成与补充同样是在夜间完成。人在白天用脑后，大脑本身需要在夜间利用睡眠来补充营养及恢复功能。准妈妈因工作或娱乐时熬夜过度会引起大脑疲劳。

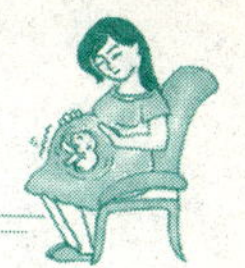

由于脑血管长时间处于紧张状态，会出现失眠、烦躁、头痛、胸闷等症状，还可以诱发妊娠高血压等疾患。

TIPS

生活小贴士

为了妊娠期间自身及胎宝宝的健康与发育，准妈妈尽量不要熬夜，最好每天晚上9点半左右睡觉。这也是顺应人类“日出而作”之需要。

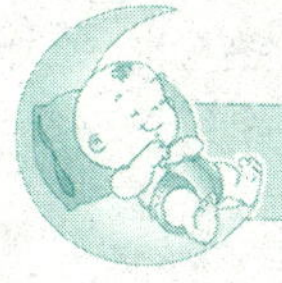

疾患防治：不生病是优生优育的“保护伞”

☆谨防肝炎偷袭胎宝宝

对于人体来说，肝脏是一个十分重要的器官，它不仅参与体内所有物质的代谢过程，还具有分泌胆汁、排泄、解毒及合成凝血因子等功能。准妈妈在妊娠期间，因体内新陈代谢增加，肝脏负担加重，如此时患肝炎，容易引起肝功能不正常。一般来讲，妊娠早期传染上肝炎，会使早孕反应加重；准妈妈在妊娠晚期，在肝脏负担本来已加重的情况下，如再传染上急性病毒性肝炎，则容易发展成急性或亚急性重型肝炎。在生产时，由于产妇劳累、产后出血及感染，引起肝功能进一步恶化，导致肝性脑病。

而且，患肝炎的准妈妈发生流产、早产或胎宝宝死亡及新生宝宝死亡均比正常产妇高。另外，胎宝宝也易被传染。一般认为，妊娠早期得肝炎病情相对较轻；妊娠中晚期得肝炎则病情较重，且妊高征的并发率高，特别是产前3个月内发生严重肝病变，此时应及时住院，防止肝炎重症化。

TIPS

生活小贴士

患肝炎的准妈妈是否需要终止妊娠，是一个相当复杂的问题，需要由医生根据准妈妈在妊娠前有无慢性肝、肾、心、肺等疾病，准妈妈在孕期的营养水平和健康状况，患肝炎时孕期早晚，以及肝炎类型和治疗后的反应等情况区别缓急，权衡利弊。

通常情况下，如果准妈妈妊娠早期患了肝炎，为了保护准妈妈的肝脏，避免胎宝宝畸形，最好采用人工流产的方法。中期妊娠时对胎宝宝致畸的可能性要比早期小，产后肝功能不正常者，或乙肝表面抗原阳性者，均不宜用母乳哺育孩子，以减少产妇体力的消耗，防止对婴儿进行传染。

患了肝炎的准妈妈在日常生活中应注意以下几点：

第一，妊娠期肝炎治疗原则是支持疗法，注意休息，补充营养和维生素，低脂饮食，用中西药物综合治疗。

第二，孕期如出现黄疸或转氨酶升高时，应及时就医，详细检查，以便早期诊断、及时发现与治疗。

第三，注意营养与饮食卫生，预防肝炎的发生。血液制品不可滥用，乙肝和丙肝皆主要通过输血制品传播。

第四，孕期肝炎要用药物控制病情，中草药治疗以清热利湿为主。

第五，孕期肝炎有症状加重时应提高警惕。厌食、恶心呕吐、呃逆、高度乏力、黄疸迅速加重、出血倾向、腹水、性格改变和意识障碍等，往往都是肝炎病情恶化的表现，若不及时发现、及早采取措施则危险极大。

第六，肝炎病人的分娩方式，原则上应争取阴道分娩。无论阴道分娩或剖宫产，均应预防产后出血。

第七，对乙肝e抗原阳性的产妇娩出的胎宝宝，应于出生12小时内接种乙肝疫苗及免疫球蛋白。为了确保预防效果，新生宝宝要接受

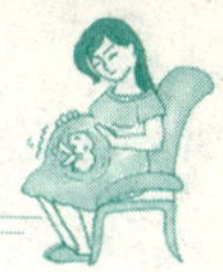

3次乙肝免疫注射，即出生时和出生后1个月和6个月各注射1支。

☆准妈妈失眠，母子健康让人忧

怀孕期间，尤其是怀孕初期，准妈妈容易出现头痛、失眠情形。即使是健康状况良好的人在遭遇失眠时往往都会难以承受，更不要说是准妈妈失眠了。准妈妈失眠可能造成准妈妈们情绪不稳、波动大，不仅对自身健康有影响，还会破坏胎宝宝正常发育。

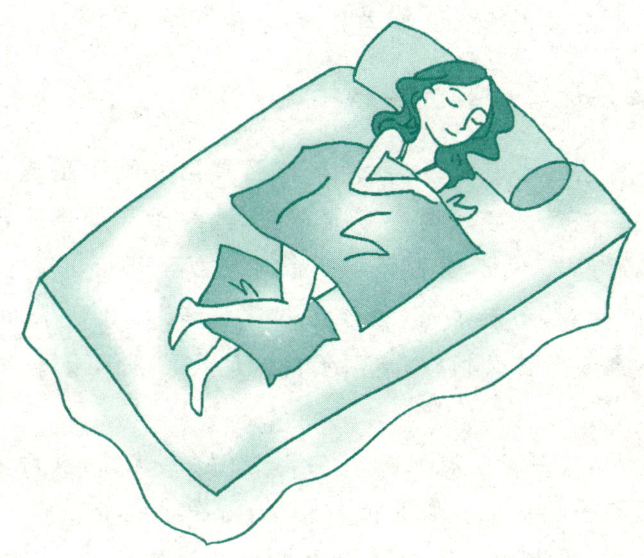

很多准妈妈因为对妊娠的不安和对分娩的恐惧，往往感到心理负担沉重，再加上怀孕时身体上的不适，使她们精神紧张、情绪焦虑，往往感觉到难以入睡。孕产专家认为，准妈妈晚上失眠情况若得不到及时解决，随着时间的延长，会逐渐影响到他们的自身抵抗力。而且，失眠后的准妈妈往往情绪低落，容易发脾气，不良情绪凸显。

另外，根据临床研究发现，准妈妈经常失眠对胎宝宝会有很大的影响。准妈妈在怀孕4～10周如果情绪过度不安，可能导致胎宝宝口唇畸变、出现颚裂性兔唇。更为可怕的是，如果准妈妈的精神因为失眠而过度紧张，可能使大脑皮层与内脏之间的平衡关系失调，引起循

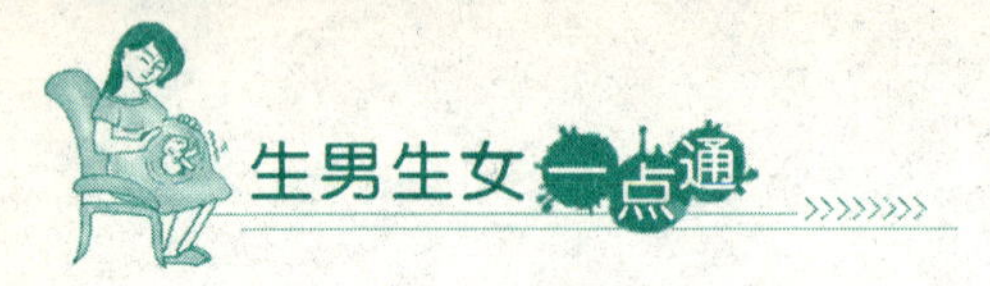

环系统功能紊乱，导致胎盘早期剥离，甚至造成胎宝宝死亡。

因此，准妈妈失眠情况不可忽视，因为其不仅会伤害准妈妈本人的身体，更会导致腹中宝宝面临健康威胁。

引起失眠的原因是多方面的，比如妊娠反应、仰卧、心理等因素都会导致妊娠失眠。如果属于心理方面的原因，可通过解除不必要的顾虑，保持良好的心境，如听轻松舒缓的音乐，看愉悦身心的风光片，放松训练或请心理医生帮助，运用心理疗法来解决；属于病理方面的原因，一定要及时请医师诊治，以免加重病情；属睡眠体位不当者，在妊娠晚期一定要采取正确的睡眠姿势，即左侧卧位。

☆当心妊娠与宫颈炎狭路相逢

梦丽年龄已三十有零，大约两年前因早期妊娠阴道流血不止，不得已做了人工流产。经过两年多的期待，她终于又怀孕了，全家人都很高兴。然而好景不长，梦丽怀孕3个月左右又开始出现了少量阴道流血，虽卧床休息，不断求医，但流血却逐日增加，竟到了近似月经量的程度。全家人又惊又怕，难道两年前的厄运似乎又要降临到她的头上了？

幸运的是，梦丽能坦然面对现实，没有拖延犹豫，及时求医，并且遇到了一位经验特别丰富的医生。经检查，医生说梦丽腹中的胎宝宝发育基本正常，阴道的出血是来源于严重糜烂的宫颈，流血量虽然很多，但不会直接影响胎宝宝，只要能及时将血止住，胎宝宝完全可以保住，且不会影响发育。梦丽一家闻听此言，真是喜出望外，但心中难免有些疑虑。为什么梦丽平时没有阴道不规则流血的现象，但在妊娠期又会两次出现出血现象呢？

经过咨询医生，她终于明白：大多数女性婚后会有不同程度的宫颈糜烂。怀孕后，随着妊娠月份的进展，准妈妈体内雌激素与孕激素水平不断提高，使宫颈的柱状上皮向外移行、组织增生，宫颈糜烂症状明显加重，这时就容易阴道出血。由于长期的阴道流血会影响机体正常的防御机制，使准妈妈容易发生生殖系统感染，而且长期流血更可促使感染发展，从而导致胎膜的感染，使胎膜过早破裂。这时随着羊

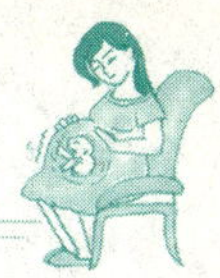

水的流失，胎宝宝正常生长发育的条件也就消失了，流产就在所难免。

TIPS

生活小贴士

过度的性生活，过食辣椒、桂圆、巧克力等热性、刺激性食物或火锅也会加重出血症状。这种出血与自然流产时子宫收缩，使胎盘与子宫分离造成的流血不同，并不会直接影响胎宝宝的发育，只要及时止血，妊娠仍可正常进展。但如果不能及时治疗，会进而影响妊娠，最终可能导致流产。

宫颈糜烂引起的出血和先兆流产的出血在出血量、时间、颜色上，一般病人很难自己鉴别，所以要及时到医院检查，经阴道扩张后，糜烂宫颈上的出血病灶即可一目了然。治疗可分全身性与局部两方面进行，主要是止血与控制感染，同时也可以在医生指导下用黄体酮或一些中药安胎。

经过医生的详细解释，梦丽心里的一块石头落了地，及时接受了全面治疗，阴道流血很快得到控制，妊娠正常进展，最后，她终于生了一个健康、聪明的宝宝。

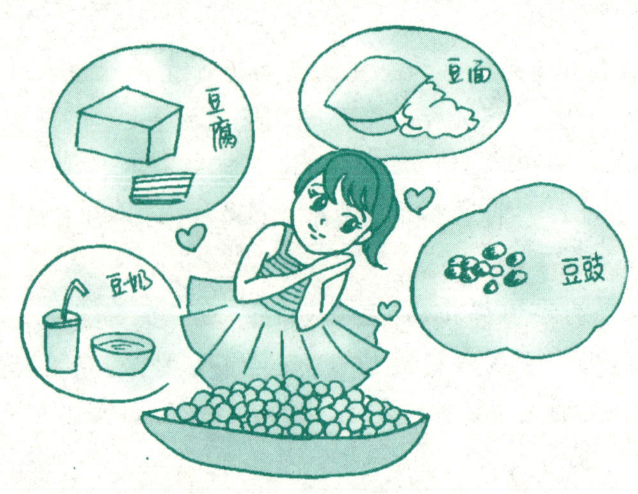
豆腐
豆面
豆豉
豆奶

第五章

优生是关键:孕中期的每月优生方案

孕中期,为了适应胎宝宝生长发育的需要,孕妈妈各系统发生了巨大变化。子宫的容积随着胎宝宝、胎盘和羊水的增长而扩大,乳房也逐渐增大。孕妈妈可因雌激素的影响或缺乏维生素C,出现齿龈充血、肿胀、疼痛、出血等症状。此时,大部分孕妈妈的早期妊娠反应消失,食欲改善,饮食量增加,各种营养素的需要量也跟随增加。

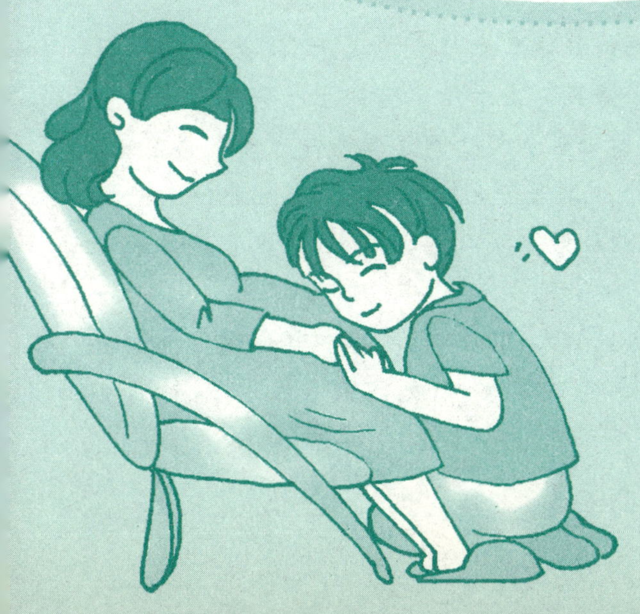

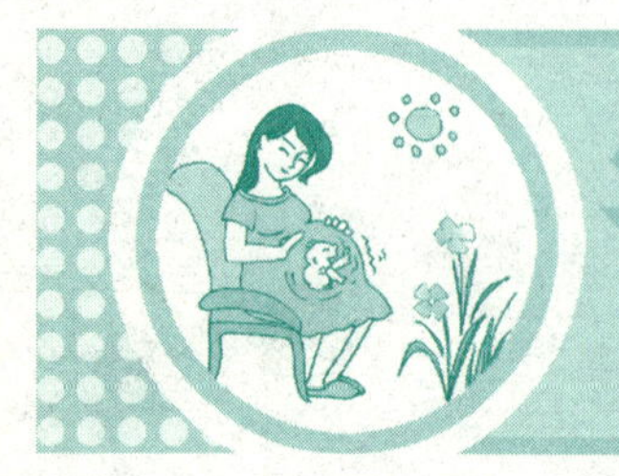

孕期第4月优生方案

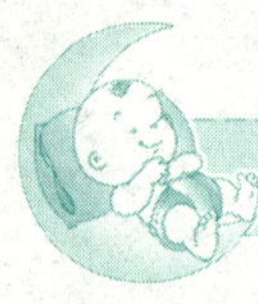

体察入微:准妈妈及胎宝宝的身体与发育变化

1 母体的变化情况　怀孕进入第四个月,准妈妈身体开始改变,腹部开始隆起,乳晕颜色变得更深,乳头增大,呈暗褐色,可以挤出乳汁来,看上去像刚分娩后分泌的初乳,这是多种内分泌激素的参与与协同作用,促进了乳腺发育所致。所以,准妈妈要做好充分的泌乳准备,并保持乳房卫生。原来的衣服开始变得不合体,不久你就需要穿孕妇装了,当然,从外表上看上去,你更像位美丽的准妈妈了。不过你会发现,本月,你的腹部、大腿内侧和臀部会出现妊娠纹,有的人很明显,有的人却一点也没有。

本月中旬,大部分准妈妈的妊娠反应都会消失,食欲也会大增,极有可能发胖,也可能会出现牙龈炎。由于胎宝宝的生长需要更多的营养成分及氧气,所以,准妈妈的心脏负担达到了其所能承受的最高值。由于孕激素水平的升高,使小肠的平滑肌运动减慢,有可能使准妈妈遭受便秘的痛苦。解决便秘的最好办法就是多喝水,多吃含纤维素丰富的蔬菜和水果。

到月末,准妈妈的肚子明显增大,其腹部、臀部和其他部位会堆积脂肪,这时,你就应注意调节自己的体重,以免体重增加过多,对你本人及胎宝宝造成不良后果。

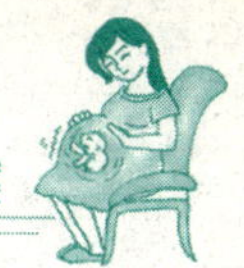

本月大多数准妈妈会将心思逐渐放到腹中的胎宝宝身上，慢慢会产生各种各样的猜测和担心，孩子是否有缺陷？长得像爸爸还是像妈妈？是聪明健康还是愚笨体弱？是男还是女……，这些担心都会造成准妈妈心理上的压力。心态良好的准妈妈会在猜测中享受做母亲的甜蜜；容易紧张的准妈妈，则会在担心当中增加心理负荷，从而产生悲观消极的情绪，给胎宝宝以不良的影响。

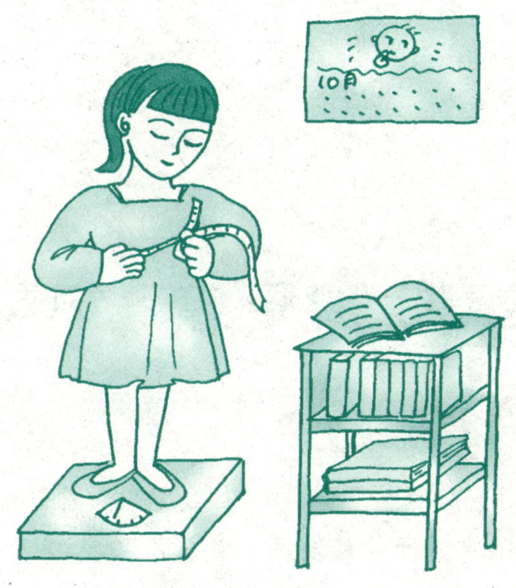

因此，这时的准妈妈，应以积极美好的遐想来体验做母亲的愉悦和对未来生活的憧憬，消除对胎宝宝不利的想法，也消除自己的心理负担。而这时的丈夫则要引导妻子多接触一些美好的事物，多做一些有益的活动，建立良好的心态，让妻子在丈夫积极的引导下产生美好的愿望，让胎宝宝在美好的愿望下逐渐成长。

2 胎宝宝的发育情况 4个月的胎宝宝已完全具备人的外形，由阴部的差异可辨认男女，皮肤薄而透明，血管清晰，整个皮肤被汗毛覆盖。开始长出眉毛和头发。骨骼和肌肉日渐发达，手、足能做些轻微的活动，内脏大致已经形成，心脏搏动活泼，可用超声波听诊器测出心音。宝宝的腿长超过了胳膊，手的指甲完全形成，指部的关节也开始活动了。

到本月末，胎宝宝的身长大约有11.5厘米，体重大约有80克，胎宝宝此时看上去像个梨。这时的宝宝可以自己在妈妈的子宫中玩耍了。他的最好玩具就是脐带，他有时会拉它，用手抓它，将脐带拉紧到只能有少量空气进入的位置。但是不必太担心，宝宝自己已经有分寸，他不会让自己一点空气和养分都没有的。另外，胎宝宝的循环系统和尿道在这个月末也完全进入了正常的工作状态。他可以不断地吸入和呼出羊水。体重大约增加到80克左右，活动能力大增，表现出多种多样的活动形式。如吸吮手指、握拳、伸脚、吞咽、眯眼，甚至转身、翻跟头等。

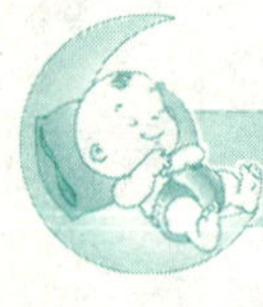

母强子壮：一人吃两人补的营养方案

☆怀孕第4个月的营养原则

度过了让人不安的孕早期，从怀孕第4个月开始你已进入孕中期，许多准妈妈从本月开始妊娠反应消失或减弱，食欲大增。

进入孕中期的胎宝宝生长发育迅速，对各种营养物质的需求会相应增加，所以准妈妈从本月开始需要补充丰富的营养，如蛋白质、脂肪、碳水化合物、维生素、矿物质等。因此，必须适量增加这些物质的摄入，多吃一些蛋类、奶类制品、肉类、五谷杂粮、蔬菜及水果，以保证胎宝宝的正常发育。准妈妈的营养需求具体包括以下几个方面：

1 蛋白质 从本月开始，为了满足母体和胎宝宝组织增长的需要，并为分娩消耗及产后乳汁分泌进行适当储备，应增加优质足量的蛋白质摄入量，每天比妊娠早期多15～25克蛋白质。动物蛋白质占全部蛋白质的一半以上。

1 脂肪 从本月开始，脂肪开始在腹壁、背部、大腿等部位存积，为分娩和产后哺乳做必要的能量贮存。准妈妈应适当增加植物油的

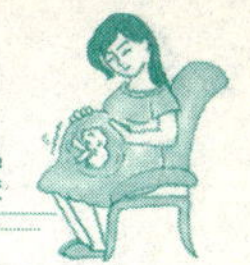

量，也可适当选食花生仁、核桃、芝麻等必需脂肪酸含量较高的食物。

3 热能 由于从本月开始，准妈妈基础代谢加强，对糖的利用增加，应在孕前基础上增加能量，每天主食摄入量应达到或高于400克，并且精细粮与粗杂粮搭配食用，热能增加的量可视准妈妈体重的增长情况、劳动强度进行调整。

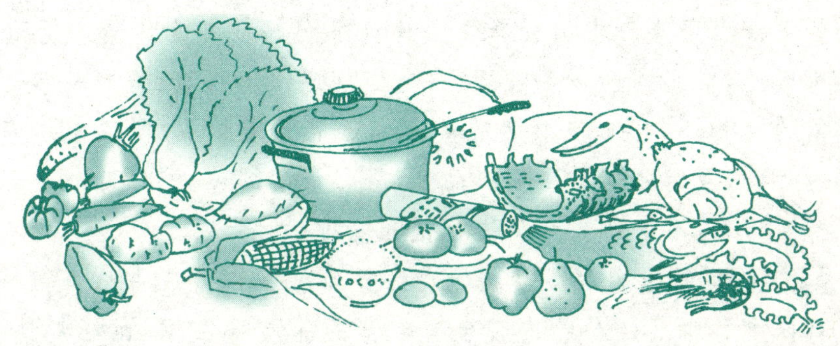

4 维生素 从本月开始，准妈妈对叶酸、维生素 B_1、维生素 B_6、维生素C以及其他B族维生素的需要量增加，故应增加这些维生素的摄入。这要求孕中期选食米、面并搭配杂粮，保证准妈妈摄入足够的营养。在北方日照时间短的地区会有部分准妈妈缺乏维生素D，故这部分人应注意多吃海水鱼、动物肝脏及蛋黄等富含维生素D的食物。

5 铁 如果准妈妈缺铁，可使胎宝宝体内铁贮存减少，出生后易患缺铁性贫血。中国营养学会建议孕中期每日铁的供给量为25毫克。所以，准妈妈应当多吃含铁丰富的食物，补充动物血液。肉类、肝脏等富有血红素和铁的食品，以及如菠菜这样含丰富铁的菜蔬，同时，补充维生素C以利于增加铁的吸收。除此以外，可在医生的指导下补充铁剂。

6 无机盐和微量元素 准妈妈从本月开始加速钙的吸收和体内钙的贮存，如果准妈妈得不到充足的钙，首先，为了保证胎宝宝对钙的需要，母体会动用自身骨骼中的钙，结果使准妈妈血钙降低，诱发小腿抽筋或手足搐搦，严重时准妈妈出现骨质疏松、骨质软化；其次，会使孩子患先天性佝偻病，孩子出生后因体内的钙储备量不足，新生宝宝

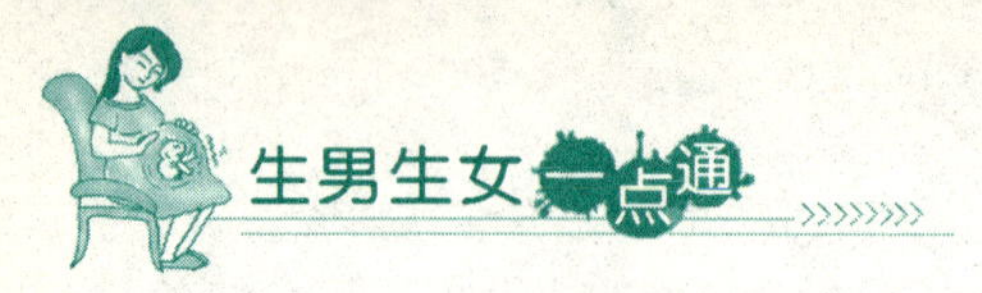

期容易出现手足搐搦症，表现为烦躁不安、肌肉抽搐、面色发青、喉痉挛、腕踝阵挛等。因此，准妈妈补钙非常重要。中国营养学会建议，孕中期每日应摄入钙1000毫克。所以，孕中期准妈妈应多吃含钙丰富的食物，补充奶类及奶制品、豆制品、鱼、虾等食物。

7 锌　准妈妈补充适量的锌也是同样重要的。如果胎宝宝得不到充足的锌，会影响胎宝宝骨骼的生长；造成胎宝宝宫内发育迟缓；胎宝宝的免疫力下降。中国营养学会建议准妈妈每日的锌摄入量为20毫克。因此，准妈妈应多食牡蛎、肉类、动物肝脏、蛋类、海产品等含锌较丰富的食物。并且，孕中期对碘的需要量也增加了，所以也应多吃含碘的食物，及时补充各种海产品如海带、紫菜。

那么，本月准妈妈应如何进行饮食安排呢？

1 多吃动物性食品　动物性食品提供的蛋白质应占总蛋白质量的1/3以上。特别是动物内脏含有丰富的优质蛋白质、血红素铁、核黄素、叶酸、维生素B_{12}、维生素A等，正是孕中期女性最为需要的几种营养素。有专家建议，孕中期女性至少每周选食一次一定量的动物内脏。

2 少食多餐　从本月开始，准妈妈逐渐增大的子宫进入腹腔可能挤压胃，准妈妈每餐后易出现胃部胀满感。故准妈妈宜少食多餐，每日4～5次。

3 增加植物油摄入量　从本月开始，应增加烹调所用的植物油的量，以适应胎宝宝机体及大脑发育生长的需要。也可多吃些花生仁、核桃仁、葵花子仁、芝麻等含有脂质丰富的食品。

4 主食要充足　从本月开始，要摄入足够的主粮以保证热能的供给，可以节省蛋白质的消耗。提倡准妈妈选食标准米、面，或与杂粮混食，如玉米面、小米、麦片等。专家们认为孕中期主粮应摄入400～500克。

5 合理烹饪　准妈妈的饮食要合理烹饪，以减少维生素的损失，例如，淘米时应避免反复用力搓洗，用开水烧米饭；烧煮时不应丢弃米汤；煮稀饭及蒸馒头时不应加碱；蔬菜先洗后切，切后就烧，不宜搁放太久；烧炒时宜旺火快炒等。

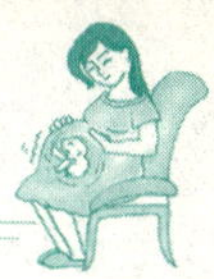

TIPS

生活小贴士

孕妈妈在保证营养饮食的条件下，应尽量避免体重增长太快。整个孕期的体重增长应控制在10～12千克。尤其是那些孕前体重就超标的准妈妈，在孕期更要注意控制体重，避免营养过盛造成胎宝宝过大，给分娩带来困难。

☆准妈妈怀双胞胎营养知多少

双胞胎准妈妈一个人吃，三个人消耗，自然比怀一个胎宝宝的准妈妈更加需要营养的补充。那么，双胞胎妈妈应如何增加自己的营养呢？

争取每天比平常多摄入600卡热量，要比怀一个宝宝的准妈妈每天多摄入300卡热量。要吃得好，多吃含蛋白质、钙、碳水化合物的食物，尤其是全麦的五谷类食品，可以增加宝宝们出生时体重正常、体格健康的可能性。

如果你想得到一些指导，可以去找一位营养师咨询，或是去参加一个孕期培训班。一位来自美国辛辛那提宝宝中心的准妈妈，担心自己不能够在怀孕期间坚持健康的饮食，她咨询了一位营养师。碰巧的是，这位营养师曾生过三胞胎。这位准妈妈从营养师那里学到了一些小窍门，例如，在冰箱上贴一张健康零食的清单，并尽量使自己每天摄入的热量控制在3000卡以内。由于这位准妈妈是素食主义者，要保证摄入足够的蛋白质比较困难，为此她靠吃一些蛋白质含量丰富的素食，如豆子、花生酱、坚果以及脱脂乳酪来获取营养。此外，她还坚持每天喝9升水，并服用多种维生素和铁补充剂。

其实在你刚有了怀孕打算时，就应该开始补充含400微克(mcg)叶酸的多种维生素了；在怀孕期间，叶酸摄入量要增加到每天600微克(mcg)。由于中国的面粉中没有像美欧一些国家那样强化叶酸，所以一些医生认为中国准妈妈每天需要补充800微克(mcg)的叶酸。怀有多胞胎的孕妈妈中贫血现象很普遍，因此，要确保摄入的维生素中含有足量的铁，以有效地预防母体贫血。在整个孕期，你每天需要摄入铁的量为30～60毫克(mg)。一定要和你的医生讨论如何补充维生素制剂。

TIPS

生活小贴士

当双份幸福到来的时候，准爸妈在感受“事半功倍”的喜悦之后，更加担心的是孕妈妈营养缺乏的问题。对怀有双胞胎或者多胞胎的妈妈来说，身体里的营养确实会消耗很大。怀单胎的准妈妈每天需要增加3000个卡路里的热量，而怀多胞胎的妈妈则需要更多的热量来满足宝宝的营养需要。专家建议怀双胞胎的妈妈每天应该吸收3500个卡路里，三胞胎的则需要4500个卡路里，并且大部分的卡路里应该来源于营养丰富的食物，而不是薯条、糖果之类的高脂肪食物。

☆谨防准妈妈营养过剩

孕育一个“健康、聪明、漂亮”的宝宝是每一位准爸爸、准妈妈的美好愿望。但随着人们生活水平的不断提高，准妈妈普遍呈现出营养过剩的趋势。孕育专家表示，准妈妈营养过剩，反而会给自身和胎宝宝的健康埋下隐患。为什么呢？

众所周知，准妈妈营养缺乏对胎宝宝有害。那么，是不是营养越多对胎宝宝就越有利呢？显然不是，准妈妈营养过剩的一个直接后果就是导致肥胖，不仅增加妊娠糖尿病、妊娠高血压综合征的发生几率，还可能导致巨大儿出生，增加难产的可能性，容易出现产伤。营养过剩同营养缺乏一样，会对胎宝宝造成危害。

准妈妈肥胖可导致分娩巨大儿，并造成妊娠糖尿病、妊娠中毒症、剖宫产、产后出血增多等并发症。因此妊娠期一定要合理营养，平衡

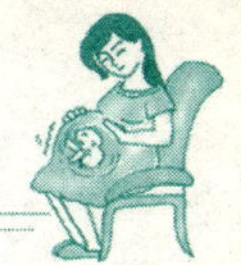

膳食，不可暴食，注意防止肥胖。已经肥胖的准妈妈，不能通过药物来减肥，可在医生的指导下，通过调节饮食来减轻肥胖。肥胖准妈妈在饮食上要注意下面几点：

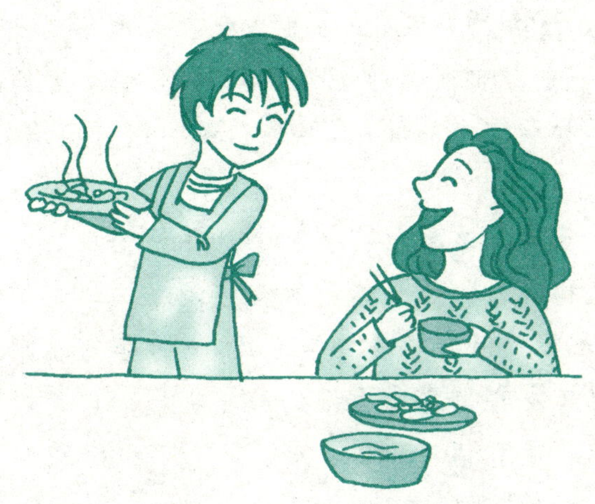

1 合理饮食，控制孕期体重 处于特殊的生理期，准妈妈的个体差异较大，而且怀孕的早、中、晚期身体所需的营养也不同，因此，准妈妈可以在当地医院营养师的指导下合理安排膳食。要根据准妈妈的身高、体重、饮食史来安排准妈妈的饮食，把营养量化到每一餐上。控制进食量，主要控制糖类食物和脂肪含量高的食物，米饭、面食等粮食均不宜超过每日标准供给量。动物性食物中可多选择含脂肪相对较低的鸡、鱼、虾、蛋、奶，少选择含脂肪量相对较高的猪、牛、羊肉，并可适当增加一些豆类，少吃油炸食物、坚果、植物种子类的食物。要多吃蔬菜水果，主食和脂肪进食量减少后，往往饥饿感较严重，可多吃蔬菜水果，注意要选择含糖分少的水果。那么，怀孕后，准妈妈的体重增加多少才算是合适的呢？怀孕期间，准妈妈的体重增加不能超过原有体重的 25 斤，超过，就容易造成胎宝宝过大或者准妈妈肥胖。

准妈妈体重增加的“速度”与增加的“重量”一样重要。在怀孕的头 3 个月，体重应增加 2～4 斤，而在 4～6 个月以及此后的 7～9 个月时，每星期体重应增加 1 斤。准妈妈在合理膳食的基础上，要注意参加适当的运动，也可以做一些强度不大的家务活儿，促使准妈妈体内

的新陈代谢，消耗多余的脂肪，维持身体的平衡，这样才有益于准妈妈和胎宝宝的健康。

2 均衡营养，确保胎宝宝发育正常 准妈妈要注意饮食，以控制住胎宝宝的体重，膳食品种要多样化，尽可能食用天然的食品，少食高盐、高糖及刺激性食物，特别是一些高糖水果也不要多吃，最好不要增加饭量，可以多吃些辅食。准妈妈怀孕期间要注意铁、钙、锌的吸收，以确保准妈妈和胎宝宝的健康，但是在现实中有些准妈妈在补充营养时走入了误区。

由于胎宝宝的骨骼和牙齿占整个身体结构中的大部分，因此孕期需要额外的钙和磷以供应母体和胎宝宝。准妈妈怀孕时，母体自身的骨密度下降，若不及时科学地补充钙质，女性容易出现骨质疏松症，而且胎宝宝的生长发育也需要准妈妈补充钙质。但是，钙质的补充并不是越多越好。超量补钙，不仅有增加肾结石和奶碱综合征的危险，还会使胎盘过早钙化、囟门早闭。

准妈妈所需的钙主要来自饮食和钙剂，准妈妈在早期每天需要补钙800毫克、中期需1000毫克、晚期1200毫克，每天补钙量不要超过2000毫克。正常准妈妈，尽量从膳食中获取钙，奶制品是其最好的来源，豆制品、虾皮、紫菜中含钙也不少。和纯牛奶相比，准妈妈补钙最好从准妈妈营养奶粉中汲取，准妈妈营养奶粉含有丰富的铁、锌、牛黄素、DHA不饱和脂肪酸，更有利于准妈妈的营养均衡。缺钙准妈妈可在医生指导下服用钙制剂。传统的肉骨头炖汤补钙的方法并不能很好地使钙吸收，因为溶解在汤中的钙并不多。

有些准妈妈在怀孕期间进食过量的水果，用来补充各种维生素，水果吃得过多，会影响别的食物营养的吸收，造成准妈妈营养不良。

怀孕期间为满足胎宝宝发育的需要，蛋白质的摄取也十分重要。但有些准妈妈在均衡膳食的基础上，盲目补充蛋白质粉。过多的蛋白质摄入后，容易转换成脂肪从而造成准妈妈肥胖；另外蛋白质的过度分解和排出也加重了肾脏的负担。

准妈妈还要注意补充铁元素，怀孕中晚期，准妈妈的铁含量下降，容易出现缺铁性贫血，准妈妈可以多吃些动物肝脏，增加铁的含量。

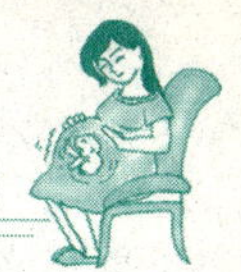

TIPS

生活小贴士

养成良好的膳食习惯。有的准妈妈喜欢吃零食，边看电视边吃东西，不知不觉进食了大量的食物，这种习惯非常不好，容易造成营养过剩。肥胖准妈妈要注意饮食有规律，按时进餐。可选择热量比较低的水果作零食，不要选择饼干、糖果、瓜子、油炸土豆片等食物作零食。

☆红枣，准妈妈的天然维生素丸

颜色鲜亮、爽口的红枣被人们称为“天然维生素丸”。它富含使人延年益寿的维生素P，居百果之首。维生素C的含量比梨高出数十倍，还富含蛋白质、脂肪、钙、铁、磷、有机酸、胡萝卜素及维生素B族等多种营养成分，是准妈妈进行滋补的天然佳品。而且，红枣性平味甘，具有补中益气、补血安神、养胃健脾等功效，预防肝病的效果比较显著。

另外，大枣中含有一种治疗高血压的药物成分，准妈妈常吃红枣可以预防妊娠高血压病。

☆荔枝，准妈妈食之满口生香

鲜嫩欲滴的荔枝实乃夏日百果之王，在我国民间素有“荔枝上市，百果让位”之说。荔枝味甘水灵，肉厚核小，清甜可口，食之满口香。也难怪唐玄宗不惜差人从数千里之外的岭南，为杨贵妃飞马转送，供其品尝。

荔枝，富含蛋白质、脂肪、碳水化合物、钙、磷、铁及多种维生素。夏日食荔枝能消暑生津，其壳煎水代茶可消食化滞。

但孕中期的准妈妈食荔枝不可过量，若食之过量，轻者恶心、四肢力乏；严重者甚至昏迷，抽搐。因为荔枝含丰富果糖，食后使人体血中果糖含量显著升高，以致血中葡萄糖相对降低。而低血糖症的主要症状有看东西不清楚、心慌、手抖、头晕、注意力不集中等。吃荔枝后，如果出现饥饿、无力、头晕等症状，要赶紧口服糖水或糖块，一般多能很快恢复。出现中毒表现者要及时到医院救治。

☆准妈妈的早餐，谷类食物不可少

谷类食物是各种米、面等食品的统称，向来是人们餐桌上必不可少的食物。可随着人们生活水平的提高以及生活节奏的加快，再加上人们对营养知识的欠缺，许多人的早餐只喝一杯牛奶、吃一个鸡蛋，这当然也包括准妈妈们。要知道，这种早餐食谱是不利于人们的健康的。

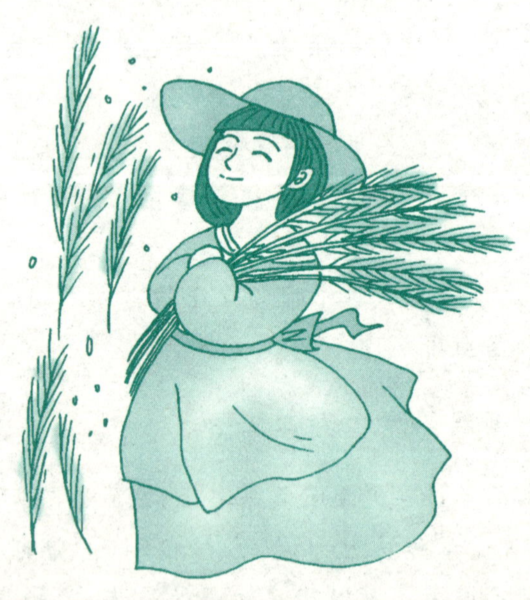

谷类的主要成分是淀粉，营养成分是碳水化合物即糖类。糖类是最经济、产热最快的热能来源，它在体内分解快、耗氧少，最易消化吸收，为人体各种生理活动提供60%～70%的能量，大脑组织耗热的主要来源是糖。此外，碳水化合物能增加蛋白质在体内的合成；帮助脂

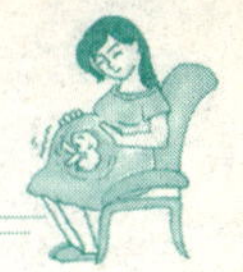

肪在体内供热；糖在肝脏中转化为糖元，能增强肝细胞的再生，促进肝脏的代谢和解毒作用，有利于保护肝脏。如果你的饮食中缺少谷类，糖类供给缺乏，容易导致疲劳、头晕及体重减轻。同时仅进食牛奶、鸡蛋这种高蛋白质、高脂肪食物，会加重准妈妈肝、肾功能。

谷类也是膳食中B族维生素的重要来源，这些成分中的泛酸尼克酸、硫胺素及少量的核黄素等，是胎宝宝神经系统发育所必需的。谷类食物也含有一定的植物胆固醇和卵磷脂，可促进胎宝宝神经发育。B族维生素能够促进消化液的分泌，增进准妈妈的食欲。

如果你的早餐很少有谷类食物，那么，你将要靠脂肪或蛋白质来为你提供热能。脂肪虽然能产热，但其代谢产物对人体是有害的。因此，为了增进你和胎宝宝的健康，准妈妈的早餐应有一定量的谷类食品。

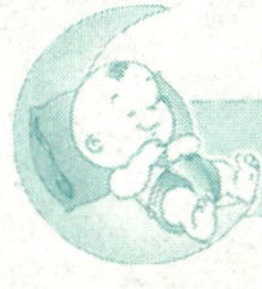

胎教指南：聪明宝宝的胎教方案

☆用双手传递你的爱

妊娠进入第4个月，胎宝宝的活动更丰富，比如眯眼、吞羊水、握拳头、咂拇指、伸展四肢、玩脐带、转身、翻筋斗、蹬腿等；而且受到刺激后会做出相应的反应。因此，从这个月开始，你就可以实施抚摸胎教了，这样可以有效地与胎宝宝交流感情、沟通信息。

实施抚摸胎教的方法是：准妈妈平躺在床上，全身尽可能放松，在腹部松弛的情况下，用一两个手指轻轻按一下胎宝宝再抬起，此时，胎宝宝可能会立即有轻微胎动以示反应，有时则要过一阵子，甚至做了几天后胎宝宝才有所反应。但如果轻轻按一下准妈妈的肚皮时，胎宝宝用力挣脱或蹬腿反射，这表明它“不愿意”了，这时就应马上停下来。停一段时间以后，胎宝宝对准妈妈的手法适应了，再从头试做，此时当准妈妈的手一按，胎宝宝就会主动迎上去做出反应。

进行抚摸胎教时，一般以早晨和晚上做为宜，且每次时间不宜太长，以5～10分钟为宜。抚摸时的力度要轻，不宜过猛。

☆让胎宝宝感知你的快乐

科学研究发现，对于怀孕期的夫妻吵架或闹情绪、相处不好，对胎宝宝产生的不利影响是非常大的。尤其是准妈妈，经常闹情绪对胎宝宝的影响最大。4个月的胎宝宝，其大脑中枢内控制本能、欲望、心理状态的间脑或旧皮质部分已经形成，当夫妻吵架或准妈妈情绪不好时，如果用超声波来观看胎宝宝，可发现胎宝宝会有一些异常行为。因为当准妈妈情绪不稳定时，间脑的激素就会变化，这时会通过母亲血液，经由胎盘流入胎宝宝血液中，再进入胎宝宝间脑，间脑受到刺激，就会让胎宝宝的行动产生变化。这种刺激的反应，对出生后的孩子影响很大，一般来说，脾气较暴躁的孩子，其在母亲体内孕育时的家庭环境，特别是父母关系往往不是很和谐。

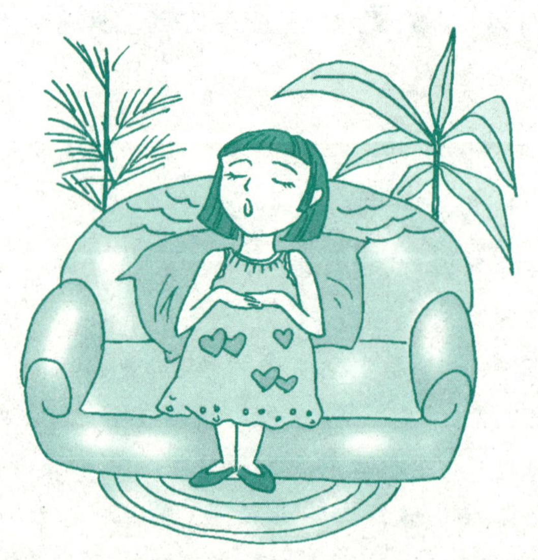

因此，为了宝宝能够健康成长，准妈妈一定要保持一种快乐的情绪。而丈夫最能影响妻子的情绪，为了腹中宝宝的安全，准爸爸一定要尽量避免让妻子做吃力的家务劳动，减少妻子的负担。要经常开导妻子少发脾气。如果妻子孕后爱发脾气，好找茬吵架，丈夫不能拉开

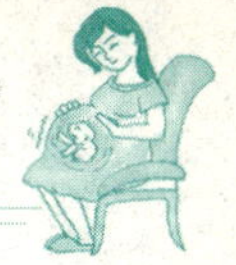

架式和妻子吵。为了未来的宝宝，丈夫理当先克制自己，宽容妻子。要多给妻子摆事实、讲道理疏解妻子心中的郁闷。

TIPS

生活小贴士

丈夫要多提醒妻子，发怒对宝宝有害。发怒是由强烈的刺激引起的一种紧张情绪，要尽量避免让妻子受到这种强烈刺激，多创造缓解准妈妈紧张情绪的外环境，引导妻子学会自我放松和自我平衡。同时，丈夫要多开动脑筋，丰富妻子的业余生活，提高妻子的处世能力。

☆让胎宝宝聆听你的声音

妊娠4个月的胎宝宝已经产生了最初的意识，不仅妈妈胸腔的振动可以传递给胎宝宝，而且妈妈的说话声也可以被胎宝宝听到。但胎宝宝此时还没有记忆声音的能力，只能判断声音的规律以及高低起伏，因此，在此时，应注意对胎宝宝进行语言胎教了。那么什么是语言胎教呢？

语言胎教就是准妈妈或家人，用文明、礼貌、富有哲理的语言，有目的地对腹中的胎宝宝讲话，给胎宝宝的大脑新皮质输入最初的语言印记，为其后天的说话、学习打下良好的基础。对胎宝宝进行语言训练是一种行之有效的胎教方法。美国“胎宝宝大学”的一个“小学生”在妈妈肚子里经过“胎宝宝大学”的语言学习后，出生仅仅9周居然能对录像机放映的节目说“hello”。从这个事例说明了这样一个问题，一个小生命在胎宝宝期就已经具备了语言学习的能力和记忆力。根据胎宝宝的这种潜在的能力，只要母亲不失时机地对胎宝宝进行认真、耐心的语言训练，那么等到胎宝宝出生后，在听力、记忆力、观察力、思维能力和语言表达能力等方面将会大大超过未经语言训练的孩子。

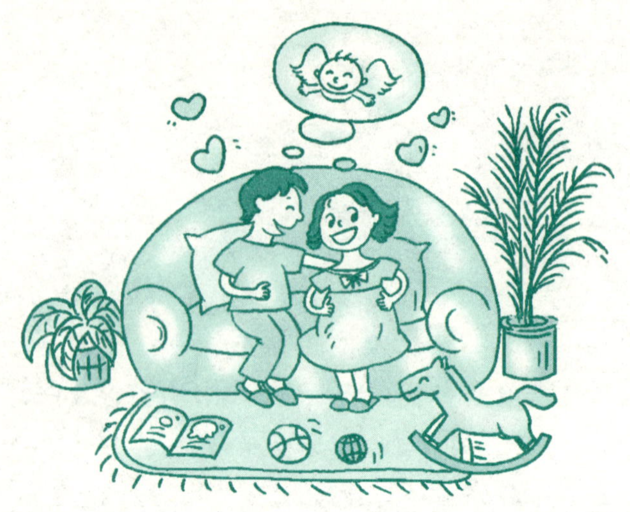

语言胎教要求准爸妈共同参与，父母可以给胎宝宝起一个乳名，经常对着肚皮充满深情地呼唤，如早上起来，可以对宝宝说："琦琦，早上好，今天是个好天气。爸爸要上班，咱们祝他一路平安吧！"反复训练，使胎宝宝牵牵记住。这样，宝宝出生后哭闹时再呼唤其乳名，宝宝就会感到来到子宫外的崭新环境并不陌生，而有一种安全感，很快地安静下来。同时，准爸妈要把胎宝宝当作一个懂事的孩子，经常和他说话、聊天或唱歌谣给他听。这样不仅能增加夫妻间的感情，还能把父母的爱传递给胎宝宝，对胎宝宝的情感发育具有莫大益处。

对宝宝进行语言胎教的内容不宜太复杂，最好在一段时间内反复重复一两句话，以便使胎宝宝大脑皮质产生深刻的记忆。男性的低音是比较容易传入子宫内的，而且研究发现胎宝宝比较喜欢这种低沉的声调，因此，准爸爸要经常给胎宝宝说话、讲故事、唱歌。通过这种声音训练的胎宝宝出生后会很快适应新的生活环境。

☆让胎宝宝亲近大自然

胎宝宝 4 个月时就有了种种感觉，环境胎教对胎宝宝的健康发育也很重要，因此，准妈妈要投入到大自然中去欣赏、去感受，让腹中的宝宝早日接受大自然的熏陶。

大自然是无限美妙的，自然美包括日月星云、山水花鸟、草木鱼虫、

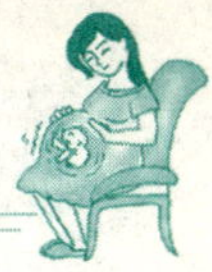

园林田野等。大自然的美是任何其他事物都无法替代的，它能够陶冶人的情操，激发人的美好情感，激励人们去思考，从而使人的精神世界得到极大的丰富。大自然不仅可以开阔准妈妈的视野，而且对于母婴身体也大有益处，因为只有投入到大自然中去，才能让人赏心悦目。大自然中清新的空气对于人类的健康有极大的益处，对准妈妈更是如此。因此，每一位准妈妈都应克服自己的懒惰情绪，争取每日早些起床，到有树林或者有草地的地方去散步或做准妈妈操，呼吸新鲜空气。

另外，假日里与朋友及家人一起去郊外游玩，也是一种亲近大自然的好办法。在欣赏大自然美景的同时，腹中的宝宝也会受益，含氧丰富的血液会使宝宝像喝足水的秧苗一样茁壮成长。有时还会在腹中手舞足蹈，以示感激之情呢！准妈妈多欣赏大自然的美，不仅可以使人得到娱乐、精神放松，还可以使人大开眼界，增长知识，增添青春的活力，这些对母婴的身心健康都是十分有益的。

TIPS

生活小贴士

有一些准妈妈，由于害怕伤风感冒而不敢开窗，因而人为地限制了新鲜空气的摄取。长此以往，不仅会使健康受损，而且也会对胎宝宝带来一定的影响。

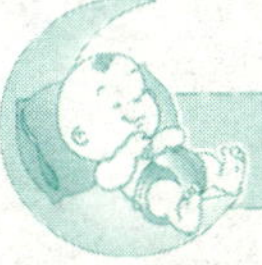

孕育圣经：分享过来人的孕育经验

☆按时做产前检查

妊娠第4个月，医师可能会为你作下列各项检查，不过，基于个别特殊需要或医师的诊查习惯，可能会有些许差异：

第一，体重和血压。

第二，尿液检验，有无尿糖和尿蛋白。

第三，胎心音检查。

第四，以触诊查验子宫大小和形状，印证是否与预产期相符。

第五，子宫底高度(子宫的顶端)。

第六，手脚有无浮肿，腿部有无静脉曲张。

第七，你的症状情形，尤其是较为特殊的。

另外，想与医师讨论的疑难或问题，可事先列单备忘。

TIPS

生活小贴士

妊娠第4个月，正是胚胎器官形成的重要时期。照X射线有很强的致畸作用，因为X射线是一种放射线，对人体具有一定的危害，特别是对胎宝宝，可使流产、死胎的发生率大大提高。所以，准妈妈应避免X射线检查。

☆可以适度过性生活了

从本月开始，你已经进入了孕中期，孕中期是指怀孕的4～6个月，这个时期，胎盘已经形成，妊娠较稳定；绝大多数准妈妈的早孕反应也过去了，心情开始变得舒畅。性器官分泌物也增多了，是性感高的时期，因此，可以适当地过性生活。但是要节制，还要注意性生活的体位与时间，避免造成对胎宝宝的危害。

这个时期，准妈妈的子宫逐渐增大，胎膜里的羊水量增多，胎膜的张力逐渐增加，准妈妈的体重增多，而且身子笨拙，皮肤弹性下降。这个时期最重要的是维护子宫的稳定，护保胎宝宝的正常环境。如果性生活次数过多，用力比较大，压迫准妈妈腹部，胎膜就会早破。脐带就有可能从破口处脱落到阴道里甚至阴道外面。而脐带是胎宝宝的生命线，这种状况势必影响胎宝宝的营养和氧气，甚至会造成死亡，或者引起流产。即使胎膜不破，没有发生流产，也可能使子宫腔感染。重症感染能

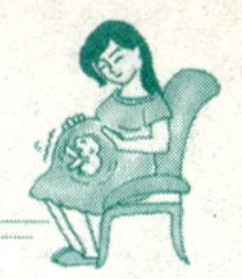

使胎宝宝死亡，轻度感染也会使胎宝宝智力和发育受到影响。

准妈妈的肚子越来越显眼了，过性生活时注意不要压迫腹部。而且由于性感高潮引起子宫收缩，有诱发流产的可能性。所以准妈妈本人自身的调节也是极其重要的。

因此，妊娠 4～6 个月时，虽不严格限制性生活，也要有所节制。

TIPS

生活小贴士

准爸爸注意妊娠中期可每周性交一次，但要注意，时间不宜过长，并注意不要直接刺激女性的性器官及乳头，动作要轻柔。假如准妈妈对性生活仍然没有太大的兴趣，做丈夫的一定要尽量理解自己的妻子。

☆选择合适的孕妇装

准妈妈的肚子从本月开始逐渐变大，因此，准妈妈该穿上自己的魅力孕妇装了。那么，你应该如何选择自己的魅力孕妇装呢？

1 内衣选择 准妈妈的内衣应尽量选用纯棉内衣，胸罩可选择棉质的不会压迫胸部的尺寸，选择产前产后均能穿着的前开式胸罩，方便产后哺乳时使用；内裤应选择能包住肚子又较宽松的样式。由于怀孕期间分泌物会增加，内裤应随时保持干爽清洁；睡裤有膝盖上、膝盖下以及裤裙等多种样式之分，可以配合天气选择合适的样式穿着。

2 款式选择 选择孕妇装应以穿脱方便为原则，但除了好穿好脱之外，好看也是选购要素之一。背带裤是不错的选择，近来穿裤装的准妈妈愈来愈多。背带裤除了行动方便的好处外，自然大方也是受欢迎的原因之一。夏天以纯棉质料为适宜，搭配 T 恤更能显露准妈妈明快清新的气质。

另外，选购孕妇装时，可尝试一些平常未尝试的样式，享受新鲜的感觉，如多层百褶裙，在胸部和腰部打上细小皱褶，展现古典风味的孕

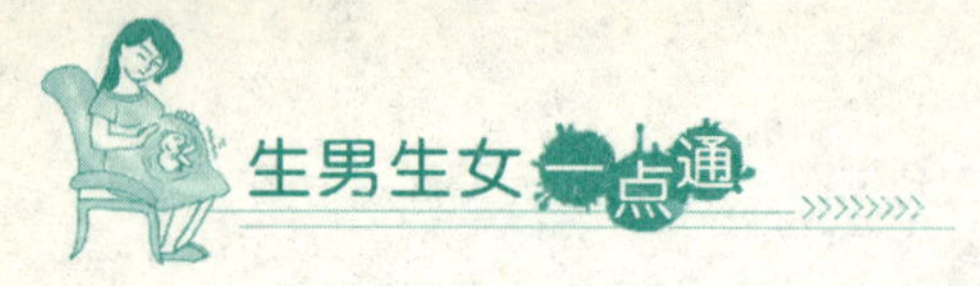

妇装，可挑选几块自己喜欢的料子，利用不同花色和布料表现出不同的味道；肩打褶裙，这是准妈妈们最常穿的孕妇装款式，由于腋下保留有5厘米的宽度，手臂活动更自由。从肩部或领子下即开始打褶，即使到8个月后，仍不会束缚住日益膨胀变大的胸部；伞装样式，准妈妈怀孕时不只肚子变大，胸部也会变大，穿此类款式的孕妇装，可将凸出的部位巧妙地掩盖住，身材高大的准妈妈尤其适合穿。不过，身材娇小的准妈妈应少穿为妙。当准妈妈肚子越来越大时，最好穿前边开扣的孕妇装，这样也便于穿脱。

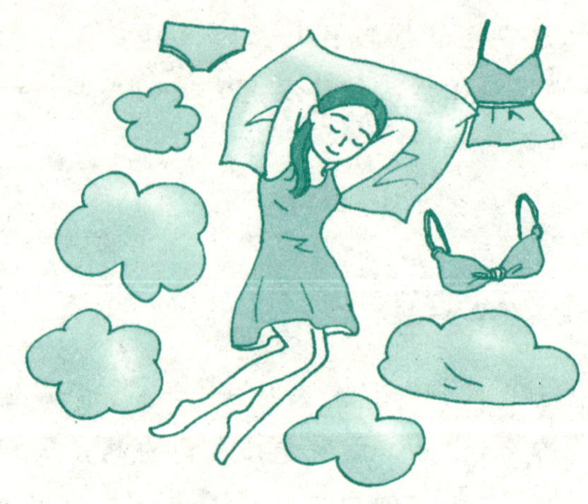

☆准妈妈宜采取的正确睡姿

准妈妈怀孕以后，特别是妊娠中后期，采用什么样的睡眠也有讲究。有些准妈妈认为，采取什么样的睡姿还不是随心所欲。还有人认为，仰卧位可以避免胎宝宝受压，能使小宝宝在腹中自由自在地生长发育。其实，对于妊娠中后期的准妈妈，是不宜采用仰卧位的睡姿的。因为仰卧时增大的子宫会挤压腹腔中的腹主动脉和下腔静脉等大血管，造成临近部分组织器官的动脉血液供应障碍和静脉回心血流量减少，导致子宫本身血流量供应不足，这不仅会造成胎宝宝缺血，准妈妈本身也会因大脑的血液和氧气的供应不足而出现头晕、胸闷、脸色苍白、恶心、呕吐等现象，严重时还会使血压下降，医学上将这种现象称为“仰卧位低血压综合”。如果准妈妈已有妊娠高血压综合征，仰卧位睡觉则易

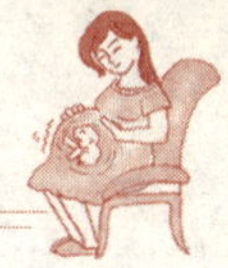

引起血管紧张素含量的增高和排尿量的减少，容易诱发妊娠高血压病的发作或加重，极易诱发“子痫”，处理不当，可危及母子生命。

到了妊娠晚期，准妈妈仰卧睡觉还可诱发胎盘早期剥离，表现为突然腹痛，阴道及子宫内出血等症状。而且，准妈妈仰卧睡觉，可造成输尿管机械性梗阻，使细菌易于生长繁殖，增加了准妈妈患肾盂肾炎、膀胱炎的机会。

由于人体心脏位于左侧，为了减轻对心脏的压迫，所以一般提倡以右侧卧位为最好。然而准妈妈选择右侧卧位并不好，尤其是在妊娠中后期。这是因为妊娠以后，子宫体积逐月增大，羊水增多，流向子宫的血流量也增多。膨大的子宫使得能维持子宫正常位置的各种系膜和韧带拉紧，呈紧张状态。这样，在系膜之中的子宫血管就受到压迫、牵拉，使供应胎宝宝的血液减少，胎宝宝就会发生慢性缺血缺氧。

因此，准妈妈睡姿宜采取左侧卧位，尤其是妊娠后期，左侧卧位不但可以避免以上情况发生，而且也有利于准妈妈以后的分娩。当然，在一夜睡眠内，躺卧的姿势不可能固定不变，大约需要翻身 20 次左右，所以，左侧卧位和右侧卧位可以相互交替，但准妈妈尽量采取左侧卧位的姿势为好。

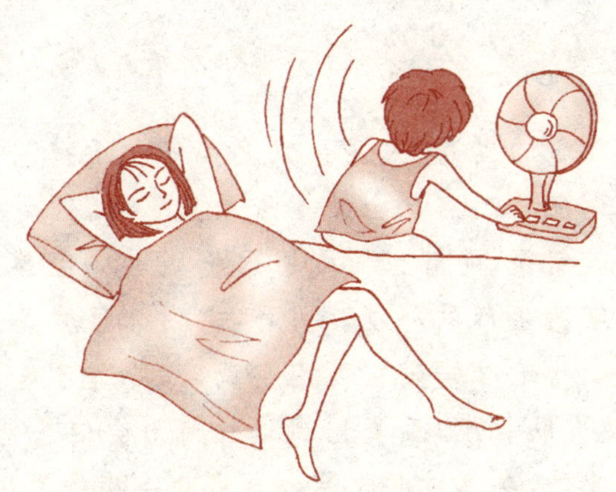

☆准妈妈夏季要慎用风扇空调

准妈妈的新陈代谢十分旺盛，皮肤散发的热量增多，在炎热的夏天出汗很多，因此常常借助电风扇纳凉。电风扇可以用，但准妈妈使用电风扇是有讲究的。如果准妈妈对着电风扇一直吹个不停，就有可能出现头晕头痛、饮食下降、疲乏无力等不适反应。这是因为电扇的风吹到人体皮肤上时，汗液蒸发作用会使皮肤温度骤然下降，导致表皮毛细血管收缩，血管的外周阻力增加，而使血压升高，表皮血管呈舒张状态，血流量增多，尤其是头部因皮肤血管丰富，充血明显，对冷的刺激敏感，所以易引起头晕、头痛症状。为了调节全身体温，达到均衡状态，全身的神经系统和各器官组织必须加紧工作，因此，吹风时间长，人并不感到轻松，反而容易疲劳。

准妈妈出汗多时，更不要马上吹电风扇，因为这时全身皮肤毛孔疏松，汗腺大开，邪风极易乘虚而入，轻者伤风感冒，重者高热不退，给准妈妈和胎宝宝的健康造成危害。

TIPS

生活小贴士

准妈妈应注意避免长时间或大量出汗时突然吹电扇，更不可用吹电扇的方法落汗。必须要吹电扇时，要选用微风间歇吹，并保持一定的距离，或用蒲扇纳凉。

随着生活质量的提高，大多数家庭都安上了空调，但准妈妈不能长时间待在空调屋里。空调会使空气质量下降，因为为保持温度，所以房间一般比较封闭，随着空气质量不好，温度与湿度的变化，可能会产生适合许多细菌生产的环境。另外，室内外温度差别比较大，也容易发生感冒等症状。准妈妈在使用空调时，冷气不能太强，冷气如果开得太强，会使皮肤收缩，反复出现这种情形会使子宫收缩，有流产、早产的可能。此外，身体过度收缩也会成为疾病的原因。准妈妈在使用空调时应注意以下事项：

1. 家用空调每年可请专业人士进行一次全面清洗和消毒，特别是室内机的蒸发器。必须使用合格的消毒剂和正确的配比方法，由专业人员操作。消毒后，把消毒剂残液清洗干净，防止残液挥发对健康

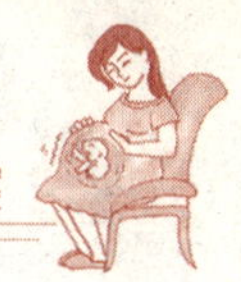

不利。在空调使用期间，应经常清洗过滤网(用清水直接冲洗即可)，最好每周一次。

2. 开启空调前，先开窗通风10分钟，尽量使室外新鲜空气进入室内。空调开启一段时间后，关闭空调，再开窗通风20～30分钟，如此反复，使室内外空气形成对流，让有害气体排出室外。

3. 室内温度最好控制在25℃左右，室内外温差不宜超过7℃；冷风出口处不要直接对着人和办公桌。

☆警惕准妈妈运动的危害征兆

准妈妈适度运动是十分有利的，但怀孕后，准妈妈的身体在变化，重心改变了，体重增加了，也更容易觉得累了。所以，准妈妈们在锻炼时要格外小心，随时注意自己身体的感觉，千万不要勉强自己。锻炼过程中，如果强度过大、可能造成危险时，你的身体自然会告诉你。你要特别注意下列危险征兆和症状：

1 心跳过快　如果你在锻炼时出汗太多或没办法顺畅自如地谈话，那么，你的运动量很可能过大了。如果在休息后，心脏仍然跳得很快，建议你马上去医院检查。

2 体温突然变化　如果在运动的过程中，你的手变得又湿又凉，或者感到一阵阵忽冷忽热，这说明你的身体在调节体温时出现了问题，而这个问题可能会对你的宝宝有害。宝宝中心的一位医学专家指出："你肚子里的宝宝和你一样也会过热。"当你的体温过高时，本来流向子宫的部分血液会转而流向皮肤，帮助身体降温，这会给宝宝带来危险。如果你的体温持续上下浮动，请马上去医院检查。

3 恶心　如果锻炼后你感到恶心，说明你的胃里积蓄了过多的乳酸，这是肌肉新陈代谢的副产物。如果你休息之后，仍感到恶心，请马上去医院检查。

4 头晕　如果你在锻炼的过程中感到持续头晕，或者同时有视觉模糊、头疼或心跳过快的现象，可能是重度贫血或其他严重疾病的征兆，会影响准妈妈和宝宝的健康。如果你休息之后仍感到头晕，请马上去医院检查。

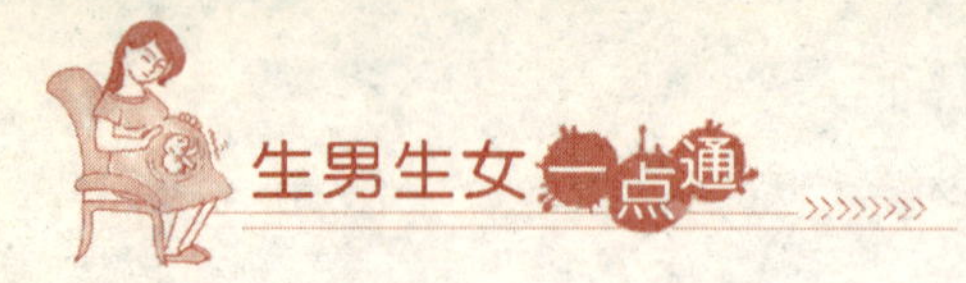

5 视觉模糊 如果你在锻炼过程中感到视线变得模糊，那么可能是脱水导致你的血压骤降，心脏负担过重。这种情况会导致流向胎盘的血液量减少，使宝宝正在发育的重要器官得不到足够的血液营养。视觉模糊也可能是先兆子痫（子痫前期）的征兆，而先兆子痫会严重限制血液流向胎盘，可能给宝宝造成危险。如果出现视觉模糊的情况，请马上去医院检查，如果情况紧急就看急诊。

6 胸腹部反复出现尖锐疼痛 这可能仅仅是你的韧带拉伸引起的，不过，也可能是发生了宫缩，尤其是如果这种疼痛出现的时间间隔差不多长，而且反复出现时，就更有可能是宫缩。这时候医生可能需要利用胎心监测仪来判断你是否即将临产。如果出现这种疼痛，请马上去医院检查，如果情况紧急就看急诊。

7 阴道流出液体 如果你的内裤总是湿的，或者你能感觉到阴道有液体渗出，甚至突然流出，这可能是羊水早破，说明你可能就要临产了。如果出现这种情况，请马上去医院检查，如果情况紧急就看急诊。

8 小腿肚肿胀 锻炼后手脚略微发胀是正常现象，但如果你感觉小腿肚疼痛或肿胀，这就说明你可能患上了血栓性静脉炎，这是一种由血凝块引起的静脉炎症。如果停止运动 1 小时之后，小腿的肿胀还没有消失，请马上去医院检查。

TIPS

生活小贴士

阴道出血需要引起重视。在怀孕早期，阴道出血可能是流产的预兆。而在怀孕中、晚期，阴道出血则可能预示着早产、前置胎盘或胎盘早剥等胎盘并发症。所有这些情况都需要马上到医院检查治疗。如果出现阴道出血的情况，请马上去医院检查，如果情况紧急就看急诊。

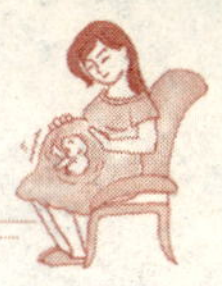

☆孕期出行能不能系汽车安全带

汽车上的安全带是为了保证乘客的安全，这大家都明白，可处于怀孕期准妈妈能否系安全带，则是许多人疑惑的问题。孕育专家认为，准妈妈绝对可以使用安全带！其实不使用安全带是很不安全的。但是为了避免伤害到你的宝宝，安全带的系法必须要得当。正确的系法是将安全腰带跨过髋部，系在腹部以下的位置，让它舒舒服服地贴在你的骨盆上。千万不要将安全带系在你的肚子上，那样的话，一旦发生碰撞，突然而来的摇晃可能会使你的胎盘从子宫壁上剥离。天冷的时候，要把车预热后，再上车，这样，你就可以脱掉厚重的冬衣，以避免安全带滑上来时，压到你的腹部。

如果你乘坐的车内有肩式安全带，也应该每次都使用。肩带应舒舒服服地斜穿过胸部中央。如果安全带正好勒在你的脖子上时，你需要重新调节安全带的位置或座位，使带子系得更加合适。

TIPS

生活小贴士

孕妈妈的身体及羊水囊就像一个缓冲垫，保护着胎宝宝的安全。研究结果表明，保护发育中的胎宝宝的最好方法，就是保护好孕妈妈自己，而正确合理地使用安全带，是必要的保护措施之一。

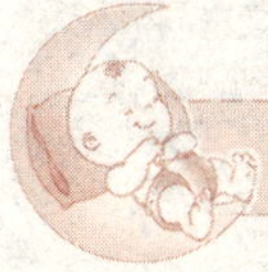

疾患防治：不生病是优生优育的“保护伞”

☆防治妊娠牙龈炎

有些女性怀孕以后，妊娠反应不太明显，就是牙龈常出血，甚至偶有一宵醒来，枕头上血迹斑斑，但毫无痛觉。如果张嘴对镜看看，没准吓一跳。全口牙龈浮肿，齿间的牙龈乳头部还可能有紫红色、蘑菇样的增生物。只要轻轻一碰，脆软的牙龈就会破裂出血，出血量也较多，并且难以止住。医学上称此为妊娠期牙龈炎。妊娠期牙龈炎发病率为50%，一般在怀孕后2～4个月出现。

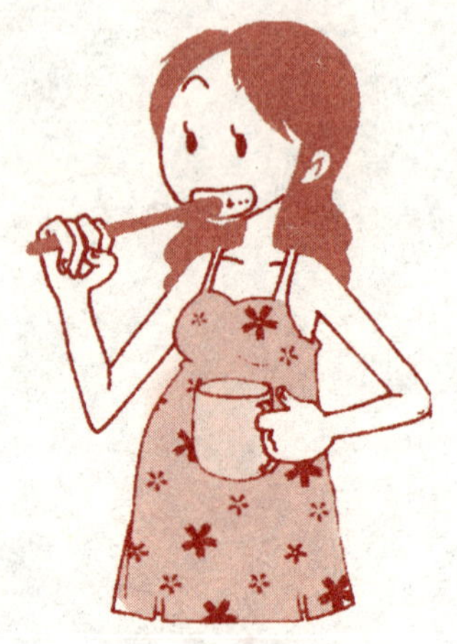

引起准妈妈牙龈发炎的原因很多，主要是怀孕后准妈妈体内雌、孕激素增多导致牙龈血管发生变化，再加上其他因素作祟，像不注意口腔卫生、有牙垢沉积、牙齿排列不整齐或张口呼吸等等。

妊娠期牙龈炎将随妊娠的进展而日益加重，但产后会逐渐自行消退。因此，一旦发生，唯有从减少牙龈出血和减慢它的发展着手。要防止妊娠期牙龈炎，准妈妈一定要坚持早、晚认真刷牙，餐后漱口，必要的时候还要用牙线清洁牙缝等，做好口腔卫生管理；挑选质软、不需多嚼和易于消化的食物，以减轻牙龈负担，避免损伤；多食富于维生素C的新鲜水果和蔬菜，或口服维生素C片剂，以降低毛细血管的通透性。

一旦准妈妈已经患有妊娠期牙龈炎，应及时到医院进行诊治，以防症状加剧，给准妈妈带来很大痛苦，且对孕育也不利。

☆孕期便秘，小毛病大危害

王丽如愿以偿怀上了小宝宝，得知这一喜讯后，公公婆婆特别高兴，天天变着花样给她补充营养，基本上什么活都不用她干，只让她在

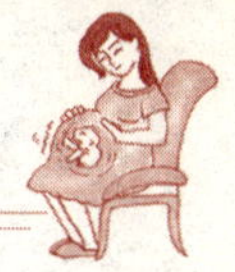

家中静养，在丈夫、公婆的悉心呵护下王丽却患上了便秘。她很苦恼，总是感到腹胀，不吃药吧，不能正常排便；吃点通便的药吧，又怕影响到肚里的胎宝宝……

与王丽相类似，许多准妈妈为了腹中宝宝的健康成长，吃了许多营养食品，进食大量高蛋白、高脂肪的食物，但这些食物有时过于精细，去掉了其中对肠道有益的膳食纤维。而蔬菜的摄入又不足，胃肠道内纤维素含量不够，不利于食糜和大便的下滑，从而容易造成便秘。

有一些器质性病变也会导致准妈妈便秘，比如，有些准妈妈出现痔疮、肛裂等直肠疾病，或者说原本就有这类疾病的话，一旦发病却又未能及时治疗，到了孕期就很容易使病情加重，这些都会增加准妈妈患便秘的几率。怀孕 6 个月后子宫逐渐增大，也会压迫血管，使得下半身的血液发生淤血，而诱发痔疮，恶化时则可能引起脱肛，因为担心痔疮会恶化，常常强忍便意，而使便秘加重。

活动量太少是准妈妈发生便秘的又一个原因。许多准妈妈唯恐活动会伤了胎气，加上家人的特别“关照”，往往活动减少，整天不是坐着就是躺着，使得蠕动本已减少的胃肠对食物的消化能力下降，加重腹胀和便秘的发生。

另外，随着胎宝宝的发育，胀大的子宫对排便肌肉的压迫，盆底肌肉群因以往妊娠或胎头、子宫压迫直肠而弱化，造成胃肠的蠕动频率减弱。而且排便需要腹肌的力量协助，在腹部增大后腹肌的力量却在逐渐减弱，因此造成了排便困难。

便秘是准妈妈最常见的烦恼之一，也是孕期容易疏忽之处。然而，千万别小看这些习以为常的小毛病，一不留神它就会让你遗恨终身。尤其是到了妊娠晚期，便秘会愈来愈严重，常常几天没有大便，甚至 10 多天都未能排便，从而导致准妈妈腹痛、腹胀。严重者可导致肠梗阻，并发早产，危及母婴安危。有的便秘准妈妈分娩时，堆积在肠管中的粪便妨碍宝宝下降，引起产程延长甚至难产。

便秘还会增加准妈妈体内毒素，导致机体新陈代谢紊乱、内分泌失调及微量元素不均衡，从而出现皮肤色素沉着、瘙痒、面色无华、毛发枯干，并产生斑点等。还会引起轻度毒血症症状，如食欲减退、精神萎靡、头晕乏力，久之又会导致贫血和营养不良。对宝宝的发育很不利。经常排便用力，还会促使痔疮的形成。并且会使乳房组织细胞发育异常。

治疗孕期便秘也要小心，不恰当的治疗也会对胎宝宝造成伤害。准妈妈们属于特殊群体，在治疗便秘时，不要口服润滑性的泻药，如蓖麻油、液体石蜡等，这样影响肠道对营养成分的吸收，宝宝的营养得不到很好的保障。而服用导泻剂或者强刺激作用的润肠剂，会使胃肠蠕动增强引起子宫收缩，导致流产或早产。润滑性泻剂(液体石蜡)，减少准妈妈对脂溶性维生素，如维生素A、维生素D、维生素E、维生素K的吸收，使新生宝宝易发生低凝血酶无血症而致出血。那么，准妈妈应如何防治便秘呢?

1. 出现便秘，应先从饮食调整、生活习惯调整入手，可加用食疗方法，如菜粥、松子仁粥等。多吃富含纤维素的食物，膳食纤维可加速肠道蠕动。

TIPS

生活小贴士

对于有便秘的准妈妈来说，应少吃或不吃不易消化的食物，这些食物有：辣椒、莲藕、蚕豆、荷包蛋、糯米粽子、糯米汤圆等。准妈妈便秘期间，不宜进食的水果有菠萝、柿子、桂圆、橘子等。

2. 养成定时大便的良好习惯，可在晨起、早餐后或晚睡前，不管有没有便意，都应按时去厕所，久而久之就会养成按时大便的习惯。

3. 适当进行一些轻量活动，促进肠管运动增强，缩短食物通过肠道的时间，并能增加排便量。

4. 可在每天早晨空腹饮一杯开水或凉开水，这也是刺激肠管蠕动的好方法，有助于排便。

5. 可多饮蜜水，蜂蜜有润肠通便的作用，可调水冲服。

如果采取以上方法仍发生便秘者，可以服一些缓解药，如中药麻

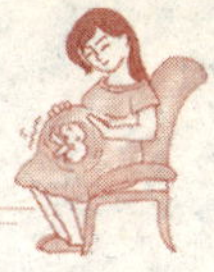

仁滋脾丸，番泻叶冲剂或果导片等。也可以用开塞露或甘油栓来通便，但必须注意在医生指导下进行。禁用蓖麻油泻剂，以免引起流产。

☆预防妊娠期贫血

血液中最主要的成份是血红素，血红素是一种蛋白质，能将氧输送到身体的组织中去。如果身体内的血红素低于标准量，就是患有贫血。最常见原因是身体内的含铁量缺乏。另一个原因可能是叶酸含量不足所致。

轻度贫血准妈妈可能会忽视，但如果病情严重，准妈妈可能有下列症状中的一种或数种：苍白、无力、疲乏、气促、头晕、眼花、耳鸣、浮肿、心悸（明显感觉到心跳）。其实，不光准妈妈，许多女性都患有贫血症。那么，准妈妈应如何预防贫血症呢？

1. 补充足够的营养物质，做到不偏食、不挑食，以满足准妈妈本身及胎宝宝的需要。动物的内脏、绿色蔬菜、动物蛋白及植物蛋白类食物中均含有丰富的蛋白质、铁、维生素。用铁锅炒菜也可补充铁。由于铁的吸收率低，尤其植物性食物中的铁吸收率更低。

2. 及时治疗慢性失血，如痔疮、牙龈出血、鼻出血、钩虫病等疾病。如有慢性消化不良时，要及时治疗，以促进营养物质的吸收。

TIPS

生活小贴士

许多学者建议准妈妈在怀孕4个月以后可补充硫酸亚铁0.3克，每日一次，配合用维生素C吸收更佳，以预防缺铁性贫血。同时建议怀孕4个月以后每日补充叶酸5毫克，预防巨幼红细胞性贫血。

☆预防准妈妈胃灼热症

胃灼热常常发生在妊娠期，几乎有一半的准妈妈都会发生胃灼热

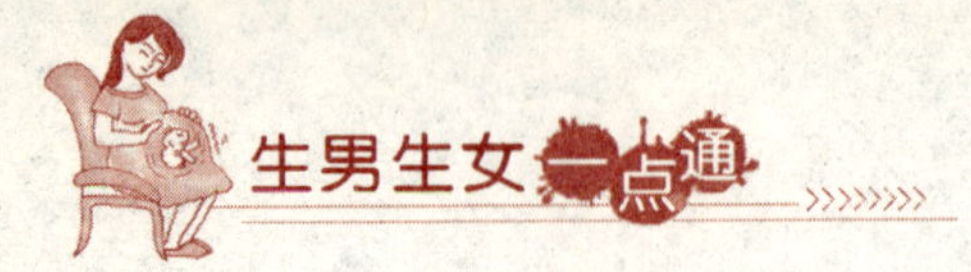

情况。这是由于在妊娠期间，协助封闭胃上部与食管间通道的肌肉变得松弛，使消化液从胃部流回到食管里，刺激到其敏感的黏膜所致。扩大的子宫在妊娠晚期压迫到胃部，使得这种情况更加恶化。一般情况下，孕期胃灼热是一种无害的状况，在分娩后就会消失。准妈妈若要治疗胃灼热，可采取以下方法：

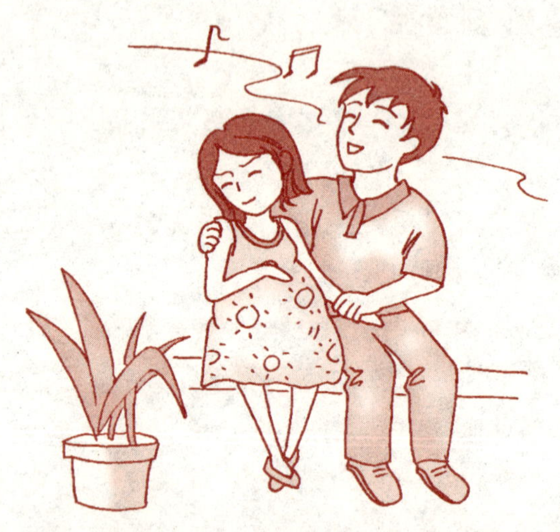

防治准妈妈胃灼热方法小结	
白天应尽量少食多餐，使胃部不要过度膨胀，即可减少胃酸的逆流。	睡前2小时不要进食，饭后半小时至1小时内避免卧床。
睡觉时，尽量将枕头垫高头部15厘米，以防止发生逆流。	茶、咖啡会使食道扩约肌松弛，并加剧胃酸的回流，亦应避免。
过冷或过热食物及辛辣食物，都会对胃部产生刺激，所以均宜避免。	若有抽烟习惯的准妈妈，戒烟是必要的，因为抽烟会加速胃酸的分泌。

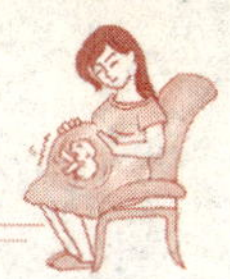

防治准妈妈胃灼热方法小结	
油炸或油腻食物会引起消化不良；酸性食物或醋会使胃灼热加剧，准妈妈皆应尽量避免。	传统制胃剂等胃药，可在饭后30分钟服用，以中和胃酸。
准妈妈体重若过重，应减少自身体重的增加，并避免食用高浓度糖分的食物或饮料，包括：糖浆、高淀粉类食物，例如：面包。	多吃富含β-胡萝卜素的蔬菜，及富含维生素C的水果，如：胡萝卜、甘蓝、红椒、青椒、猕猴桃；此外，富含锌的食物亦可多食，如：全谷类和水产品如牡蛎。

如果以上方法无法解决胃灼热的症状，应及时去看看医生。

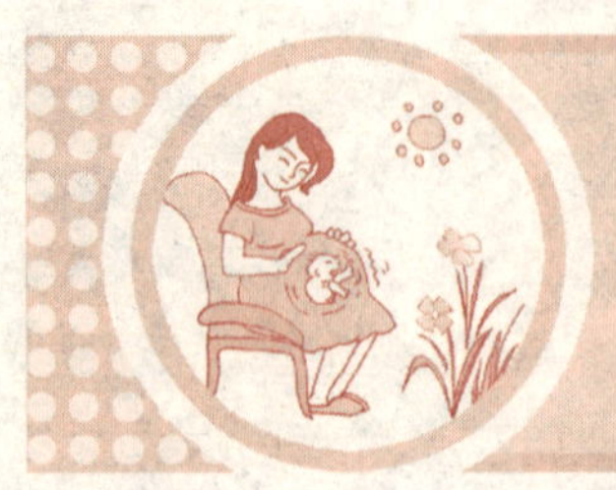

孕期第5月优生方案

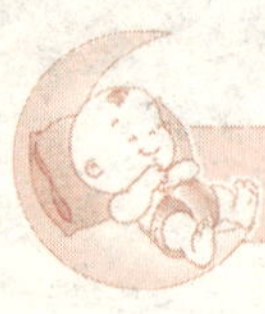

体察入微:准妈妈及胎宝宝的身体与发育变化

1 母体的变化情况 怀孕进入第5个月,由于新陈代谢加快,血流量明显增加,大量的雌激素使不少的准妈妈脸上可能会出现黄褐斑、黑斑,而且常常感到口干舌燥,甚至出现耳鸣,有时准妈妈还会感觉眼睛发干、畏光,这些都是正常的现象,准妈妈不用过虑担心,这些现象到产后都会逐渐痊愈。

另外,在本月准妈妈的乳房膨胀更加显著,乳头颜色加深并伴有刺痛感,子宫大小如成人的头,子宫底的高度位于耻骨上方15～18厘米处。肚子已大得使人一看起来便知道是一个标准的准妈妈了。这时显著的生理变化有:

(1)从本月开始,可以微微感觉到胎动了。尤其是当夜晚躺在床上时,会感到下腹像一只小虫似的一下下蠕动,犹如手放在鱼篮外但仍感到里面的鱼跳动一样。这正是宝宝在羊水中蠕动,挺身体,频繁活动手和脚、碰撞子宫壁而引起的胎动。

(2)若前一个月还有轻微的孕吐情形,此时会完全消失,身心到达安定时期。

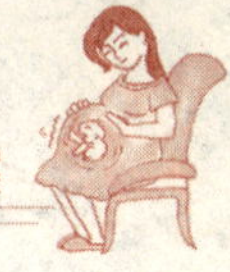

(3)体内雌激素大量增加，导致盆腔血流量增多，使性欲提高，且更易达到性高潮。

(4)阴道里流出白色分泌物，这是妊娠中期流向阴道血液量增加而导致的，所以不必恐慌。

(5)胎宝宝一天天长大，压迫直肠，直肠静脉鼓起来，严重时，直肠会凸到肛门外面。生痔疮后，肛门部位又痒又痛，坐在椅子上或排泄时还会出血，严重时应该向医生咨询。

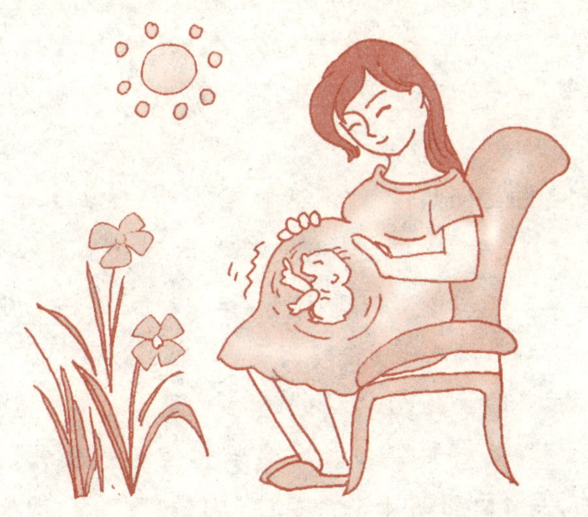

这个月，准妈妈的食欲逐渐好转，体重逐渐增加，因而常常感到很疲倦。特别是职业女性，工作后回到家里，还要进行胎教；对胎教的期望值又过激过高，所以第2天常感到疲惫不堪，特别容易产生热切不安的心理，从而影响情绪。在这种情况下，准妈妈要调整自己的状态，保证充分的睡眠和休息，不要勉强做自己力所不及的事，对胎教的期望值不能超越现实，千万不能因家务过重和进行胎教导致体力不支、精神涣散，从而发生食欲不振，影响胎宝宝的发育。

TIPS

生活小贴士

在妻子进行胎教的同时，准爸爸不要袖手旁观，不仅要积极参与，还要帮助妻子安排好胎教节奏。在妻子过分热衷时，准爸爸要适时制止，把握好时间的长短和强度，并随时提醒妻子注意胎宝宝的反应；在妻子漫不经心时，丈夫要鼓励妻子耐心地与胎宝宝沟通，通过对妻子的爱心来影响胎宝宝，让胎宝宝感受到父爱，与胎宝宝建立起亲密的关系。

2 胎宝宝的发育情况 妊娠第5个月，是胎宝宝感觉器官发育的顶峰时期，视觉、听觉、味觉、嗅觉等各类器官的神经细胞都得到了全面发展，胎宝宝开始能够吞咽羊水，肾脏已经能够制造尿液，头发也开始迅速生长，如果是女孩，她的阴道、子宫、输卵管都已经各有各位；如果是男孩，宝宝的生殖器官已经清晰可见。这时，胎宝宝的心脏运动变的活跃起来，虽然胎宝宝的大部分骨骼还是软骨，但从本月开始会逐渐变得结实而致密起来。胎宝宝可以按照自已的意愿自由活动，胎宝宝会在羊水里任意伸展身体，用手抓东西，并且可以转动身体。

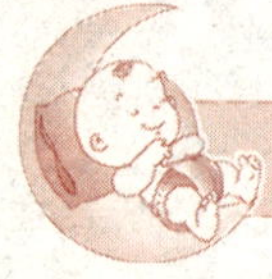

母强子壮：一人吃两人补的营养方案

☆怀孕第5个月的营养原则

妊娠进入第5个月，绝大多数准妈妈的早孕反应早已消失，食欲较好，胎宝宝的生长速度加快，对各种营养素的需要量显著增加。此期可根据个人的经济条件、各地区物质供应状况在主食方面不要单调，应以米面和杂粮搭配食用。具体应做到以下几点：

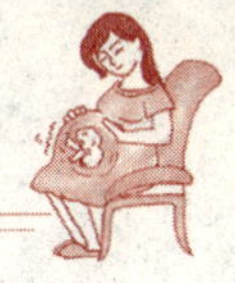

1 饮食多样化，荤素搭配 副食要做到全面多样、荤素搭配，要多吃些富含多种营养素的食物，如猪肝、瘦肉、蛋类、海产品、鱼虾、乳制品、豆制品等，并且要多吃些新鲜黄绿色叶菜类和水果，以保证胎宝宝的正常生长发育。

2 重视早餐 把早餐当作正餐来吃，重视早餐的质量和营养均衡。既可以加强营养和能量供给，又不至于使体重增长得过快。

3 减少外出就餐次数 此期准妈妈易出现便秘和烧心，应多吃些富含纤维的食品，如芹菜、白菜、粗粮等。烧心多是由于食入糖分过多引起的，可多吃些萝卜，因其含有消化糖的酶类。准妈妈胃肠道功能下降，胃酸分泌减低，胃肠蠕动减弱，所以一定要注意避免冷热食物的刺激，并尽量减少外出就餐次数，以免碗筷不卫生引起孕期疾病。

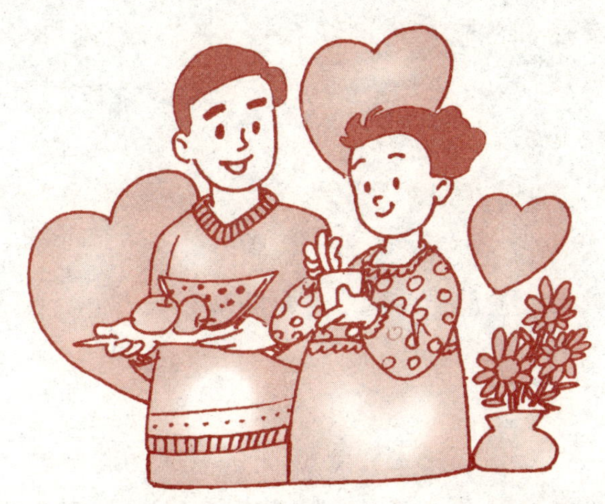

4 少食多餐 本月准妈妈由于食欲大增，进食量会增多，有时会出现胃中胀满。这时可服用1～2片酵母片，以增强消化功能。要少食多餐，既补充相关营养，也可改善因吃得太多而胃胀的感觉。另外，考虑到胎宝宝骨骼发育和即将开始的视网膜发育，准妈妈应注意补充维生素A、钙和磷。例如可以把午餐和晚餐重点安排成补脑和补充维生素A；早餐和加餐重点安排成补钙，多吃一些干果和奶制品。

5 适量摄入脂肪 脂质是脑及神经系统的主要成分。准妈妈应适度摄入脂肪，吃一些鱼肉及核桃、腰果等干果，有利于大脑的发育。

☆带鱼，准妈妈的天然养生品

带鱼又称刀鱼、裙带鱼、白带鱼，因其身体扁长形似带子而得名，以山东舟山渔场产的带鱼为最佳。带鱼主要在春、冬两个汛期上市。带鱼是富含蛋白质、不饱和脂肪酸、卵磷脂、多种维生素等营养物质的食物。它的味道鲜美，营养丰富，深受群众欢迎，除鲜食、制罐、制鱼松或咸干制品外，亦可作为药用食物。

中医认为，带鱼性温味甘，具有和中开胃、补虚暖胃、补中益气、润泽肌肤、美容养颜等功效，对体虚、外伤出血、皮肤干燥等有一定的补益作用。

带鱼体表的银鳞并不是鳞，而是一层由特殊脂肪形成的表皮，称为“银脂”，是营养价值较高且无腥无味的优质脂肪。该脂肪中含有不饱和脂肪酸、卵磷脂、6—硫代鸟嘌呤三种对人体极为有益的物质，具有降低胆固醇、延缓衰老、防癌抗癌的功效。

经常食用带鱼，具有补益五脏的功效。带鱼含有丰富的镁元素，对心血管系统有很好的保护作用，有利于预防妊娠期高血压以及其他妊娠期好发的心血管疾病。常吃带鱼还有养肝补血、泽肤养发的功效。

☆香菇，美容又健脑

香菇的营养价值高，在于它含有多种丰富的维生素。尤其是B族维生素、麦甾醇和烟酸的含量，与其他食品相比高得多。香菇还含有维生素C、泛酸、吡哆醇、生物素、叶酸、维生素B_{12}等多种维生素。由于香菇中富含谷氨酸及一般食品中罕见的伞菌氨酸、口蘑酸及鹅氨酸等，故味道特别鲜美。

香菇的菌体中含有一种一般蔬菜缺乏的物质——麦甾醇，它可以在体内通过生物代谢转化为维生素D，促进体内钙的吸收，并可增强人体抵抗疾病的能力。因此，多吃香菇对于帮助准妈妈补充钙质及预防感冒等疾病有一定帮助。

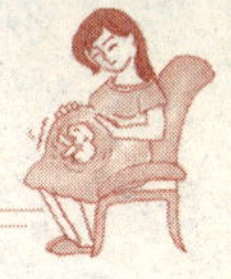

中医认为，香菇性凉味甘，有补肝肾、健脾胃、益智安神、养容颜的功效。

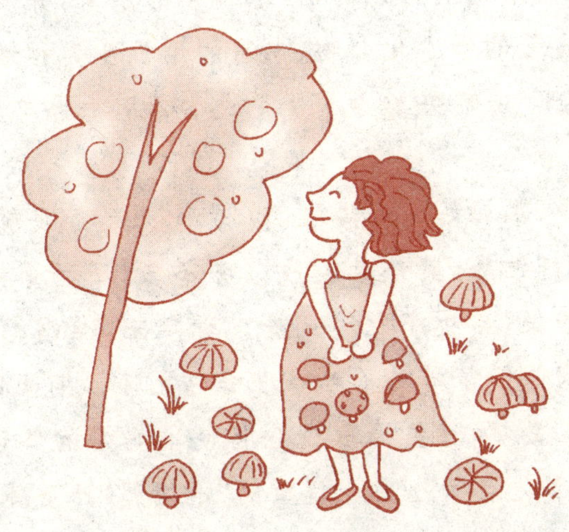

☆虾皮，准妈妈的营养佳品

虾皮营养极为丰富，每100克虾皮中，含蛋白质39.3克、钙2.0克，是鱼类、蛋类、乳类及乳制品的几倍到几十倍。除此以外，虾皮还含有丰富的钾、碘、镁、磷等微量元素及维生素、氨茶碱等成分，且其肉质和鱼一样松软，易消化，不失为准妈妈食用的营养佳品，对健康极有裨益。

中医认为，虾皮性味甘温，具有补肾壮阳、通乳、解毒的功能。故对产后乳汁不足也有一定的治疗作用。

食用虾皮时要注意，许多因素能够影响饮食中钙的吸收，如绿叶蔬菜中的有机酸，如植酸、草酸等便会与钙结合生成沉淀；摄入脂肪过多，与钙结合，形成钙皂，也妨碍吸收。因此，食用虾皮要注意避免与含植酸、草酸的食物及脂肪含量高的食物同时食用。

☆孕期吃过多水果并无益处

有些准妈妈信奉“多吃水果，孩子将来皮肤好”，因而，有些准妈妈为了生一个健康、漂亮、皮肤白净的宝宝，几乎把水果当饭吃，有的甚至一天吃下二三公斤，这种饮食是极不科学的。专家研究表明，“准妈妈”多吃一些水果是有好处的，但吃过多的水果，并没有益处。因为水果里含有一定量的碳水化合物、丰富的无机盐类和维生素。“准妈妈”多吃水果，可以减轻妊娠反应，促进食欲，对胎宝宝的健康成长有好处。

一般来说，准妈妈每天摄取500克水果已经足够。水果除了提供维生素、膳食纤维外，其他营养成分并不多，反而含糖量不少，多吃极易造成热量积聚，导致肥胖等疾病。近年来，准妈妈因暴食水果而引发妊娠糖尿病的例子屡见不鲜。准妈妈在怀孕期间体重增加12.5公斤左右属于正常，如过量摄取糖分将使准妈妈的体重超标、胎宝宝过大，分娩时容易发生大出血。超重的“准妈妈”产后体形很难恢复。

☆准妈妈切忌口渴才饮水

口渴犹如田地龟裂后才浇水一样，是缺水的结果而不是开始，是大脑中枢发出要求补水的救援信号。口渴说明体内水分已经失衡，脑细胞脱水已经到了一定的程度。所以，在这里提醒所有的准妈妈不要等到口渴了再去饮水，饮水应每隔2小时一次，每日8次，共1600毫升。

另外，准妈妈还要注意不是所有的水都能喝，有以下几种水不能喝：

1 久沸或反复煮沸的开水 例如大锅炉里的水，因为水在反复沸腾后，水中的亚硝酸银、亚硝酸根离子以及砷等有害物质的浓度相对增加。喝了久沸的开水以后，会导致血液中的低铁血红蛋白结合成不能携带氧的高铁血蛋白，从而引起血液中毒。

2 没有烧开的自来水 自来水中的氯与水中残留的有机物相互作用，会产生一种叫“三羟基”的致癌物质。准妈妈也不能喝在热水瓶中贮存超过24小时的开水，因为随着瓶内水温的逐渐下降，水中含氯的有机物会不断地被分解成为有害的亚硝酸盐，对准妈妈身体的内环

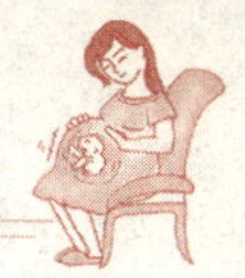

境极为不利。

3 保温杯沏的茶水 茶水中含有大量的茶碱、芳香油和多种维生素等。如果将茶叶浸泡在保温杯的水中，多种维生素被大量破坏而降低，茶水苦涩，有害物质增多，饮用后引起消化系统及神经系统的紊乱。

4 工业生产中的废水 这样的水即使经过高温煮沸，水中的有毒化学物质仍然存在。

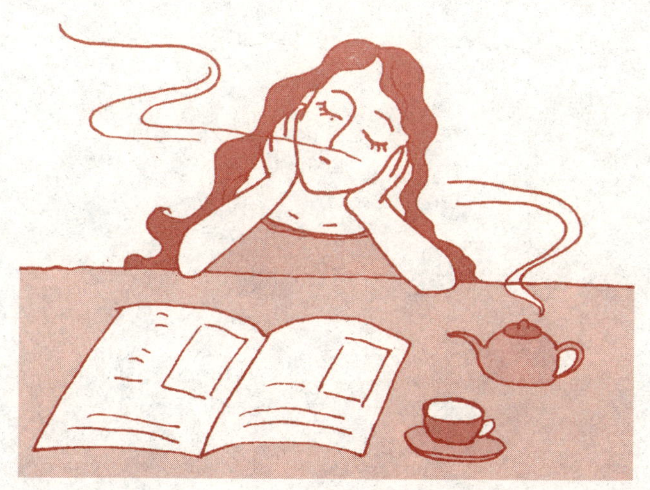

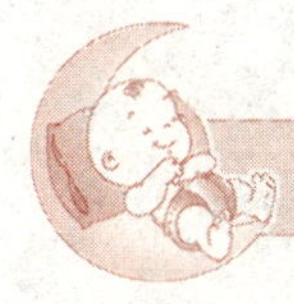

胎教指南：聪明宝宝的胎教方案

☆用语言和胎宝宝进行心灵沟通

妊娠 5 个月时，胎宝宝的神经系统逐渐发达，此时的胎宝宝就像一个小小“窃听者”，他（她）能听到妈妈心脏跳动的声音、大血管内血液流动的声音、肠蠕动的声音，他（她）最爱听妈妈温柔的说话声和歌声，因此孕中期是进行语言胎教的最佳时期。因此，准妈妈不妨对胎宝宝多讲讲话。要知道与腹中胎宝宝对话，是一种极为有益的胎教手段。虽然他们听不懂话的内容，但是他们能通过听觉听到父母的声音和语调，感受父母亲对其的呵护和爱抚。这样做对催进其智力的发育无疑是大有益处的。

开场白的语言是："宝宝(或者叫乳名)，我是你的妈妈，我会天天和你讲话，我会告诉你外界一切美好的事情。准妈妈最好在当天的"胎教日记"中拟定一篇小小的讲话稿，稿子的内容可以是一首纯真的儿歌、一首内容浅显的古诗、一段优美动人的小故事，也可以谈爸爸的工作及对周围事物的认识，以刻画人间的真、善、美。用诗一般的语言、童话一般的意境，描述祖国的锦绣大地等等。对话结束时，要对胎宝宝给予鼓励："宝宝学习很认真，你是一个聪明的孩子，但愿我对你讲授的一切都能对你将来的人生有用。好吧，今天就学习到这儿，再见!"

TIPS

生活小贴士

当准妈妈们感觉到有胎动或胎动较为活跃时，就可以对胎宝宝讲话。对话内容不能复杂，应简单明了。吐字要清楚，语速要放慢。并注意一定要声音柔缓。

☆抚摸胎教，爱心传递

胎宝宝需要爱，不但需要语言上的安慰、优美的乐曲，还需要有肢体的接触。经常抚摸胎宝宝，可以激发胎宝宝运动的积极性。也许不会明显感到胎宝宝反馈的信号——这种信号缓慢而有节奏，只有实践，才能有清晰的感觉。

这时，你可以用一个手指轻轻按一下再抬起。开始时，有的胎宝宝能迅速作出反应，有的则要过一阵甚至几天再做时才有反应。如果此时胎宝宝不高兴，他(她)会用力挣脱或蹬腿反对，碰到这种情况，就

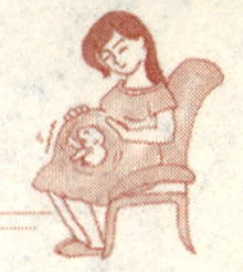

应立即停止。过几天，胎宝宝对母亲的手法习惯了，母亲手一按压、抚摸，胎宝宝就会主动迎上去。到6～7个月，母亲已能分辨出胎宝宝的头和背，就可以轻轻推着胎宝宝在子宫中“散步”了。如果和着轻快的音乐与胎宝宝交谈和“玩耍”效果会更好。母子“玩耍”式的触摸训练从妊娠5个月开始，到预产期前2～3周之前进行，怀孕晚期尤为必要。每次时间不要太长，5～10分钟即可。

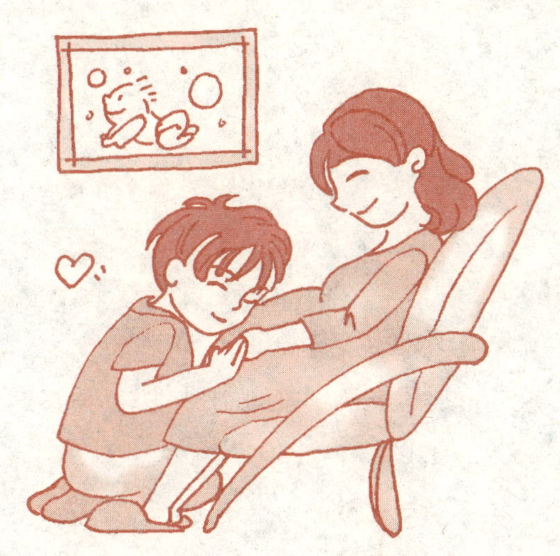

进行抚摸胎教时，室内环境要舒适，空气新鲜，温度适宜；准妈妈要避免情绪不佳，保持稳定、轻松、愉快、平和的心态，并且还应排空小便。丈夫用手轻抚妻子的腹部时，要同胎宝宝细语，并告诉胎宝宝这是父亲的抚摸，并同妻子交换感受，这样能使父亲更早地与未见面的小胎宝宝建立关系，增进全家人感情。

抚摸胎教一般在孕早期以及临近预产期不宜进行。有不规则子宫收缩、腹痛、先兆流产或先兆早产的准妈妈，不宜进行抚摸胎教，以免发生意外。曾有过流产、早产、产前出血等不良产史的准妈妈，也不宜进行抚摸胎教，可用其他胎教方法替代。

TIPS

生活小贴士

父亲抚摸胎宝宝并同他(她)说话,对做母亲的在心理上也是一种极大的安慰。这种天伦之乐,是孕育、养育、教育孩子的最好气氛。

☆光照胎教——让宝宝感知光明

妊娠第5个月,胎宝宝对光线更敏感,胎教专家用医学仪器对母亲腹壁进行光线照射时,发现胎宝宝出现了躲避的动作,甚至背过脸去。更难以让人想象的是,胎宝宝还出现了睁眼、闭眼的情况。这说明,在胎宝宝的发育过程中,视觉也在慢慢的发育,并且有了一定的功能。因此,在本月,继续对胎宝宝进行光照胎教是必要的。

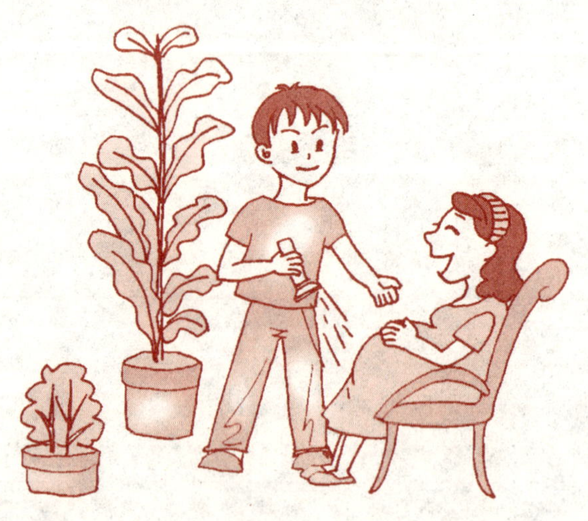

父母每天定时用手电筒(弱光)作为光源,对胎宝宝进行光照胎教。具体的做法是:在室内将准妈妈腹部袒露,将光线照射在准妈妈的腹部上,每次5分钟左右。结束前可反复多次关、开手电筒,让胎宝

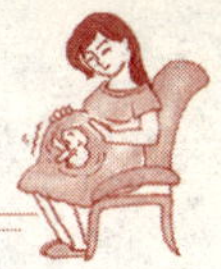

宝有个适应的时间，以减少对胎宝宝视力的不良刺激，切忌光线太强。大多数的时候可以用各种颜色的彩灯，先后照向腹部，1～2 分钟转换 1 次，而且灯光要活跃，由近而远，逐渐形成多种形式。准妈妈也可以迎着阳光散步，让太阳温暖柔和的光线直射在腹壁上，刺激胎宝宝的视觉发展。

TIPS

生活小贴士

光照胎教和音乐胎教、运动胎教一样，都是准妈妈自身磨练性情、提高修养的过程。准爸爸可以和准妈妈一起进行光照胎教，要坚持下去、有规律地去做，才能使胎宝宝领会其中的含义，并积极地做出回应。

☆音乐胎教——培养好心情

研究发现，怀孕 4 个月以后胎宝宝就具有了听力，所以，从本月起，你就可以开始有计划地进行音乐胎教了，音乐优美的韵律，是父母与胎宝宝之间不同语言交流的桥梁，能被胎宝宝所感受，是相互交流感情的最佳通道。

音乐是纷繁多样的，它以 7 个音符组成了变幻无穷的乐曲。随着曲调、节奏、旋律的不同，人体可以产生不同效果的情感和理性的共鸣。胎教音乐可分为以下几种：

(1)轻灵活泼的乐曲：如二胡曲“二泉映月”等。这些乐曲具有轻盈美妙的弦律、引人入梦的情绪、安祥柔和的情调。

(2)柔和平缓的乐曲：如民族管弦乐“春江花月夜”等。这类作品优美细致，带有浓厚的浪漫情调，能使人进入一种如诗如画的梦境。

(3)舒筋活血的乐曲：如“江南好”等。让人听了心情愉快、血液流畅、情绪极佳。

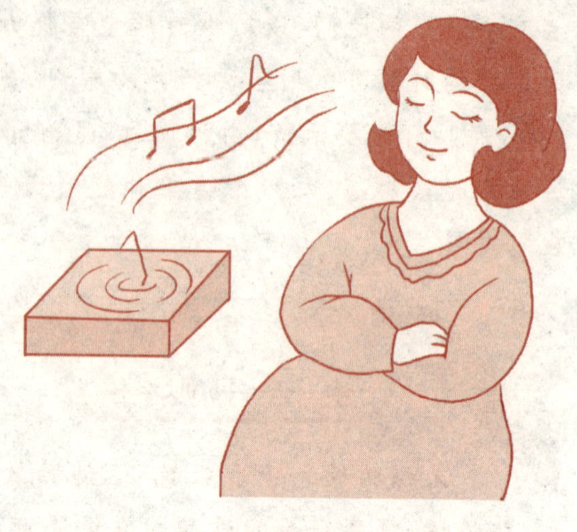

（4）解除忧郁的乐曲：如“喜洋洋”、“春天来了”等。这类乐曲能使人浮想联翩，随着那优美酣畅的曲调起伏跳跃，十分迷人。

（5）消除疲劳的乐曲：如“友谊地久天长”等。这类乐曲清丽柔美、抒情明朗。

（6）振奋精神、增加食欲的乐曲：如广东音乐“步步高”等。这类乐曲一般可以使人精神饱满，产生向上的力量。

胎宝宝虽然有了听力，但毕竟不能唱。准妈妈应充分合理地发挥自己的想象，让腹中的宝宝神奇地张开蓓蕾似的小嘴，跟着你的音律和谐地“唱起来”。所以，每唱完一个音符，等待几秒钟，这几秒钟即是胎宝宝唱的时间，而后依次进行。

此外，母亲还可以为胎宝宝选唱些歌曲，首先应选些轻柔抒情的歌曲或摇篮曲，唱歌时要心情舒畅，用慈母之心唱给胎宝宝听，从而达到心田的共鸣。

TIPS

生活小贴士

千万不要将收录机直接放在腹壁上给胎宝宝听，噪音可损害神经。乐曲播出后，要不断移动（动作要轻）扩音器，将优美的乐曲透过母亲的腹壁，源源不断地输给胎宝宝。每一次可播放2～3支乐曲，既要让胎宝宝欣赏音乐美感，又要防止胎宝宝听得过于疲乏。

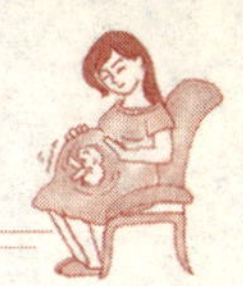

☆行为胎教——打造宝宝好习惯

我们每一个人都有着各自的生活习惯，有的人习惯于早睡早起，而有的人喜欢晚睡晚起，但不论我们每个人有什么习惯，养成一种良好的生活习惯是不容易的。这是为什么呢？俗话说："江山易改，本性难移"也就是说人一旦养成了一种习惯想改成另一种习惯是很困难的。

一个人的习惯是什么时候养成的呢？有人说是儿童时期养成的，也有的人说是出生后开始逐渐养成的。如果我们说早在胎宝宝时期一个人的某些习惯就已基本养成，恐怕你不会相信。其实胎宝宝的生活习惯在母亲腹内就受到母亲本身习惯的影响，而潜移默化地继承下来，这不是哪个人的凭空想象，而是经过科学家实践证明的事实。让我们通过一项有趣的实验来看看。

瑞典有一位医生叫舒蒂尔曼，他曾对新生宝宝的睡眠类型进行了实验，结果证明：新生宝宝的睡眠类型是在怀孕后几个月内由母亲的睡眠所决定的。他把准妈妈分为早起型和晚睡型两种类型，然后对这些准妈妈进行追踪调查，结果发现：早起型的母亲所生的孩子天生就有同妈妈一样的早起习惯。而晚睡型母亲所生的孩子也同其妈妈一样喜欢晚睡。

通过实验我们是否可以得出这样一个结论：胎宝宝出生几个月内，可能和母亲在某些方面就有着共同的节律了。母亲的习惯将直接影响到胎宝宝的习惯。如果有些母亲本身生活无规律、习惯不良，那么从您怀孕起就要从自身做起养成一个良好的习惯，才能培养出具有良好习惯的胎宝宝。

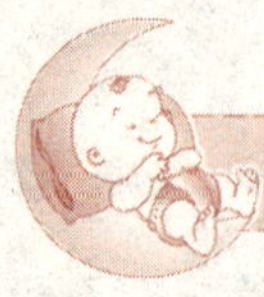

孕育圣经：分享过来人的孕育经验

☆按时做产前检查

本月孕检，医师通常情况下将会为你做以下各项检查：

第一，体重和血压。

第二，尿液检验，有无尿糖和尿蛋白。

第三，胎心音。

第四，准妈妈在16周以上，可抽血做唐氏综合征筛检，并看上次产检的抽血报告。

第四，16～20周开始进行羊膜穿刺，主要是看胎宝宝的染色体异常与否。

第五，在孕期20周做超声波检查，主要是看胎宝宝外观发育上是否有较大问题，医师会仔细量胎宝宝的头围、腹围、看大腿骨长度及检视脊柱是否有先天性异常。

第六，以触诊查看子宫大小和形状。

第七，子宫底的高度。

第八，手脚有无浮肿，腿部有无静脉曲张。

第九，你的症状情形，尤其是比较特殊的。

另外，想和医师讨论疑难或问题，可事先列单备忘。

☆妊娠中期旅行宜注意的问题

怀孕4～7个月是旅行的好时机。大多数准妈妈是没问题的，但是任何事都没有绝对，请出行的时候千万不要忘记自己已经怀孕，旅行中尽量注意，避免出现流产、早产的危险。

外出旅行前4～5天，为了放心起见，一定要向医生确认一下，自己有没有上述征兆。此间旅行应注意的事项：

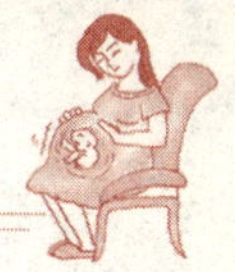

第一，长时间保持一个姿势会感到疲劳，因此能在车内自由走动的火车是较好的选择。如果乘汽车，建议每隔1小时请司机停下来，下车走一走。

第二，还要考虑到能够经常去洗手间。如果预先知道有可能遇到塞车的话，要准备携带式便器。另外如果可能的话逗留期为2～3天的短途旅行比较理想。

第三，在旅游地容易发生便秘，所以要多吃蔬菜、水果，多摄取水分。

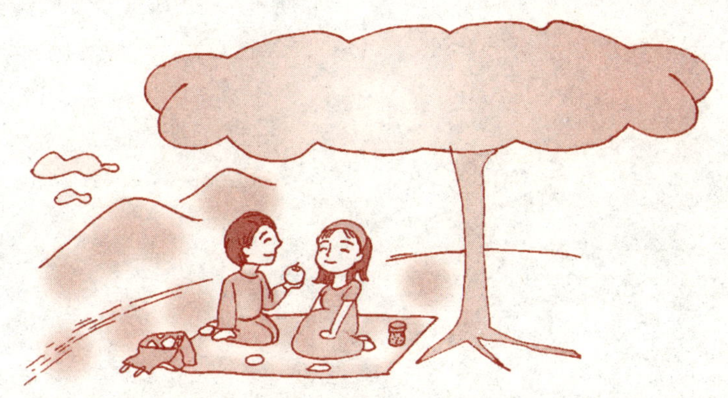

☆妊娠性生活宜用避孕套

医学专家告诫已婚夫妇，在妊娠4～7个月的时候，如进行性生活宜用避孕套，以防子宫收缩而腹痛或流产。

男子的精液中含有大量的前列腺素，性交时可经女子阴道粘膜吸收，参与多种代谢活动，影响局部的循环，产生一系列反应。据医学研究发现，前列腺素共有13种，在人体内各种类型的前列腺素含量也不一样，对子宫的作用也可因是否妊娠而有区别。如果女子没有受孕，前列腺素E可以抑制子宫生理性收缩，使子宫肌肉松弛，以利于精子向输卵管移动，促进精卵结合。前列腺素E虽说对子宫有收缩作用，但含量较少。而女子受孕期间，情况就不同了。有关资料证实，前列腺素对子宫的收缩作用明显增强，它可使子宫发生剧烈收缩，故在性交后不少准妈妈会出现腹痛现象。如果性生活过于频繁，子宫经常处于收缩状态，就有导致发生流产的危险。

据国外有关性医学调查研究表明，女子在妊娠初3个月，因恶心、呕吐而使性兴趣降低，性活动减少。在妊娠中期大部分准妈妈性欲和性反应提高。在最后3个月，疲劳感的增加使性欲明显降低。因此，医学家告诫人们：在妊娠中期准妈妈要节制性生活，如性交宜用避孕套，避免精液流入阴道。

☆准妈妈更要注意口腔卫生

健康的生活需要健康的牙齿。每个人都应该保护好自己的牙齿。准妈妈在怀孕期间，由于生理的变化，更应该注意口腔卫生保健。准妈妈应从以下几方面做好口腔卫生保健。

1 定期进行口腔健康检查 通过检查以期达到早发现、早预防、早治疗口腔疾病的目的。

2 掌握治疗口腔疾病的适当时期 准妈妈容易发生流产的时间，一般是在妊娠后的前3个月，而怀孕3～7个月则是治疗口腔疾病最适当的时期。

3 保持口腔清洁卫生 特别是加强进食后的口腔卫生，这对防止发生牙齿和牙周组织疾病尤为重要。要坚持做到早晚刷牙、饭后漱口，并经常使用口腔含漱清洁剂。

4 注意营养 准妈妈比平时更需要丰富的营养，以确保母体和胎宝宝的需要，吃一些水果、蔬菜、豆制品和其他富含营养的物质。

TIPS

生活小贴士

据统计，妇女妊娠期牙龈炎发病为50%，其临床表现为全口牙龈有炎症，妊娠期牙龈炎一般在怀孕后2～4个月出现，分娩后逐渐消失。有些妇女在妊娠前已有牙龈炎，妊娠期则可使症状加剧。妇女若患有妊娠期牙龈炎应及时到医院进行诊治。

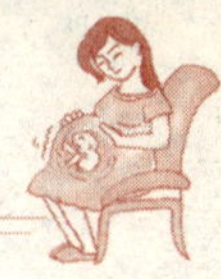

☆染发、烫发带来的危害多

有的女性孕前有染发、烫发的习惯，但在怀孕后则应限制染发、烫发。这是因为准妈妈的皮肤敏感度很高，染发剂、烫发剂会给自己和胎宝宝带来伤害。

一些染发剂接触皮肤后，可刺激皮肤，引起头痛和面部肿胀，眼睛也会受到伤害，难以睁开，严重时还会引起流产。有报道说，染发剂对胎宝宝有致畸作用。其实长期染发也会对妇女的皮肤有损害，有资料表明，不良的染发剂，可引起皮肤癌和乳腺癌，这对准妈妈和胎宝宝健康十分不利。

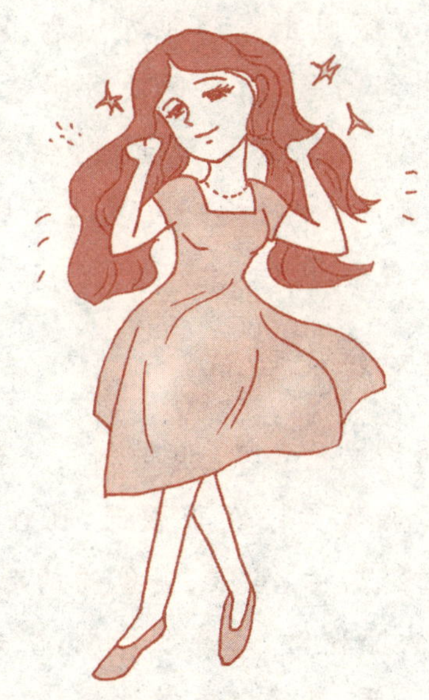

有的准妈妈烫发用冷烫精，也有害于头发。妊娠中期以后，准妈妈的头发往往比较脆弱，且易于脱落，用冷烫精来做头发，会加剧头发的老化和脱落。

为了胎宝宝和自身的健康，准妈妈应忌染发、烫发。

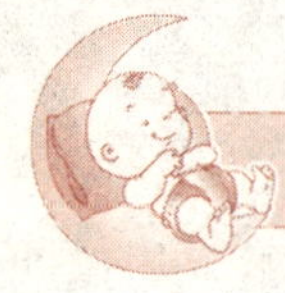

疾患防治:不生病是优生优育的“保护伞”

☆准妈妈腹泻需及时治疗

正常人每日大便一次,而准妈妈则容易发生便秘,往往是隔日或数日大便一次。如果女性妊娠后每日大便次数增多,便稀,伴有肠鸣或腹痛这就是发生了腹泻。腹泻对准妈妈不利。

腹泻常见的原因有肠道感染、食物中毒性肠炎和单纯性腹泻等。轻症单纯性腹泻,一般服用止泻药即可治愈,对准妈妈不会造成多大损害。因肠道炎症引起的腹泻,大便次数明显增多,容易激发起子宫收缩,引起流产;细菌性痢疾感染严重时,细菌内毒素还可波及胎宝宝,致胎宝宝死亡。因此,准妈妈一旦发生了腹泻,不要轻视,应尽快查明原因,进行妥善、及时治疗。

☆如何有效应对妊娠腰痛

妊娠本是件值得高兴的事情,但是相当一部分准妈妈都会受到不同程度的腰痛困扰。轻者局限在下腰部,往往在怀孕中期发生,尤其在劳累后出现,如久坐、久站、弯腰、提重物的时候,便感觉疼痛。有时走路、打喷嚏或用力大小便时,疼痛会加剧,引起臀部和大腿酸痛。严重者腰痛如折,活动不便,甚至伴有其他症状,在妊娠早期即可出现。

为什么怀孕期间会有腰痛产生?准妈妈怀孕以后,体内激素发生改变。为了准备分娩,准妈妈体内的孕激素使支持骶髂关节(连接脊柱和骨盆的关节)的韧带松弛,以适应胎宝宝长大和分娩的需要。它同时也可使腰部韧带、筋膜松弛,弹力减低,因而容易引起劳损,产生腰痛。到了中期,这种因素引起的腰痛尤其突出。往往在做向后伸展或在床上翻身等使脊柱扭转的动作时,准妈妈感觉疼痛加剧,腹股沟也常感到疼痛。这个时候应尽量避免做这些动作。但不必太过担心,

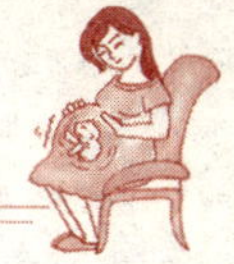

6个月以后胎宝宝的头会向前下降，不再靠在脊柱上，疼痛得以缓解。

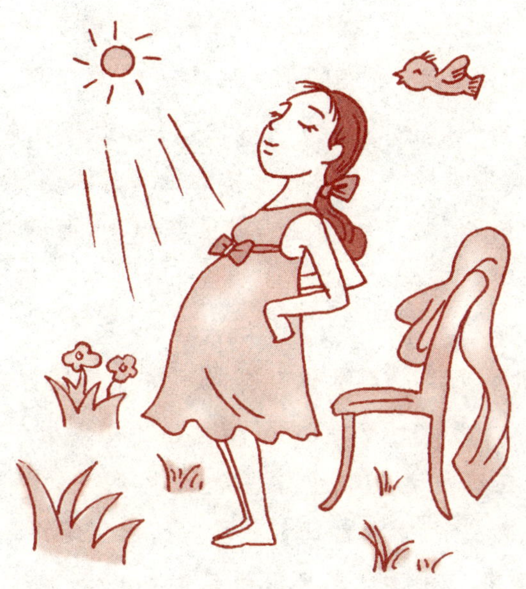

在妊娠中后期，准妈妈的身体重心逐渐向前移。为了保持直立的姿势，准妈妈腰背肌不得不用力收缩，使骨盆前倾，形成特有的挺腰姿势。一则腰背肌长期持续收缩，无法放松休息，时间久了即会疲劳而引起腰痛。二则由于骨盆的过度前倾，使腰椎过于弯曲，椎骨排列不正常，关节面也相应加重了负担。而关节面的负担加重又使本已经松弛的韧带负荷加大，形成了恶性循环，造成持久甚至难耐的腰痛。还有一些孕期发作的腰痛是病理性的，如卵巢静脉综合征或严重的缺钙等，准妈妈需多加注意，必要时及时就诊。

准妈妈腰痛基本上是一种生理性的反应，不必过于忧虑，可以采取以下保护性措施来积极应对：

1 劳逸结合 准妈妈怀孕期间，要注意劳逸结合，特别是不要增加腰部负担。平卧睡觉时，可在膝关节后面垫上枕头或软垫，使膝关节屈曲起来，帮助减少腰腿后伸。使腰背肌肉、韧带和筋膜得到充分休息。

2 保持良好的姿势 准妈妈无论坐姿、站姿、走姿都应保持正确的姿势。以走路为例，准妈妈走路时双眼应平视前方，挺直脊柱，将身体的重心放在脚后跟上，踏地时应由脚跟至脚尖逐步落地。上楼梯时，为了保持脊柱挺直，准妈妈的上半身可略向前倾斜，眼睛看上面的第三至第四节台阶。搬运重物的时候，将它抱在身体的中央，保持腰部背部挺直，骨盆内收。不要用身体的一侧承受重物，尽可能将重量平分在身体的两侧。放下东西时，则正好相反，两腿前后分开下蹲，腰背挺直。而放下东西后，小心站起，因为脊柱容易因身体扭转或动作过猛而损伤。

3 必要的练习 必要的练习可以预防妊娠期腰背痛，如果准妈妈曾有腰部疾患，练习尤为重要，可以增强由于激素分泌引起的松弛韧带的抵抗力。但在练习之前需适当热身，动作轻柔，保持一定的运动量。在酸痛难忍的情况下，适当的局部热敷与按摩可使痉挛的肌肉放松。

4 使用腹带 怀孕后期可用腹带兜托住下腹部，并穿着2～3厘米高度的坡跟鞋，保持肩部向前，对缓解腰部压力大有好处。但不要穿高跟鞋，容易使身体失去平衡，且腰椎过于弯曲，加重了挺腰的姿势，并影响足部的血液供应。

其实，绝大部分的腰痛不需治疗，尤其是不少治疗腰痛的中药含有活血化瘀的成分，准妈妈不宜使用，更不宜贴膏药，以免影响胎宝宝发育，甚至造成流产。

☆警惕胎宝宝宫内发育迟滞

在妊娠期，当胎宝宝长得过小，与妊娠时间不成比例时，就称胎宝宝宫内发育迟滞，也叫胎宝宝营养不良综合征。这种发育会有严重后果，因为当宝宝体重过低时，发生问题的危险增加。胎宝宝宫内发育迟滞可导致围产儿发病率和死亡率增高，以及胎宝宝出生后易发生远期后遗症，如生长发育迟缓、智力低下等。

研究表明，曾经分娩过有宫内发育迟滞的婴儿的女性，在以后的妊娠中再发的可能性增加。"迟滞"这个名词引起了一些人的关注。

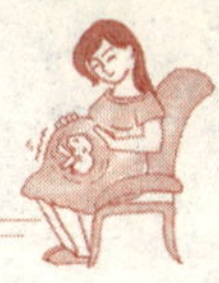

这里所说的迟滞不适用于形容脑部的发育或功能。它不意味着宝宝的智力将会发育迟滞。它是说胎宝宝的生长速度较慢，胎宝宝的身体较小；是生长的速度迟滞和身体的大小增长缓慢。

导致胎宝宝宫内发育迟缓的主要原因为营养不良、母亲患病毒或弓形虫感染、中毒、辐射、妊娠高血压综合征、肾病、肝病、双胎，以及先天性或染色体病变等。另外，孕母酗酒或滥用药物也会使胎宝宝发育迟缓。胎宝宝宫内发育迟滞常常是医生在隔一段时间检查你的子宫，发现子宫大小没有变化时，而诊断此病。如果你在妊娠第 27 周时宫高是 27.4 厘米，在第 31 周时宫高是 28 厘米，你的医生可能会考虑到发生了胎宝宝宫内发育迟滞。这是要坚持按时产前检查的另一个重要原因。

因此，凡是妊娠年龄大于 30 岁或小于 17 岁，妊娠前体重小于 45 千克，本次妊娠前半年内有人工流产史或自然流产史，孕 20 周前有阴道出血史，妊娠合并慢性高血压、慢性肝肾疾病、系统性红斑狼疮、心脏病及结核病等，有不良分娩史等的准妈妈。若连续两次产前检查，发现宫高无增长或低于相应孕周正常值第 10 百分位数，以及有体重、腹围不增加或反减，均应予以高度警惕。

胎宝宝宫内发育迟滞的最大危险是发生死胎（宝宝在出生前死去）。为了避免死胎的发生，可能有必要将胎宝宝提前娩出。宝宝在子宫外面可能比在子宫里面更安全。因为有宫内发育迟滞的胎宝宝可能不能很好地适应分娩过程，你很可能需要行剖宫产术。

TIPS

生活小贴士

一旦发现胎宝宝宫内发育迟缓，准妈妈应及时住院治疗，以保证母婴平安。医生可能会建议你卧床休息，这样你的宝宝可以得到充分的血流，也就得到了尽可能多的养分。

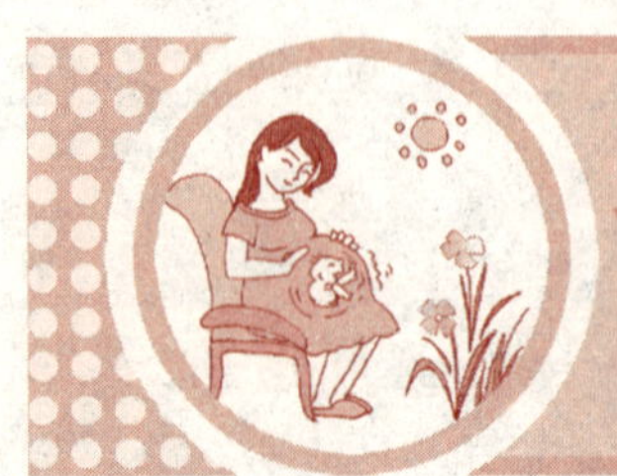

孕期第6月优生方案

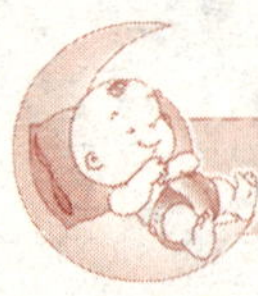

体察入微:准妈妈及胎宝宝的身体与发育变化

1 准妈妈的身体变化情况 孕期进入第6个月,准妈妈从外观上看,腹部增大,前凸明显。由于子宫增大,压迫盆腔静脉,会使准妈妈下肢静脉血液回流不畅,可引起双腿水肿,足背及内、外踝部水肿尤为多见,下午和晚上水肿加重,晨起就会减轻。由于子宫挤压胃肠,影响胃肠排空,准妈妈可能常感饱胀、便秘。所以,准妈妈饮食宜少量多餐。

由于荷尔蒙的分泌,有的准妈妈牙龈发肿,刷牙时容易出血,还可能出现鼻塞或流鼻涕等现象。另外,随着体重的大幅增加,支撑身体的双腿肌肉疲劳加重,隆起的腹部压迫大腿的静脉,使身体越来越沉重,而且你会发现,自己腹部的妊娠纹更加明显。不要担心,这都是孕期的正常现象。另外,随着妊娠过程的推进,准妈妈的腹部、腿、胸部、背部都变得瘙痒难耐,还会出现水泡和湿疹。由于腹部的隆起,影响了消化系统,某些准妈妈可引起消化不良和胃有灼热感。因此,这个时期,准妈妈尤其要保持饭后散步的良好习惯。

本月,有些准妈妈常会产生害羞的心理,有时甚至会因外观上的变化造成心理上的紧张和失衡。还有的准妈妈这时仍不能从前期低

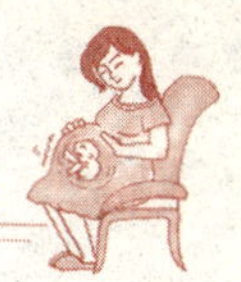

落、忧郁的心理中走出来，总感到烦闷、沮丧、打不起精神。根据英国妇产科学界的报告，母体的高血压将对胎宝宝产生负面影响，这时的准妈妈若仍然情绪紧张，会造成血压升高，进而将加剧这种影响力达6倍之多。而且，忧郁的情绪持续一段时间后，会造成准妈妈的失眠、厌食、性机能减退和植物神经紊乱，导致体内血液中调节情绪和大脑的各种功能的物质含量偏低，直接影响到胎宝宝的正常发育，对于妻子而言，千万不能钻进不良情绪的牛角尖，要主动找一些自己喜爱的事情做，如唱歌、看电影、和朋友聊天等，多和乐观开朗的人接触，心中情绪将直接影响宝宝的发育。

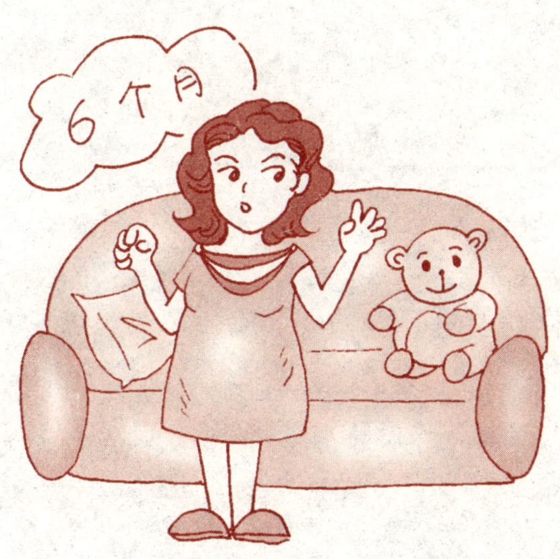

总之，准妈妈的内心充满浓浓爱意和甜蜜，这种情感会随时传递给腹内的胎宝宝，使胎宝宝在一片爱心中茁壮成长。

2 胎宝宝的发育情况 6个月的胎宝宝，其外貌和举止已接近出生时的婴儿了。胎宝宝在身体发育时，也逐步变成有意识、有感觉、有反应的小人了。不过，宝宝的眼睛仍是紧闭的，耳朵能够听到外边的声音，如果他是睡着的话，大声的响声会把他吵醒。他已经能够辨认你的说话的声音，你的心跳的声音，你肠胃蠕动发出的声音。他会皱眉、眯眼、噘嘴，还会张开或闭上小嘴巴。宝宝开始变得更喜欢某种音

乐，对某些活动表示响应。为了适应子宫外的生活，宝宝已经开始练习用胸部做呼吸运动了。同时，宝宝的味蕾也正在形成。

由于宝宝体重依然偏小，所以，其皮肤依然是皱的、红红的。当然，这皱折也是为皮下脂肪的生长留有余地。宝宝肺中的血管形成，呼吸系统正在快速地建立。宝宝在这时候还会不断地吞咽，但是他还不能排便，直到出生后他才会自己独立完成这件事情。另外，宝宝的牙齿在这个月也开始发育了，但主要是恒牙的牙胚在发育。胎宝宝看上去滑滑的，像覆盖了一层白色的滑腻的物质，我们称之为胎脂。胎脂可避免皮肤在羊水长期的浸泡下受到损害。很多宝宝在出生的时候身上还会带有这样的胎脂。

TIPS

生活小贴士

相对于丈夫而言，应多体谅和理解妻子，帮助妻子调节情绪是当前最大的任务。如果妻子是那种不愿到公共场所主动与人接近的人，丈夫还可以邀请朋友和亲人来家中小聚，创造温暖气氛，大家在一起畅快地谈心，或则陪她做她喜欢做的事。这些都有利于准妈妈情绪调节，更利于胎宝宝的发育。

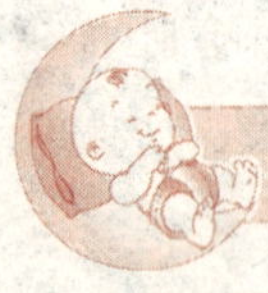

母强子壮：一人吃两人补的营养方案

☆怀孕第6个月的营养原则

妊娠进入第6个月，准妈妈的体型会显得臃肿，到本月末将会是一位大腹便便的标准孕妈妈模样。此时，准妈妈和胎宝宝的营养需求猛增，许多准妈妈从这个月起开始发现自己贫血。本月准妈妈在营养

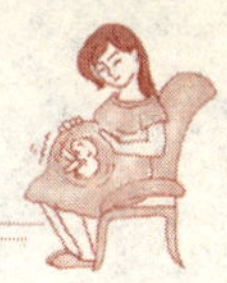

与饮食方面应做如下调整：

1 增加多方面的营养 由于胎宝宝的快速发育使准妈妈的消耗增加，本月你会发现自己异常地能吃，很多以前不喜欢的食品现在反倒成了最喜欢的东西。因此，可以好好利用这段时期加强营养，增强体质，为将来分娩和产后哺乳做准备。在增加营养的同时，要重点增加维生素的摄入量，孕6月，准妈妈体内能量及蛋白质代谢加快，对维生素B的需要量增加，由于此类维生素无法在体内存储，必须有充足的供给才能满足机体的需要。因此，准妈妈在孕中期应该摄入富含此类物质的瘦肉、肝脏、鱼、奶、蛋及绿叶蔬菜、新鲜水果。

2 对某些食物有所选择 准妈妈应对食物有所选择，并限制一些不利于健康的食物。应忌吃的食物有辣椒、胡椒等辛辣食物；应限制吃的东西有咖啡、浓茶、酒等，因其有刺激神经兴奋作用，不利于准妈妈休息，酒对胎宝宝还有毒性作用；孕中期应注重不要吃的过咸，以免加重肾脏的负担或促发妊娠高血压综合征。

3 注重铁元素的摄入 随着月份的增加，这个时期胎宝宝会大量吸收准妈妈体内所含的铁质，为防止缺铁性贫血的发生，准妈妈应多吃富含铁质的食物，如鸡蛋、动物肝、瘦肉、鱼、含铁较多的蔬菜及强化铁质的谷类食品。有贫血症状的准妈妈，可在医生指导下补充铁剂。

4 增加钙的摄入 准妈妈要继续保持以前的良好饮食习惯，中餐和晚餐要多选用豆类或豆制品，一般来讲，摄取100克左右豆制品就可摄取到100毫克的钙。同时，多选用乳类、海米、芝麻或芝麻酱、西兰花及羽衣甘蓝等，保证钙的摄取量至少达到每天1000毫克。

5 适量增加润肠通便食物 这个时期的准妈妈很容易被便秘所困扰，发生便秘现象后，准妈妈要注意饮食调节，多吃一些润肠通便的食品，如各种粗粮、蔬菜、香蕉、黑芝麻、蜂蜜等。不要自己随便服用泻药。

☆准妈妈饮食“学会选择懂得放弃”

第一，广泛地选择各类食物，不但要吃得够，而且要均衡。

第二，多选用未经精制的五谷以及根茎类，例如糙米饭、全麦面包、蕃薯、芋头等，同时摄取量要足够，以获得足够的热量、铁质及维生素B群。

第三，每天固定2份坚果类，补充不饱和脂肪酸的摄入。必要的时候补充微量元素、矿物质等营养素片的摄入。

第四，避免食用加工、腌制或烟熏食物，如腌黄萝卜、烟熏豆皮、榨菜等。

第五，选择各种不同的蔬菜，特别是深绿色蔬菜，以提供维生素A、维生素C及钙、铁。但草酸含量高的蔬菜，如菠菜，摄取量不能太多，否则体内的钙质与草酸结合将无法利用。

第六，烹饪用油虽是植物油，但是要控制用量，避免因摄取过多热量，而导致体重增加过多。整个孕期都应注意体重增长不宜过多。

第七，如果动物性食品或蛋、奶类均不能食用，必须采用胺基酸食物营养互补的方式，如豆类及其制品与五谷类（米饭、面食等）配合食用，或坚果类（如花生、腰果）与豆类及其制品配合食用，或豆类、绿叶蔬菜与全谷类配合食用。

第八，每餐要吃水果，尤其是富含维生素C的水果，如柳丁、橘子之类的水果及蕃石榴等，以增加铁质的吸收。

TIPS

生活小贴士

素食妈妈由于食物比较单一，所以更容易缺乏营养素，其实只要在素食的基础上改变一下饮食结构和习惯就能改善摄取的不足，做到更全面的营养！准妈妈吃素也有讲究，应掌握一定的方法才能让肚子里的宝宝更健康！

☆鸡蛋为准妈妈提供优质蛋白

鸡蛋是准妈妈的理想食品，其所含的营养成分全面而均衡。人体

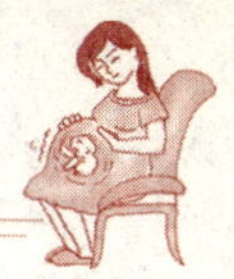

所需要的7大营养素除了纤维素之外，其余的鸡蛋中全有。它的营养几乎完全可以被身体利用。

鸡蛋的最可贵之处，在于它能够提供较多的优质蛋白，鸡蛋中的蛋白质含有各种必需氨基酸。每50克鸡蛋就可以供给5.4克优质蛋白，是常见食物中蛋白质较优的食物之一，这不仅有益于胎宝宝的脑发育，而且母体储存的优质蛋白有利于提高产后母乳的质量。一个中等大小的鸡蛋与200毫升牛奶的营养价值相当。每100克鸡蛋含胆固醇680毫克，主要在卵黄里。胆固醇并非一无是处，它是脑神经等重要组织的组成成分，还可以转化成维生素D。卵黄中还含有维生素A和B族维生素、卵磷脂等，是最方便食用的天然食物。

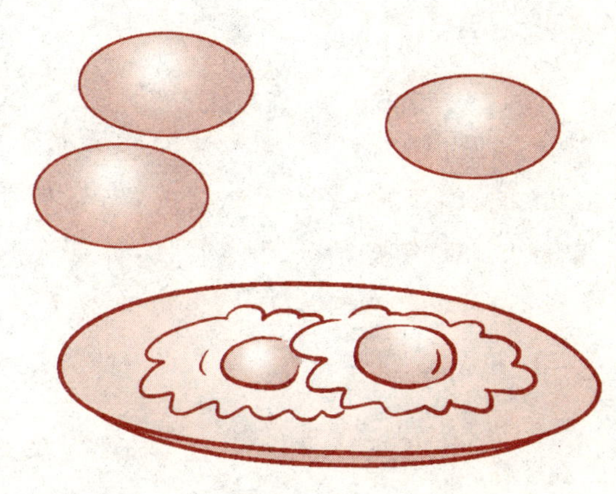

准妈妈只需要有计划地每天吃3～4个蛋黄，就能够保持良好的记忆力。因为蛋黄中含有“记忆素”——胆碱。换句话说，胆碱的主要来源是蛋黄。有关研究者提出：有控制地供给足够的营养胆碱，可以改善不同年龄人的记忆力，甚至青年人的记忆力，并且可以使60岁左右的人避免患“记忆力衰退症”。

鸡蛋的组成成分较为复杂，卵黄和卵白都含有多种氨基酸。其中卵白中的一些蛋白质有抑制蛋白水解酶的作用，但是通过加热的方法可以将其破坏。所以食用未煮熟的鸡蛋不仅因为未被充分高温消毒而含有沙门氏菌，而且还会影响人对生物素的利用，导致某些生物素的缺乏。因而，准妈妈必须食用经彻底煮熟的鸡蛋。

正因为鸡蛋是接近完美的孕产期食品，所以很多准妈妈每天吃许多鸡蛋，有的多达10～20个，这种做法很不科学。凡事必有度，鸡蛋虽然是营养全面均衡的理想食品，但并不是说多多益善。准妈妈吃鸡蛋应适度，如果每天吃太多的鸡蛋，或基本依赖于鸡蛋提供营养，非但不会对身体有利，反而会有害。

第一，鸡蛋吃得过多会增加准妈妈胃、肠的负担，不利于消化吸收。

第二，鸡蛋虽然营养丰富，但毕竟没有包括所有的营养素，不能取代其它食物，也不能满足准妈妈在整个孕期对多种营养素的需求。

第三，准妈妈吃鸡蛋过多，则摄取了过多的蛋白质，造成生物利用率降低，没有被充分消化吸收，其实是一种浪费。

因此，准妈妈每天吃 2 个鸡蛋左右比较合适，最多也不要超过每天 4 个鸡蛋。

☆准妈妈水肿，饮食调理效果好

准妈妈下肢甚至全身浮肿，同时伴有各种各样的不适，如心悸、气短、四肢无力、尿少等等，出现这些情况就是不正常的了。营养不良性低蛋白血症、贫血和妊娠中毒症也是准妈妈水肿的常见原因。因此当出现较严重的水肿时，要赶快去医院检查和治疗，同时要注意饮食调理：

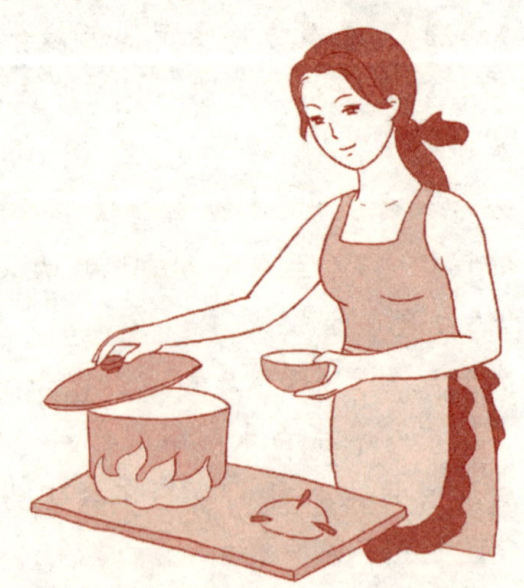

1 不要吃过咸的食物　准妈妈水肿时要吃清淡的食物，不要吃过咸的食物，特别不要多吃咸菜，以防止水肿加重。

2 进食足够量的蔬菜水果　准妈妈每天别忘记进食蔬菜和水

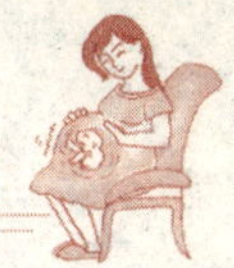

果，蔬菜和水果中含有人体必需的多种维生素和微量元素，它们可以提高肌体的抵抗力，加强新陈代谢，还具有解毒利尿等作用。

3 少吃或不吃难消化和易胀气的食物 准妈妈应少吃或不吃难以消化和易产生胀气的食物，如油炸的糯米糕、白薯、洋葱、土豆等。以免引起腹胀，使血液回流不畅，加重水肿。

4 进食足量的蛋白质 水肿的准妈妈，特别是由营养不良引起水肿的准妈妈，每天一定要保证食入畜、禽、肉、鱼、虾、蛋、奶等动物类食物和豆类食物。这类食物含有丰富的优质蛋白质。贫血的准妈妈每周要注意进食2～3次动物肝脏以补充铁。

5 控制水分的摄入 对于水肿较严重的准妈妈，应适当地控制水分地摄入。

☆高脂肪食物，准妈妈要少吃

如果准妈妈长期高脂肪膳食，势必增加胎宝宝罹患生殖系统癌瘤的危险。医学家指出，脂肪本身虽不会致癌，但长期多吃高脂肪食物，会使大肠内的胆酸和中性胆固醇浓度增加，这些物质的蓄积能诱发结肠癌。同时，高脂肪食物能增加催乳激素的合成，促使发生乳腺癌，不利母婴健康。医学研究认为，蛋白质供应不足，易使准妈妈体力衰弱，胎宝宝生长缓慢，产后恢复健康迟缓，乳汁分泌稀少。故准妈妈每日蛋白质的需要量应达90～100克。但是，孕期高蛋白饮食，则可影响准妈妈的食欲，增加胃肠道的负担，并影响其他营养物质摄入，使饮食营养失去平衡。研究证实，过多地摄入蛋白质，人体内可产生大量的硫化氢、组织胺等有害物质，容易引起腹胀、食欲减退、头晕、疲倦等现象。

同时，蛋白质摄入过量，不仅可造成血中的氮质增高，而且也易导致胆固醇增高，加重肾脏的肾小球过滤的压力。有人认为，蛋白质易过多地积存于人体结缔组织内，可引起组织和器官的变性，较易使人罹患癌症。

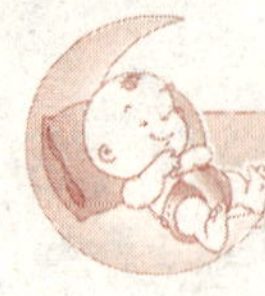

胎教指南：聪明宝宝的胎教方案

☆培养胎宝宝的文学细胞

妊娠进入第6个月，准妈妈身体略显笨重，休息时间相对较多。闲暇时可以阅读一些好的文学作品，母子都会从中受益。

准妈妈应当看一些轻松、幽默、使人精神振奋、积极向上的作品，如《长江三日》、《西游记》、《伊索寓言》、《三毛流浪记》、《塞外风情》、《克雷诺夫寓言诗》、《小木偶奇遇记》、《钢铁是怎样炼成的》以及安徒生、格林童话等等。

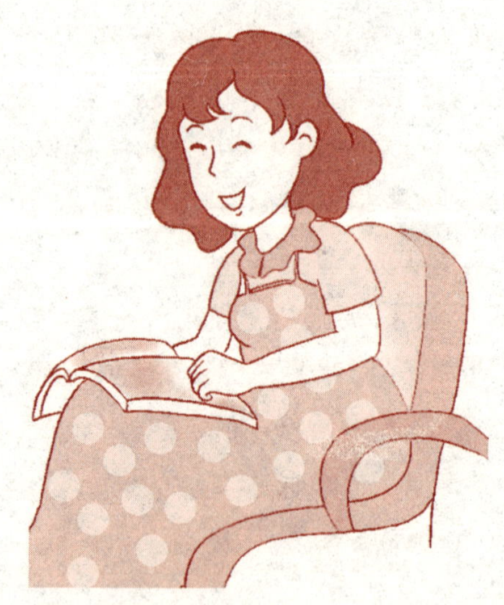

一些儿童文学作品，欣赏过程中会使自己回到童年时代，产生童心和童趣，无形之中培植了准妈妈的爱子之心。而且有助于领悟儿童的心理特征，使自己成为一位称职的妈妈。

另外，朱自清、冰心、余秋雨等作家的散文作品优美隽永，耐人寻味，也应多多欣赏，除此，吟咏古典诗词，如李白、杜甫、白居易、苏轼等诗人的诗词能令人美不胜收。

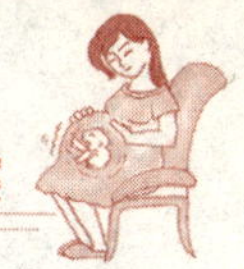

为了使准妈妈心境宁静、情绪稳定，准妈妈不宜看那些低级下流、污秽、打斗、杀戮的作品，此外，世俗人情写得过分悲惨凄厉的文学作品也不宜看。

☆情绪安定是胎宝宝成长的怡情胎教

国内某些专家提出“宁静是最好的胎教”，所谓“宁静”是指准妈妈本身的宁静，即不急不躁、不郁不怒、情绪安定、心情愉悦等精神状态。众所周知，情绪对胎宝宝的身心发育影响极大，据国外的一个研究机构观察发现，当母亲的情绪不安时，胎动明显增加，最高时可达平常的10倍。如果胎宝宝长期不安，体力消耗过多，出生时体重往往比一般婴儿轻500～1000克。不仅如此，准妈妈的情绪不安还影响胎宝宝的智力。1976年唐山大地震发生后10年，人们对震灾时的胎宝宝有无远期影响进行考察，发现震灾组儿童的平均智商为81.7，大大低于对照组的93.1。这说明母亲在怀孕期间的身心健康和心理状态确实可以影响胎宝宝的智力发育。

因此，准妈妈一定要保持一颗平静、快乐的心态，善于控制自己的不良情绪，多给胎宝宝一些爱，要常常告诉胎宝宝，妈妈和爸爸都十分爱他(她)，相信胎宝宝是能够感受到父母的爱的。

同时，父亲的责任是情绪胎教的关键因素。此时，家人的关心和体贴，显得格外重要。父爱像阳光雨露，滋润着孕期的母子，孕育着生命的官内展现着无限的生机与希望，母亲就像是大地提供足够的养分。没有了阳光雨露的滋润，缺乏了爱的呵护，胎宝宝的心灵将是孤独、寂寞、痛苦的。

☆胎教音乐多元化，宝宝感受不一般

一般情况下，准妈妈听的音乐应该以轻柔的为主，但在此基础上，胎教音乐应该更加多元化一些。因为，不同的旋律、不同的节奏会带给胎宝宝不一样的感受和影响。下面十首乐曲是准妈妈胎教时比较理想的选择，让我们一起去听听吧！

适合胎教的十大乐曲	
乐曲	妈妈感受
罗伯特·舒曼的《梦幻曲》	感受清新与自然。
贝多芬的f大调第六交响曲《田园》	在细腻的乐曲中享受宁静。
勃拉姆斯的《摇篮曲》	妈妈无尽的爱,在乐曲声中与小宝宝说说话。
约翰·施特劳斯的《维也纳森林的故事》	感受春天早晨的气息。
德沃夏克的e小调第九交响曲《自新大陆》第二乐章	抚平焦躁的心情。
维瓦尔第的小提琴协奏曲《四季·春》	体验春季盎然的感受。
普罗科菲耶夫的《彼得与狼》	感受情节,培养宝宝勇敢。
格里格的《培尔·金特》组曲中《在山魔王的宫殿里》	感受力度与节奏。
约纳森的《杜鹃圆舞曲》	特别适合在早晨睡醒后倾听。
老约翰·施特劳斯的《拉德斯基进行曲》	激情澎湃中感受无限活力。

以上十首乐曲,其风格都是不一样的。准妈妈们在一天当中的每个时刻都可以来听。悲伤的时候听一听《维也纳森林的故事》;激情澎湃的时候听一听《拉德斯基进行曲》;烦躁的时候就听一听《自新大陆》;发脾气的时候听一听《田园》;慵懒的时候听一听《杜鹃圆舞曲》;跟小宝宝讲话的时候听一听《摇篮曲》;运动的时候听一听《拉德斯基进行曲》;春天来临的时候听一听《春》;睡醒的时候听一听《维也纳森林的故事》。让你腹中的小宝宝接触多元的艺术,接触不同的演奏形式,不同艺术风格

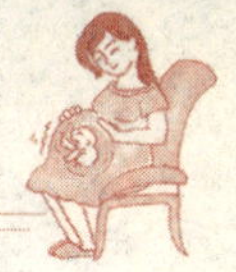

的乐曲，不管是欢快的、悲伤的、沉静的、梦幻的、激情的、淳朴的，让小宝宝在音乐的海洋中汲取营养，培养小宝宝的艺术潜能。

☆宝宝最爱听爸妈的声音

胎宝宝6个月时，其听觉功能已经完全建立。妈妈的说话声不但可以传递给胎宝宝，而胸腔的振动对胎宝宝也有一定的影响。因此，准妈妈在此期应特别注意自己说话的音调、用词和语气，以便给宝宝一个良好的刺激印记。要经常给宝宝说说话，也就是所谓的语言胎教。

语言胎教要求父母双方都要参与，因为准爸爸的低音是比较容易传入子宫内的，久而久之，也不失为一种良性的音波刺激。对话的内容不要太复杂，最好在一段时间内反复重复一两句话，以便使胎宝宝大脑皮层产生深刻的记忆。另外，优美的语言既能陶冶准妈妈的情操，又能使准妈妈进入一种宁静的精神状态，还可促进胎宝宝的大脑发育。

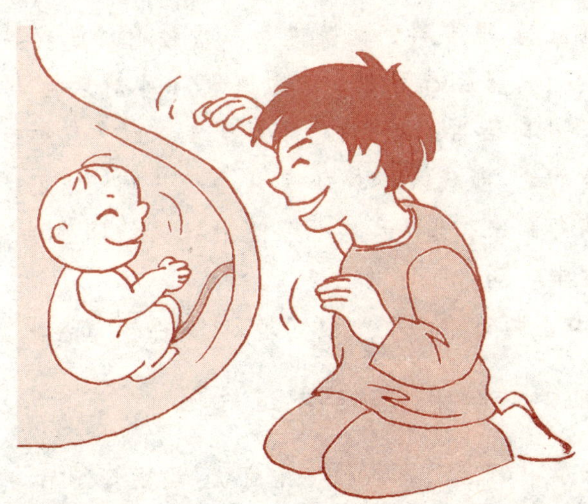

准爸妈还可以用诗一般的语言、童话般的意境给胎宝宝朗诵诗歌、讲讲儿童故事。这样既能丰富自己的心灵，又能和胎宝宝一起美化自己的语言和生活。如果经常与胎宝宝对话，进行语言交流，则能促进其出生以后在语言乃至智力方面发展得更好。因此，有人主张在胎宝宝期给胎宝宝取好乳名，并经常隔着肚皮呼唤宝宝的名字或与宝宝聊天。

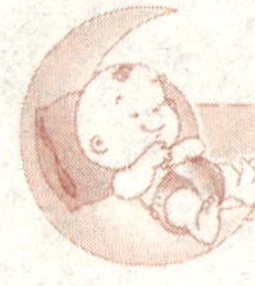

孕育圣经：分享过来人的孕育经验

☆按时做产前检查

在这个月，准妈妈除了例行检查外，还应做以下检查：

1 B超检查　一般准妈妈在初诊、孕20～24周、34周、38～39周各作一次，了解胎宝宝生长发育，筛查畸形，了解胎宝宝宫内安危，了解胎位、胎盘位置及羊水量。

2 妊娠糖尿病筛检　大部分妊娠糖尿病的筛检，是在孕期第24周做。先抽取准妈妈的血液样本，来做一项耐糖试验，此时准妈妈不需要禁食。喝下50克的糖水，等1小时后，再进行抽血，当结果出来后，血液指数若在140以下，即属正常；指数若为140以上，就要怀疑是否有妊娠糖尿病，需要再回医院做第二次抽血。此次要先空腹8小时后，再进行抽血，然后喝下100克的糖水，1小时后抽1次血，2小时后再抽1次，3小时后再抽1次，总共要抽4次血。只要有2次以上指数高于标准值的话，即代表准妈妈有妊娠糖尿病。在治疗上，要采取饮食及注射胰岛素来控制，千万不可使用口服的降血糖药物来治疗，以免造成胎宝宝畸形。

另外，想与医师讨论的疑难或问题，可事先列单备忘。

☆如何应对怀孕中后期的不适症状

准妈妈怀孕中期出现的各种不适症状，均由怀孕后身体的变化所致，生产后几乎都可痊愈。因此，不必过分担心，只要多加注重饮食、睡眠即可。规律的生活是调整身心健康的最好方法。怀孕中期，准妈妈有可能出现以下不适症状：

1 小腿痉挛　怀孕中期至末期的夜晚，常因腿肚激烈抽筋而惊醒。这是由于此时期体重增加，对脚部的负荷变大所致。另外，钙的不足也会引起腿肚痉挛，所以须多吃牛奶、鱼、海藻等含钙量高的食

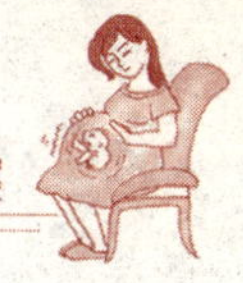

物。紧急处理的方法，可用手按压整个腿肚，或一手按住膝盖，一手拉扯脚趾头。

2 妊娠纹 身体上产生的紫红色线条称为妊娠纹，一般出现在下腹部、乳房、臂部、大腿上。这是由于乳房或腹部急速隆起，肌肤的伸展性失去平衡而导致，生产后此纹路会变淡，不必过于紧张。

3 眩晕 由于子宫需要较多的血液，当血液集中于下半身时必然发生此种状况，而且怀孕中自律神经系统相当迟钝，极易造成脑贫血的状态。请不要做剧烈的动作，尽可能安静休息，只要不过度劳累、睡眠充足、饮食平衡，即可预防发生。若要避免眩晕或站久头晕，可静静坐下，头部放低，短时间内即可恢复，但情况较严重时，须立即平卧休息。

4 浮肿 怀孕时经常有身体浮肿的情形，这是由于体重增加造成体内水分也增加，其中多数为脚部浮肿，这是因为受到子宫压迫，下半身血液循环不良造成的。此时可坐下将腿伸直，或把脚部垫高。浮肿和妊娠毒血症有密切的关系。若早上起床有浮肿情形，并且体重一周内增加500克以上时，请到医院检查。

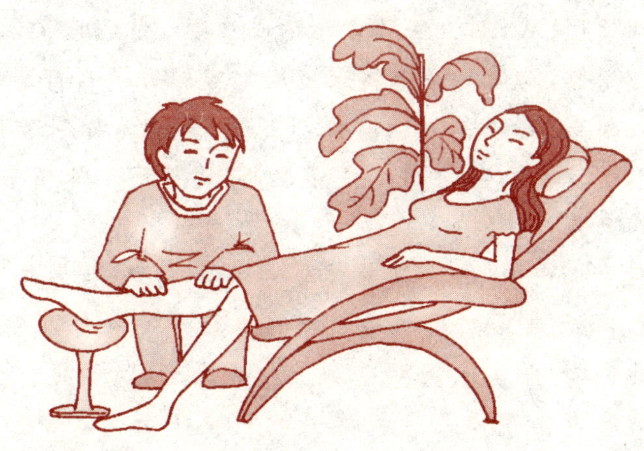

5 身体发痒与出疹 怀孕时，身体易产生瘙痒或长疹子的情形，平时肤质很好的人，会变得干燥，并有不易上妆的困扰。这是由于激素失调造成的敏感性肌肤，大多数的人均可于产后恢复。若情况严重

时,可请医生检查治疗。预防方面,须注重肌肤的清洁保养。每日入浴,肥皂、化妆品、清洁剂等,最好为常用且刺激性小者,这样在怀孕时才可避免过敏。由于便秘也会造成上述的结果,所以多摄取维生素及饮食均衡都是良方。

6 黑斑与雀斑 怀孕后,首先乳头会渐渐变黑,此外,腹部中心、外阴部等处都有色素沉淀,脸上的黑斑、雀斑更加明显,这是由于皮肤细胞中的黑色素沉淀所致,在生产后颜色会慢慢变淡,以后大多会消失。防止紫外线,多摄取维生素类食物,即可预防黑斑、雀斑,生活规律不熬夜也能有效控制发生上述情况。

☆别让不良情绪成为优生的污染源

医学研究发现,准父母在剧烈争吵时,准妈妈受刺激使内分泌发生变化,随之分泌一些有害激素,通过生理信息传递途径给胎宝宝接受,同时,准妈妈的暴怒可以导致血管收缩、血流加快,其物理振动传到子宫也会殃及胎宝宝;而且,争吵中父母的高声大气,无异于十分有害的噪音,直接危害胎宝宝。如果准父母口角频繁,对正在发育中的胎宝宝可以说是巨大的灾难。

我们知道,废气、烟尘会对大气造成污染,那么准妈妈的不良情绪也会成为污染源,对胎宝宝的健康造成危害。每个人都会有自己的情绪,像紧张、焦虑、急躁、害怕、漠视,这些负面情绪如果长期伴随着准妈妈,那么,胎宝宝也会受到不良影响,即使他还不懂得表达,也会用其他的方式来告诉你。比如胎动频繁、发育缓慢等。

如果在产检中,你的宝宝身体有些不正常的话,问题可能是出在准妈妈身上,很可能是你的焦虑情绪间接影响了宝宝的身体状况。这种情绪上的影响,胎宝宝能感受到。作为准妈妈,如果你总是担心自己的宝宝会不会出现畸形而处在焦虑状态下的话,尽管胎宝宝还很小,但也能够受到妈妈情绪的影响,出现胎动频繁、发育缓慢等现象。

因此,作为准爸妈,一定要保持良好情绪,不要担心孩子"畸形"的问题。利用闲暇时间,出去好好玩一下,放松一下心情,也是一种不错的选择。

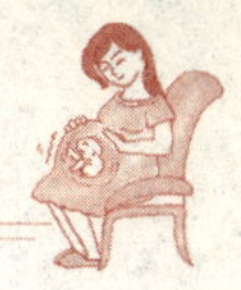

☆孕期性生活体位有讲究

研究表明：夫妻在孕期恩爱与共，生下来的孩子反应敏捷，语言发育早而且身体健康。妊娠期，舒心的性生活能充分地将爱心和性欲融为一体。丈夫给妻子或者妻子给丈夫亲吻与抚摸，爱的暖流就会传到对方的心田。体贴的性生活又促进夫妻白天的恩爱，使准妈妈的心情愉快，情绪饱满。无形中又起到了情绪胎教的作用。尤其是到了身心比较稳定的孕中期，适当的性生活对胎宝宝的健康发育和夫妻感情的增进都十分有好处。

但孕期性生活的体位有讲究。当准妈妈子宫还没有明显增大的时候，同房时仍可取正常位，即男上女下的体位，但不要压迫准妈妈的肚子。男上位时，准爸爸可以用手臂撑住自己的力量，以免压迫准妈妈。切记勿插入过深或动作太过猛烈，以免造成子宫颈受伤出血或引起子宫收缩。

肚子越来越大以后，千万别压到肚子，可采取前侧位、侧卧位或前坐位，动作不要过于激烈。到怀孕偏后期的时候，也可取后侧位同房。

其实，夫妻之间还可以有各种形式的爱抚，如拥抱、抚摩和亲吻等都能给怀孕中的妻子带来安慰和愉快，而对于丈夫来说，也可以通过一些其他方法获得性高潮。比如妻子侧躺、丈夫从后面插进妻子并拢的大腿之间，同时丈夫从后面环抱妻子，这样双方都能获得满足。

一旦性生活期间发生腹痛或阴道出血等情况时，应及时停止性生活，以免造成流产等严重后果。

☆准妈妈穿衣忌过紧过小

如今有许多青年女性，喜欢穿又瘦又紧又小的衣服，以显示体形美，甚至在怀孕以后，还不愿穿对自己身体有利的宽大舒适衣服。其实，女性怀孕以后，由于胎宝宝在母体内不断地发育成长，会使得母体逐渐变得腹圆腰粗，行动不便。同时，为了适应哺乳的需要，准妈妈的乳房也逐渐丰满。随着月数的增加，准妈妈本身和胎宝宝所需氧气增多，呼吸通过气量也会增加，胸部起伏量增大，所以准妈妈的胸围也增

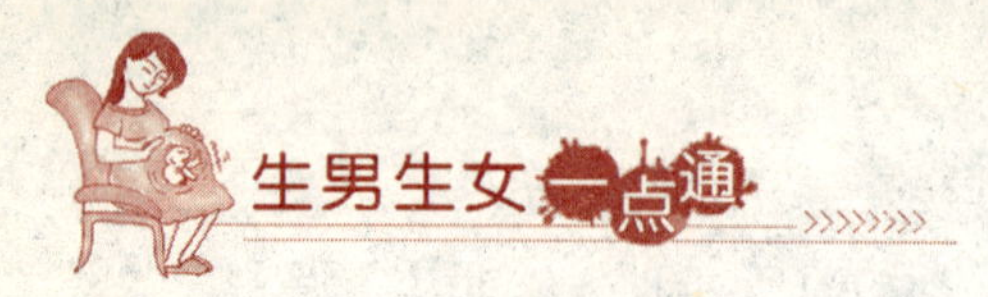

大。如果再穿瘦、紧、小的衣服，就会影响呼吸运动及身体的血液循环，甚至会引起下肢静脉曲张和限制胎宝宝的活动和发育。

因此，怀孕后的女性，尤其是怀孕中后期，准妈妈应忌穿紧小的衣服，宜穿轻而柔软、宽大舒适的衣服，内衣、内裤不要太紧，裤带也要松紧适度，这样才有利于准妈妈的身体健康，也有利于胎宝宝的生长发育。一般说来，夏季准妈妈容易出汗，宜穿肥大不贴身的衣服；冬天要穿厚实、保暖、宽松的衣服，如羽绒服或棉织的衣服，既防寒又轻便，款式也美。现在市场上有很多孕妇装出售，怀孕的女性朋友可选择适合自己的购买。

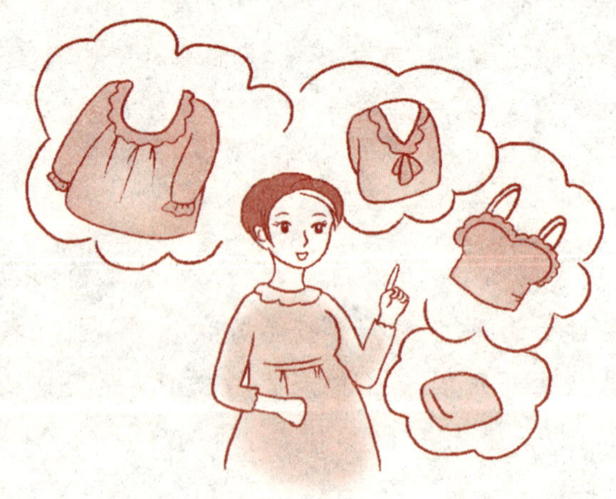

☆日光浴，不是越多越好

日光中的紫外线是一种具有较高能量的电磁辐射，有显著的生物学作用。多晒太阳，能促使皮肤在日光紫外线的照射下制造维生素D，进而促进钙质吸收和骨骼生长，并有光照胎教的作用。

但一定强度的日光也可使皮肤受到紫外线的伤害，故准妈妈晒太阳必须适度，不要过多进行日光浴。日光浴可使准妈妈脸上的色斑加深或增多，出现妊娠蝴蝶斑或使之加重。日光对准妈妈皮肤的损害，还可能发生日光性皮炎，又称日晒伤或晒斑，尤其是初夏季节，人们的皮肤尚无足量黑色素起保护作用时更易发生。此外，由于日光对血管

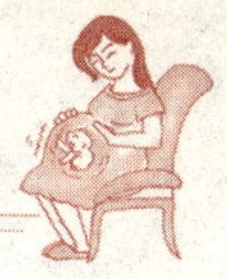

的作用，还会加重准妈妈的静脉曲张。

准妈妈进行日光浴宜在上午8～10点或下午4～5点时进行，这时阳光不强烈，对人体无伤害。

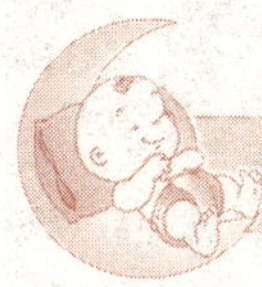

疾患防治：不生病是优生优育的“保护伞”

☆谨防妊娠期高血压综合征

妊娠高血压综合征是女性怀孕时发生的一种特殊疾病，多在妊娠5个月以后发病，随着妊娠终止将自愈。其发病过程多由轻到重，水肿一般是此病最先出现的症状，由下肢末端开始，严重时向上发展，还可以出现高血压和蛋白尿。

妊娠高血压综合征对母体和胎宝宝均有严重的危害，准妈妈可能并发心力衰竭、肾功能衰竭、脑水肿等疾病；胎宝宝则可能出现宫内发育迟缓、窘迫、死胎、早产等，新生宝宝的死亡率也相对增加。预防妊娠高血压综合征尤其是重度妊娠高血压综合征，是减少围生期母婴死亡率的重要一环。主要应做到以下两点：

第一，准妈妈在孕期一定要按时定期检查，观测血压、尿蛋白及水肿情况。妊娠高血压综合征早期并不一定均有自觉症状，只有定期检查才能及早发现，准妈妈平时不能怕麻烦而忽视这一点。

第二，一旦发现血压高或水肿等，则应与医生配合，注意休息，并采取左侧卧位减少子宫对下腔静脉的压迫，使下肢及腹部血流充分回到心脏，保证肾脏及胎盘的血流量；注意多吃些高蛋白食物，适当限制食盐的摄入。必要时按医嘱服些降压或镇静药物，及早发现并治疗轻度妊娠高血压综合征使之痊愈，是预防重度妊娠高血压综合征发生的重要而有效的措施。

TIPS

生活小贴士

准妈妈请注意，一旦患上妊娠高血压综合征特别是中、重度妊娠高血压综合征时，一经确诊，应立刻住院治疗，防止并发症的发生。

妊娠高血压综合征的治疗主要包括药物治疗和终止妊娠。药物治疗的原则为解痉、降压、镇静、合理扩容和必要时利尿。

1 药物治疗

(1)解痉：有预防和控制子痫发作的作用，通常选用硫酸镁治疗，治疗过程中应注意预防硫酸镁中毒。

(2)镇静：镇静药物具有镇静、抗惊厥、催眠、松弛肌肉的作用，有利于控制子痫。可选用安定及氯丙嗪等药物。

(3)降压：血压达到或超过21/14.7千帕(160/110毫米汞柱)时，必须应用降压治疗。常用药物有肼苯达嗪、卡托普利、心痛定等。

(4)扩容：合理扩容，可改善重要器官的血液灌注，纠正缺氧，改善病情。

(5)利尿：病人出现全身水肿、急性心力衰竭、肺水肿时，应进行利尿治疗。可选用速尿及甘露醇。

2 终止妊娠　由于妊娠高血压综合征是妊娠期特发的疾病，因此，适时终止妊娠，是防止并发症发生的重要手段。通常出现下列情况应终止妊娠：先兆子痫准妈妈经积极治疗24～48小时无明显好转者；先兆子痫准妈妈胎龄超过36周，经治疗好转者；先兆子痫准妈妈胎龄不足36周，胎盘功能检查提示胎盘功能减退，而胎宝宝成熟度检查提示胎宝宝已成熟者；子痫控制后6～12小时的准妈妈。

☆白带增多不容忽视

女性妊娠中因激素的关系，新陈代谢旺盛，阴道分泌物也增多。

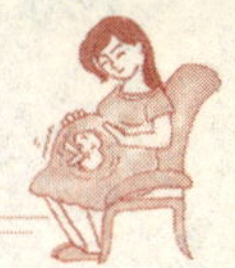

如果阴道分泌物呈乳白色或稀薄的雪花膏的颜色，气味也不强烈，属于生理性变化，不是疾病，也不用担心。

但是，如果带下呈脓样，或带有红色，或有讨厌的气味时，或者混有豆腐渣样的东西，加之外阴部瘙痒，可能是发生阴道炎，应立即去医院检查治疗。

准妈妈体内雌激素随着妊娠的进展逐渐增多，促进子宫颈和子宫内膜腺体的分泌，特别是到妊娠后期白带增多，这是正常生理现象，为此，准妈妈应更加注意外阴的卫生。

第一，准妈妈每天应该用温开水清洗外阴2～3次，但不要清洗阴道内，而且要用专用浴巾和水盆。

第二，准妈妈要每天更换内裤，洗净的内裤要在日光下晾晒，以利杀菌。

第三，准妈妈在每次排便后，要用硼酸水浸泡过的脱脂棉块，由前向后对外阴进行擦拭。

第四，外阴出现瘙痒时，准妈妈在洗澡时不要使用碱性大的清洗剂。

TIPS

生活小贴士

若准妈妈在白带增多的同时，颜色及性状也发生变化，并有不好的味道，应立即去医院检查。因为白带增多，护理不当，则可引起外阴炎和阴道炎，导致胎宝宝出生经过阴道时受感染。

☆准妈妈患心脏病怎么办

患有心脏病的女性怀孕后，应特别注意预防心力衰竭的发生，这是改善母婴预后的关键所在。可从以下几方面入手：

第一，定期进行产前检查，及时发现心力衰竭的早期征象。怀孕

20周以前应每2周进行一次产前检查。怀孕20周后尤其是32周以后，发生心力衰竭的机会增加，应每周进行一次产前检查。患心脏病且有发绀的准妈妈，应在预产期前3周住院；其他心脏病患者，即使无任何症状，也应在预产期前2周住院。

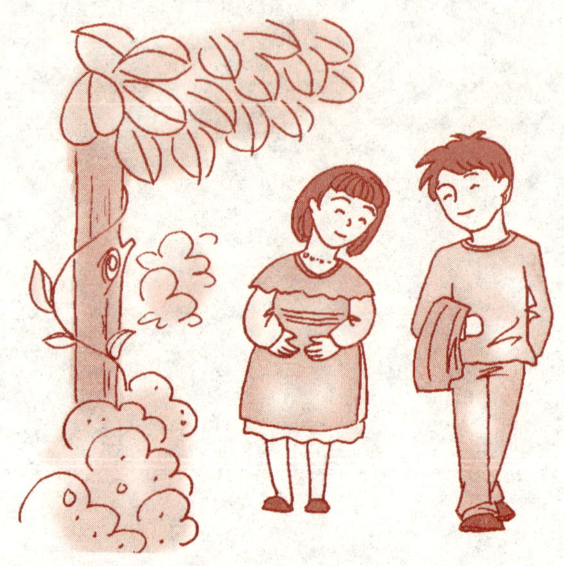

第二，注意避免过度劳累及情绪激动，保证充分的休息，每天至少保证10小时的睡眠。

第三，采取高蛋白、高维生素、低盐、低脂肪饮食。怀孕期间适当控制体重，整个孕期体重增加不宜超过10千克，以免加重心脏负担。从怀孕中期开始，食盐的摄入量每天不应超过4～5克。

第四，积极预防和及早纠正各种妨碍心脏功能的因素，如贫血、维生素B族缺乏、心率失常、妊娠高血压综合征等。

第五，预防各种感染，尤其是上呼吸道感染。心脏病患者身体抵抗力差，易发生各种感染，特别是感冒，而任何感染都会造成心脏负担加重，引起心力衰竭。

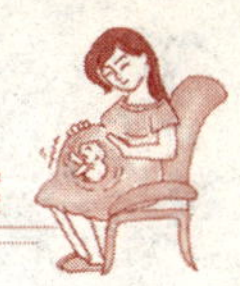

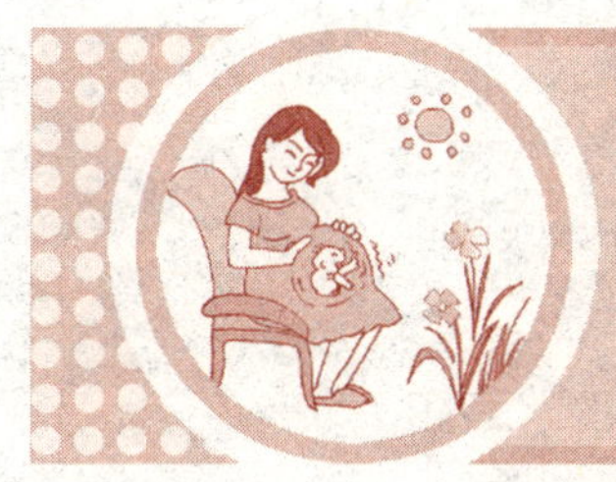

孕期第7月优生方案

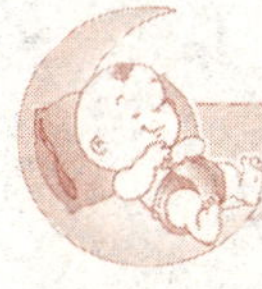

体察入微：准妈妈及胎宝宝的身体与发育变化

1 准妈妈的身体变化情况 7个月的准妈妈有的胳膊、腿等部位会出现肿胀和浮肿。腹部变得更大，子宫底高约为21～24厘米。随着子宫增大而使横膈上升，心脏被推向上方，靠近胸部并略向左移；心脏工作量增加，原因是心率加速和心搏量加大。子宫日渐变大，肋骨由于无法抵抗子宫挤压，从下往上弯曲，产生疼痛感。子宫还会压迫胃、影响胃的消化功能，准妈妈腹部常感到针扎一样的疼痛。

本月，准妈妈的身体、情绪一般都会很好，希望自己的孩子出生后就有良好的物质条件是每一个母亲对孩子表现出的最大关心，所以，有些准妈妈把为即将出生的宝宝准备东西当成自己最大的乐趣。这种想法是好的，但是我们要提醒准妈妈注意，如果准妈妈不能很好地调整自己过急的心理状态，整日忙个不停，不仅准妈妈自己得不到良好的休息，更对胎宝宝不利。所以，这时期的准妈妈要努力调整心态，不要太劳累。不要经常去人多的商场，因为那里的空气不好，病原多，容易被感染或碰撞。准妈妈还不能长时间坐着编织毛衣，以免压迫胎宝宝，使血液流动不畅，进而影响胎宝宝的供氧。为新生宝宝准备必要的用品可由家人代劳。

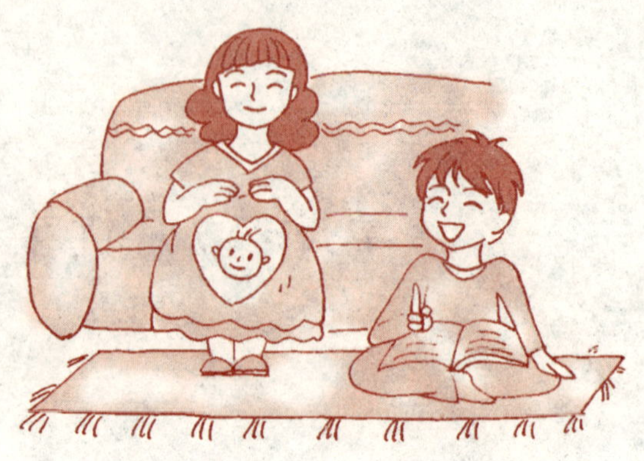

TIPS

生活小贴士

这时的丈夫，要努力把妻子从过多的准备中拉出来，最好为妻子安排一个舒适环境，满足妻子迎接孩子的心愿。此时，丈夫还要抽时间与妻子一同继续胎教，让胎宝宝在母体内感受到浓浓的父爱，更要帮助妻子做好胎宝宝发育和变化的监测工作，如有异常情况，及时帮助妻子处理。

2 胎宝宝的发育情况 7个月的胎宝宝体长已达约36厘米，体重1.1千克。满脸皱纹，酷似一位沧桑的小老人，头部有了明显的头发，皮肤皱纹逐渐减少，变得平滑起来，但皮下脂肪仍然较少；男孩的阴囊已比较明显，睾丸已经开始由腹部往阴囊下降，并下降至阴囊里；女孩的小阴唇、阴核清楚地突起。

脑组织开始出现皱缩样，大脑皮层已很发达，虽然还是生活在黑暗的子宫内，但脑已经能感知昼夜的变化；开始能分辨妈妈的声音，同时对外界的声音是否喜欢和厌恶能有所反应；羊水量已经达到妊娠最高峰，胎宝宝可在其中自如地“游泳”，但胎位未完全固定，还可能出现胎位不正；内耳与大脑发生联系的神经通路已接通，因此对声音的分

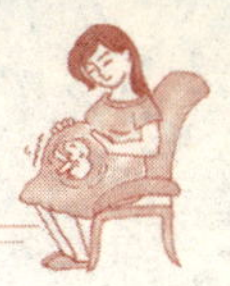

辨能力更为提高；感觉光线的视网膜虽然还没有完全发育好，但已经形成；胎宝宝的肺基本形成了所有的细小的支气管和肺泡，同时也形成了一层叫做表面活性物质的东西。表面活性物质由肺内的细胞分泌，可以防止肺脏在呼出气体后塌陷。早产儿可能会由于缺乏这种物质，出现呼吸问题，所以在早产时，医生会给母亲注射类固醇刺激胎宝宝分泌表面活性物质，或是给出生的胎宝宝使用人工表面活性物质。这时胎宝宝的味蕾数量比出生时还多许多，所以味觉感受敏锐。

本月，相对于胎宝宝来说，胎盘的生长速度下降。胎盘每分钟能从母体吸收血液400毫升。进行营养、气体和废物的交换。胎盘在物质交换中有更大的选择性，可以阻碍有害物质，例如某些药物等，进入胎宝宝体内。

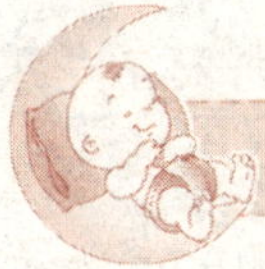

母强子壮：一人吃两人补的营养方案

☆怀孕第7个月的营养原则

妊娠进入第7个月，准妈妈的食欲大增，体重增长较快，应注意在均衡饮食的基础上，减少高脂肪、高热量食品的摄入，适量增加富含维生素食物的摄入。具体应包括以下几方面的内容：

1 少食多餐　本月，准妈妈的子宫明显地增大。准妈妈虽然感到饿，但是因为膨胀的子宫压迫胃肠，也会进食很少，通常吃不了多少就饱了，但不久就又饿了。根据这种情况，一天可以多吃几回饭，不必拘泥于一日三餐的习惯。间食时不要仅考虑牛奶、点心之类，而要当作一顿饭来摄取营养。由于肠胃受压迫，消化器官的功能必然要迟钝，往往引起便秘。便秘发生后排便时，要避免使蛮力，否则会造成早期破水、脱肛和痔疮。平时要多吃新鲜的蔬菜和水果、薯类等，注意防止便秘。

2 适当控制盐分和水分的摄入　本月准妈妈体重增加，血流量也增加，特别是血管受增大的腹部压迫，血液流通受到障碍，同时由于激素和代谢的关系，往往易浮肿。浮肿多由下肢开始，严重的也有由腹部肿到上半身的。盐分中的钠进入人体以后，过分地蓄积，最后也会造成浮肿。过分摄取盐分、过分活动以及长时间站立，都会加重浮肿的程度。如果任其发展下去，血压会升高，变成妊娠期高血压疾病，蛋白尿也会出现。所以妊娠期间注意不要过分摄取盐分。

3 忌营养过度 这个时期，准妈妈营养过度，造成热量的堆积，是准妈妈肥胖最大的原因。放任食欲，能吃多少就吃多少，这种摄取营养的方法是错误的。过分肥胖，就容易得妊娠期高血压疾病、浮肿和蛋白尿，分娩不正常，甚至造成难产。妊娠中应遵守吃八分饱的原则，以营养为中心安排食物。蛋白质、维生素、矿物质等营养素要充分摄取，热量多的主食不要摄取过多。

本月准妈妈所需营养素应根据需要适时调整：

(1)增加热量和蛋白质的摄入：从本月末开始，胎宝宝进入了生长最快的阶段，到分娩前，准妈妈的膳食要保证质量，品种齐全。应在前期基础上，适当增加热量、蛋白质的摄入。胎宝宝约贮留170克，母体约贮留375克，这些蛋白质均需从膳食中得到。孕晚期蛋白质的膳食供给量比未孕时要增加25克，应多食用动物性食物和大豆类食物。

(2)供给充足的必需脂肪酸：孕晚期是胎宝宝大脑细胞增殖的高峰，神经髓鞘化迅速，需要充足的亚油酸转化为花生四烯酸，满足大脑发育所需。另外二十二碳六烯酸(DHA)为神经突触发育所必需，多吃海鱼有利于DHA的供给。

(3)可多食用维生素类食物：以清淡、营养丰富、易消化吸收的食品为主，少吃油炸的食品和易产气胀肚的食物。如白薯、洋葱、土豆等。为了消除水肿可多吃冬瓜和西瓜。冬瓜含有丰富的营养，钙、磷、铁、蛋白质、脂肪、胡萝卜素、淀粉等多种维生素。有利尿、消肿、祛暑解热、解毒化痰、生津止渴的功效。食用方法：取鲜冬瓜500克，活鲤鱼1条，加水煮成鲜鱼瓜汤，再食用，味道鲜美。西瓜除了含果糖外，还含维生素C、苹果酸、各种氨基酸、胡萝卜素等，准妈妈食用有利尿消肿、清热解毒的作用。

(4)科学饮水：早晨起床后，饭前30分钟喝250毫升约30℃的新

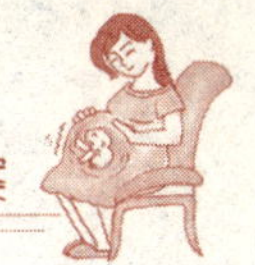

鲜开水，补充体内水分，温润胃肠，使消化液得到足够的分泌，以促进食欲，刺激肠蠕动，预防便秘痔疮。同时还可以稀释血液，促进血液循环。

☆最佳酸味食品对对碰

准妈妈往往对酸味食物感兴趣，而准妈妈吃酸也确有好处。女性怀孕后，胎盘分泌一种绒毛促性腺激素，可抑制胃酸的分泌致使消化酶降低，导致准妈妈胃口减弱，消化功能下降，故吃酸味食物无疑是对此种反应的一种补救。同时，胎宝宝的发育，特别是骨骼发育需要大量矿物质，但钙盐要沉积下来形成骨骼，离不开酸味食物的协助。此外，酸味食物可促进肠道中铁质的吸收，对母亲和胎宝宝都有益处。

不过，准妈妈吃酸味食物一定要严加选择，如人工腌制的酸菜、醋制品虽然可口，但养分多有被破坏，且亚硝酸盐等致癌物质也多；山楂中养分倒是不少，但可加速子宫收缩，有导致流产之风险，故孕期最好“敬而远之”；而番茄、草莓、樱桃、葡萄、柑橘、苹果等才是补酸佳品，准妈妈宜多食之。

☆花生——准妈妈的“植物肉”

花生，又称“长寿果”或“植物肉”。它有和胃、健脾、滑肠、润肺、化痰、养气之功。500克干花生米含蛋白质130克，相当于1250克瘦猪肉蛋白质的含量。花生米所含的脂肪是由亚油酸、花生酸、硬脂酸、棕榈酸、甘油脂等组成的优质植物油。花生含人体必需的不饱和脂肪酸远较猪油等动物油多。此外，糖、钙、磷、卵磷脂、胆碱以及维生素A、B族维生素、维生素E、维生素K等的含量也较丰富，是一种营养素比较全面的食品。孕期吃花生应该以煮食为主。做零食吃的时候，一定自己事先规定好食用的量，以免不知不觉间吃得太多。

☆板栗，健身又壮骨

板栗，又称为栗子。它与红枣、柿子一起被称为“三大木本粮食”。板栗富含蛋白质、脂肪、碳水化合物及钙、磷、铁、锌等多种维生素等营

养成分，有健脾养胃、补肾强筋、活血止血之功效。孕期适当吃一些板栗不仅可以健身壮骨，而且有利于骨盆的发育成熟，还有消除疲劳的作用。板栗可以烧肉、烩菜，也可以煮粥。

☆准妈妈贪吃冷饮坏处多

有些准妈妈妊娠期特别喜欢吃冷饮，这对身体健康是十分不利的。

准妈妈的肠胃对冷热的刺激非常敏感。准妈妈吃太多冷饮能使胃肠血管突然收缩，胃液分泌减少，消化功能降低，从而引起食欲不振、消化不良、腹泻，甚至引起胃部痉挛、剧烈腹痛等现象。

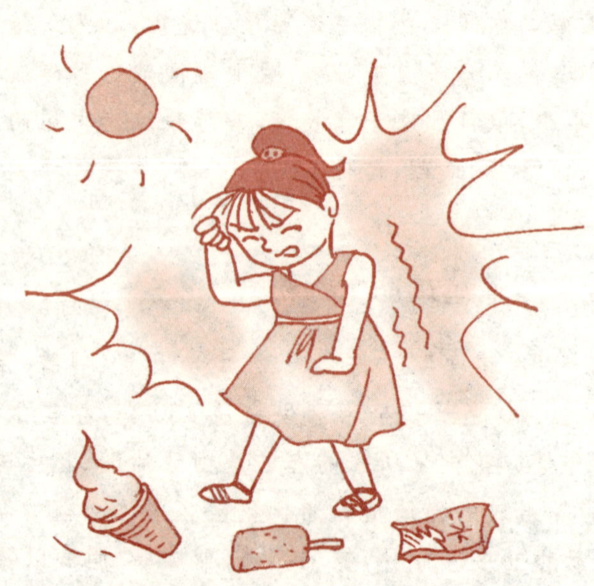

准妈妈的鼻、咽、气管等呼吸道黏膜往往充血并有水肿，如果大量贪食冷饮，充血的血管突然收缩，血流减少，可致局部抵抗力降低，使潜伏在咽喉、气管、鼻腔、口腔里的细菌与病毒乘虚而入，引起嗓子痛哑、咳嗽、头痛等，严重时还能引起上呼吸道感染或诱发扁桃体炎等。

胎宝宝对冷的刺激也很敏感。准妈妈喝冰水或吃冷饮时，胎宝宝会在子宫内躁动不安，胎动会变得频繁。

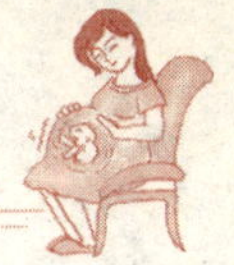

因此，准妈妈吃冷饮一定要有节制，切不可因贪食而影响自身的健康和引起胎宝宝的不安。准妈妈可以常喝些非冰镇清凉饮品，比如绿豆汤、各种现榨果汁等，既解暑又美味。

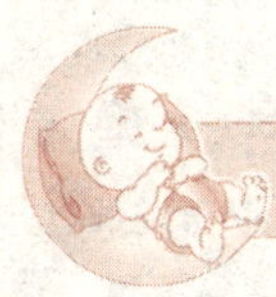

胎教指南：聪明宝宝的胎教方案

☆准妈妈的声音是胎宝宝的安心丸

妊娠第7个月，胎宝宝对声音感应的神经系统碰到子宫壁，由于母亲腹壁变薄，所以胎宝宝可以听到外界的各种声音。

在母亲腹内的胎宝宝，究竟可以听到什么声音？胎宝宝最先听到的应该是母亲的声音。根据研究，如果将小的麦克风放入子宫内，请母亲说话，最后录音的结果发现，母亲的声音会随着腹主动脉的血流清楚地传入子宫内。据说刚出生的婴儿如果哭得非常厉害，只要把他放在母亲怀里（让他听母亲的血流脉动声音）倾听母亲慈爱的说话声，就可以使婴儿停止哭闹。这种做法，其目的是要再度唤起婴儿在子宫内的安全感。气候寒冷以及有刺眼光线的新世界，对刚出生的婴儿而言，非常陌生。此时只有母亲温柔的声音，可以抚慰宝宝惊惶的心。

肚子里的宝宝，对于外来的声音究竟可以分辨多少？只要让新生宝宝听几种不同的声音，就可以得到解答。根据研究，使用子宫血流脉动声、成人心音和节拍器，来测定新生宝宝对声音的反应。结果发现，子宫内血流脉动声可以让婴儿停止哭泣（55人中有7人）；成人心音对婴儿没有明显的影响，节拍器的高音部分却让许多新生宝宝大哭（52中有41人）。这就是说胎宝宝在母体时即有分辨声音的能力。并不是所有的新生宝宝在听到高音时都会哭。例如母亲声音频率本来就偏高，婴儿在母体时，对这种声音已经习惯了，所以出生后，对较高的声音不会有排斥的反应。如果胎宝宝在肚子里经常听到喷射机的声音，猫、狗的叫声，他也会记住这种声音的规律，并表现出“习惯”的反应。从这点可以看出，婴儿在母亲肚子里的经验，与出生后的人生经验有直接的关连。

TIPS

生活小贴士

如果在母亲体内，宝宝经常听到母亲的声音，出生后，宝宝对于母亲所说的话会有安全感。母亲对胎宝宝的爱，可以通过声音，在妊娠期间建立起良好的联系。

☆睡觉好，宝宝大脑发育就会好

准妈妈的肚子越大，越不容易入睡。尤其是第一次怀胎，每当要躺下休息时，肚子里的宝宝也会跟着改变姿势或增加活动量。除了睡姿不舒服之外，由于想到即将生产或宝宝将来养育问题而不能入睡的准妈妈，也大有人在。准妈妈的睡姿非常重要。在睡眠中，脑下垂体会继续制造成长激素，这种激素是胎宝宝成长时不可或缺的激素。睡眠不但可以消除准妈妈身心的倦怠感，又能积存第二天活动的精力，这些都是因为脑下垂体激素的作用。妊娠中的准妈妈必须有比平常更充裕的睡眠，就是为了使脑下垂体可以分泌更多的生长激素。古人说"善睡的孩子长得大"，在妊娠中，善睡的准妈妈也可帮助腹内胎宝宝快速成长。

☆劳逸结合，家务劳动有利胎教

"劳动是最好的医生"。这是当年流行在欧洲的一句名言。适当的体力劳动能使人气血和畅、经络疏通、精神愉快，它对准妈妈也是一种很好的活动。准妈妈在家里擦擦桌子、洗洗菜、洗洗碗，步行或骑车去买点菜、做点饭菜，用手搓洗点衣服、织织毛衣、扫扫地、坚持走路、骑车或坐公共汽车上班，在农村仍可参加不重的田间劳动，手脚老在活动，筋骨会更有活力、更结实，身体会更好，胎宝宝也会从中得益。实践证明，活动的母亲生的孩子远比不活动或少活动的母亲生的孩子

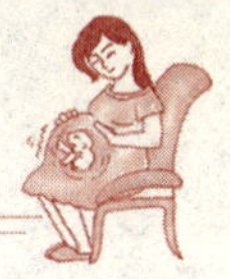

有活力、健康。民间观察发现，原先的大户人家的准妈妈由于经济条件好，无需自己从事体力劳动，结果难产比率较高。她们的后代懒散、肥胖、没出息的也较多。

现在，娇生惯养的子女较多，许多独生子女家庭的子女也到了结婚生子的年龄，其中，有些准妈妈显得很娇气，一怀孕就什么活都不敢干、不愿干了，动不动嚷嚷着不舒服，就去躺在床上，动不动就觉得累，要去坐着休息，动不动要人来伺候自己。对此，我们的建议是，最好适当参加一些家务劳动，适当承担一些生活重担，这不会害你，只会对你有好处。以前的农村，许多准妈妈都是除了极重的挑担、下河等劳动外，从头到尾始终参加所有各类劳动的，有的甚至在农忙时节把孩子生在了田里。她们这样并没有什么危险和不适，只会使自己和孩子更健康。当然，我们今天不这么提倡，这样提只是希望娇气的准妈妈们明白，劳动是不会有什么不好影响的。

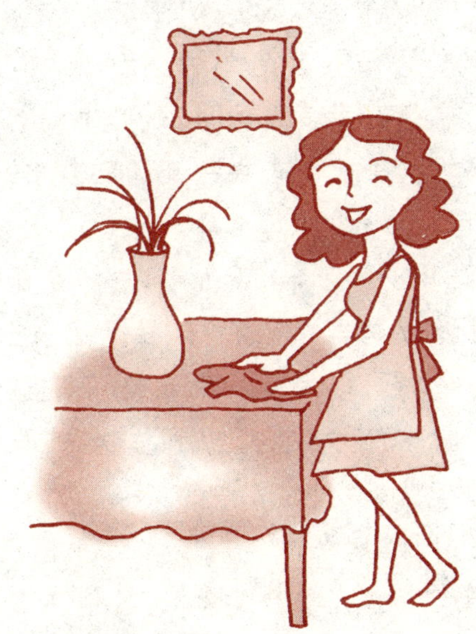

每个准妈妈的妊娠现象并不完全相同：有人可能病恹恹的，也有人需要卧床安胎，但也有人依旧如生龙活虎般地行动自如。而基于健康着想，适度的运动对准妈妈本身和腹中的宝宝都是有帮助的。

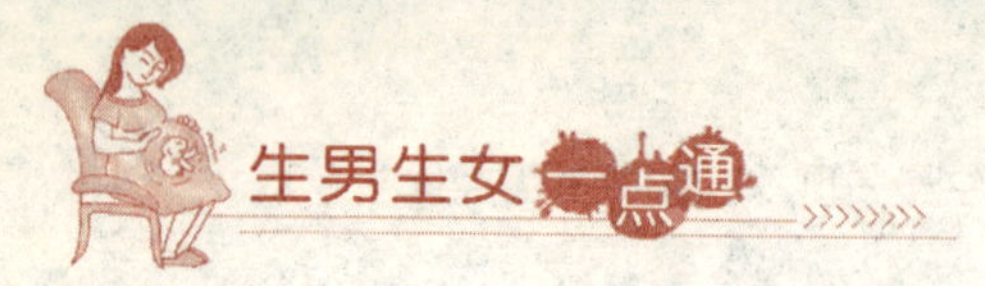

因此，准妈妈不能什么都不做而变成懒骨头，偶尔也可以做做家务，活动一下筋骨，才不会一直沉浸在孕期不适的忧郁中，只要小心一点，不要过于劳累就好。由于准妈妈大腹便便，所以在做家务时要确定姿势是否平稳、正确，尤其不能打滑，否则后果将不堪设想。以下三种劳动可试着做一下：

1 吸地板 双脚前后站，后脚弯曲。尽量不弯腰，只是将重心前后移动。

2 擦地板 可以偶尔擦擦地板。如果你不用拖把，最好采用跪姿。如果是以拖把来拖地，姿势大致与吸地板时的姿势相同。

3 熨衣服 熨衣服时，不要立正站好，而是应该打开双足，向前或向外跨出一步，挺起腰部，以免使腰部活动量过大。可将一脚踏在低矮的小板凳上，可以消除腰部的紧张感，也比较轻松。

☆准妈妈求知欲强，胎宝宝长心智

妊娠后，很多准妈妈都会感到特别困乏，容易犯懒，什么也不想干，甚至什么也不愿想。很多人认为，这是准妈妈的生理特性，是正常现象。殊不知，准妈妈可能会失去一个让胎宝宝长心智的良机。

在怀孕期间，准妈妈的思想活动对于胎宝宝大脑发育的影响至关重要。如果准妈妈既不学习，也不思考，更不想干活，肚子里的宝宝也会深受感染，变得懒散起来。显然，这对于胎宝宝的大脑发育是极为不利的。相反，如果准妈妈的求知欲始终很旺盛，则可使胎宝宝不断接受刺激，促进大脑神经和细胞的发育。孕育专家表示：准妈妈与胎宝宝之间有着天然和密切的信息交流，胎宝宝虽小，却能感知母亲的思想。因此，妊娠期间，如果准妈妈能在保护眼睛和保证休息的前提下，从自己做起，勤于动脑，勇于探索，适量地读书学习，对生活和工作充满积极的热情和盎然的情趣，保持旺盛的求知欲，在生活中注意观察，把自己看到、听到的事物通过视觉和听觉传递给胎宝宝，那么，胎宝宝也将能从母体获取到这些积极的信息，从而促进他的大脑成长发育，形成良好的进取向上的求知精神。

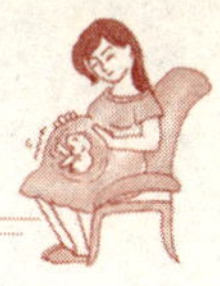

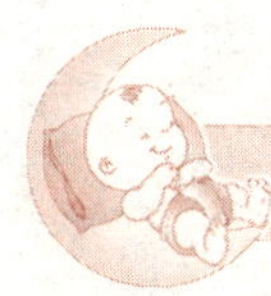

孕育圣经：分享过来人的孕育经验

☆按时做产前检查

本月，医师可能为你作以下例行检查，不过，基于个人特殊需要或医师的诊查习惯，可能略有差异：

第一，体重和血压。

第二，尿液检验，有无尿糖和尿蛋白。

第三，胎心音。

第四，子宫底高度。

第五，以触诊查看胎宝宝的大小和胎位。

第六，手脚有无浮肿，腿部有无静脉曲张。

第七，你的症状情形，尤其是比较特殊的。

另外，妊娠25～28周，最重要的是为准妈妈抽血检查乙型肝炎，目的是要检视准妈妈本身是否携带乙型肝炎病毒，如果准妈妈的乙型肝炎两项检验皆呈阳性反应，一定要在准妈妈生下胎宝宝24小时内，为新生宝宝注射疫苗，以免让新生宝宝遭受感染。而且，想和医师讨论的疑难问题，事先列单备忘。

☆准妈妈手指发胀怎么办

女性在孕期和月子里，由于体内的雌激素和泌乳素等内分泌激素增加，常使肌肉、肌腱的弹性和力量有不同程度的下降，关节囊和关节附近的韧带也会出现张力下降，引起关节松弛，造成手指关节和手腕关节疼痛，类似无菌性关节炎的症状。

产妇也可能出现这种情况，因为产妇的体质比较弱，对外界不利因素都比较敏感，在这种情况下，如果产妇不很好地休息，经常洗刷尿布以及做家务，尤其是经常接触冷水等，更易诱发手疼、关节疼。要避免再用冷水，手痛慢慢就会好的。

建议您用温水洗手，经常抬高手臂，增加静脉及淋巴液的回流，可减轻疼痛。如果疼痛难忍，要在医生指导下采取治疗措施或服用药物。

☆良好的居室环境让宝宝更健康

首先，居室中应该整齐清洁、安静舒适、不拥挤、不黑暗、通风通气。

其次，居室中最好保持一定的温度，即20～22℃。温度太高，使人头昏脑胀、精神不振、昏昏欲睡，或烦躁不安。温度太低，使人身体发冷，易患感冒。夏天可通风降温，也可使用电扇，但电扇不宜直对准妈妈，更不能长时间直吹准妈妈。冬天可使用暖气升温，也可使用炉子。但用炉取暖一定要开窗通气，以免一氧化碳中毒。

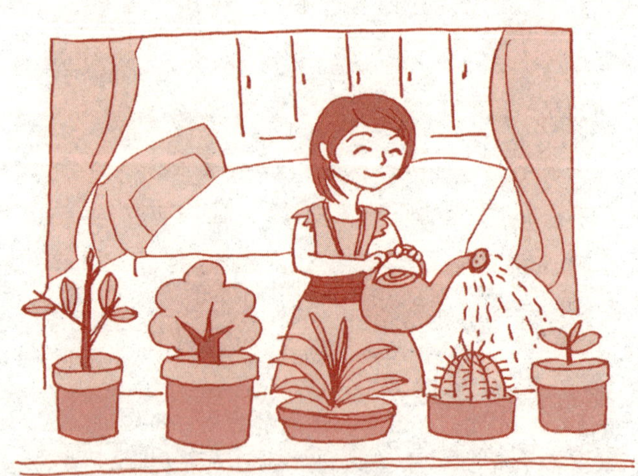

此外，居室中最好保持一定的温度。即50%的空气温度。湿度太低，使人口干舌燥，鼻干流血；湿度太高，使被褥发潮，人体关节酸痛。所以，要保持适宜的温度。室内太干，可在暖气上放水盆，在炉上放水壶或在地上洒水；室内太湿，可以放置去除潮湿之物或开门通风。

还有，居室中的一切物品设施要便于准妈妈日常起居，消除不安

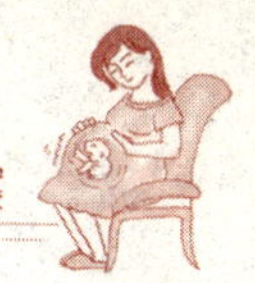

全的因素。把准妈妈的日常用品、衣服、书籍放在准妈妈随手可得之处，不需准妈妈爬高爬低。家中的设施安置要便于准妈妈从事家务劳动，如厨具、熨衣具、晾衣具、灯绳等等的高度要适当，以准妈妈站立操作时不弯腰、不屈膝、不踮脚为宜。消除一切易使准妈妈发生危险的因素，家中各样物品的摆放要整齐稳当，以免准妈妈碰着磕着，光滑地面要有防滑设备如铺上垫子，以免准妈妈摔跤。

最后，居室中要有良好的音像刺激。噪音不利于准妈妈的健康和胎宝宝的发育，它会使准妈妈心烦意乱，听力下降，会使胎宝宝不安、早产，甚至脑功能发育受挫。但是，无声也不利优生。过于寂静使准妈妈感到孤独、寂寞，使胎宝宝失去听觉刺激，所以，二者均不可取。家中可以经常插放一些有益的胎教音乐，经常对胎宝宝说话。当然争吵和打骂是决不应有的。

同时，还要注意居室中的色彩搭配。色彩对人的心理产生明显的暗示作用。准妈妈在不同妊娠期对不同的色彩有不同的感觉，可以选择孕妇所喜爱的颜色，来装饰居室，以使准妈妈心情舒畅。居室中也可以用艺术作品来加以装点。如果居室小，东西多，使人感到拥挤和紧张，不妨用优美宜人的风景图片、油画来开阔人的视野，帮助准妈妈忘记紧张和疲劳，解除忧虑和烦恼。另外，活泼可爱的娃娃画有助于连结起准妈妈与胎宝宝之间的感情纽带。还可以用小生命给准妈妈的居室生活带来生机。阳台上种植花草、饲养虫鱼，使居室充满活力。

☆准妈妈忌盲目加入“减肥大军”

由于饮食不当，缺乏健康知识，肥胖的人越来越多，且近年来“以瘦为美”的审美风气盛行，于是，减肥兴起，甚至一些并不需要减肥的女性也加入浩浩荡荡的减肥大军，但准妈妈是最不应减肥的人群。准妈妈减肥会殃及胎宝宝，最常见的是会造成准妈妈早产、婴儿重量不足。某医院妇产科收治一位早产准妈妈，胎宝宝不到 1200 克，呼吸困难，心力衰竭，经抢救无效夭折，原因居然是其母亲怀孕期间服用了减肥药。

据美国全国健康状况统计中心对 1600 名产妇的研究结果表明：

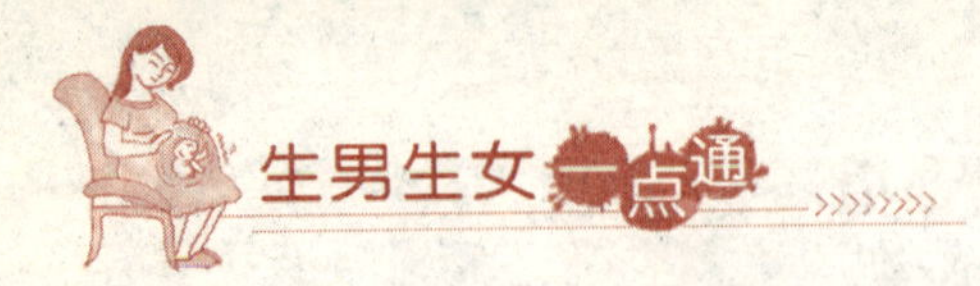

准妈妈产前体重递增达到16千克最好；体重增加到12～15千克的准妈妈，分娩时死胎率只有3.8%；而体重增加少于7千克的准妈妈，死胎率则为10.5%。可见，准妈妈体重增加越少，死胎、早产的危险性越大，出生的婴儿体重就越轻，且身体差、疾病多。反之体重增加得适当，婴儿就健康。因此，准妈妈不宜盲目加入“减肥大军”。

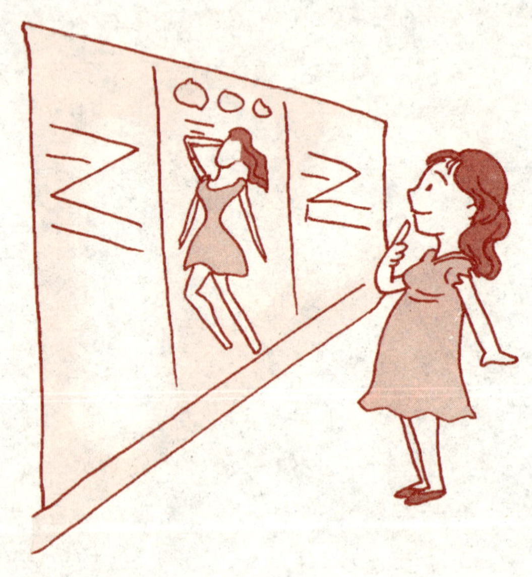

妇女怀孕以后，随着妊娠日期的增加，体重也增加是很正常的，一般孕前不属于肥胖的妇女，根本用不着减肥。除胎宝宝、胎盘、羊水、子宫、乳腺及母亲血容量等增加外，母亲的脂肪贮存亦有所增加，这是为储备能量作准备，这种脂肪是万万不可减掉的。胎宝宝在母亲体内是非常需要营养的，而任何减肥方法都可能使营养丧失，特别是药物减肥。药物减肥一方面是对大脑的饮食中枢造成一定的抑制作用，另一方面是通过一些缓泻剂使多余的水分和脂肪排出体外，从而达到减肥的目的，这些都可能造成营养不足。如果饮食中枢过于抑制，则容易导致厌食症的发生，严重影响准妈妈对营养的吸收，从而导致胎宝宝的营养危机。再者，一般减肥药物都不是针对准妈妈配制的，也没有考虑到对胎宝宝是否有影响，一旦对胎宝宝有副作用，其后果难以

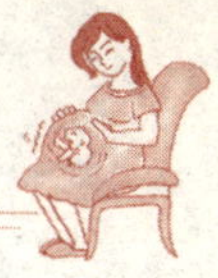

预测，很有可能导致早产儿、畸形儿，或有先天性疾病的胎宝宝的出现。如果准妈妈过于肥胖，适当地控制饮食也是可以的，但关键是要活动。以前有人怕伤了胎气而不主张活动的观点是错误的，多活动不但可以减轻肥胖，而且对减轻分娩时的痛苦也是大有好处的。

TIPS

生活小贴士

整个孕期平均增加10～15千克体重是很正常的，如果超过这个水平，特别是孕期每周体重增加超过0.5千克以上时，即使准妈妈无明显水肿，也应到医院诊治，但不可擅自使用减肥药物。

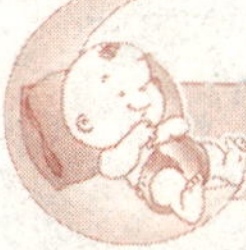

疾患防治：不生病是优生优育的“保护伞”

☆准妈妈要警惕甲流侵袭

甲流对于正处于怀孕期的准妈妈来说，无疑如临大敌。但相关专家告诉我们，准妈妈不必过于担心。首先准妈妈们要了解关于甲型H1N1流感的基本常识，认识到甲型H1N1流感是一种急性呼吸道传染病，H1N1是一种新型变异病毒。严重的会导致死亡。症状和其它流感类似，一般是咳嗽、高热、浑身乏力。

甲型H1N1流感主要通过咳嗽、打喷嚏等方式将病毒散播到空气中，易感者吸入后就会被感染。人群拥挤、空气不流通的公用场所传播最快。还可能通过被病毒污染的茶具、食具、毛巾、玩具等方式间接传播，通过手接触最多。所以要勤洗手。

甲型H1N1流感和普通流感不同，主要攻击群体是青壮年。另外，慢性病患者和准妈妈的自身抵抗力低，也要多加防护。准妈妈要明白，甲型 H1N1 流感主要是靠飞沫传播。所以出门时准妈妈戴口罩还是有用的。尤其在地铁、车站这种人群密集场所。但普通口罩也只是“拦截”，不能“消灭”. 专家正在研制专用的“防流口罩”。

那么，准妈妈得了甲流怎么办? 甲流发病最初 72 小时是最佳救治期。所以千万不要大意。发热感冒咳嗽的，都要提高警惕，及时主动去看医生，为了腹内的宝宝，该观察的观察，该隔离的隔离，好好配合治疗，会很快痊愈的。

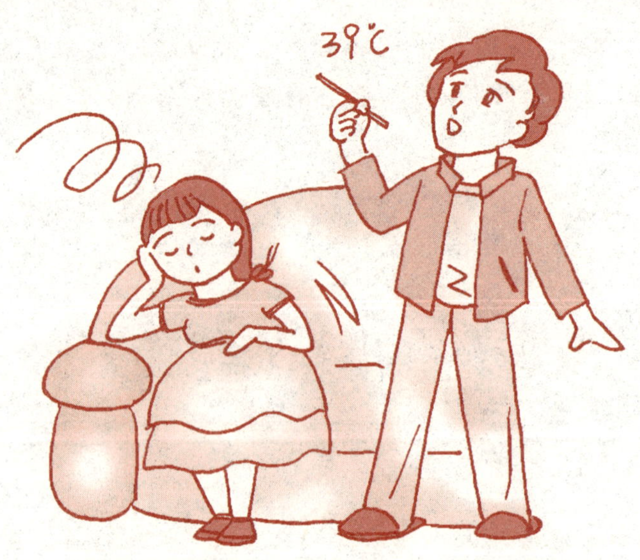

准妈妈们预防甲型 H1N1 流感，首先养成良好的卫生习惯，作好个人防护是关键。比如要勤洗手；尽量避免用手触摸眼睛、鼻或口；准妈妈感冒发热时到公共场所一定要自觉戴口罩，这既是爱护腹内中的宝宝，也是尊重他人的表现；咳嗽或打喷嚏时用纸巾遮住口鼻；避免接触流感样病例，准妈妈与外界接触时做好个人防护（如戴口罩）；如出现流感样症状，准妈妈尽量减少外出或与其他人接触，并尽快电话咨询当地疾病预防控制机构；准妈妈保证充足睡眠、合理营养；准妈妈生活的环境中，保持家庭和工作场所通风。

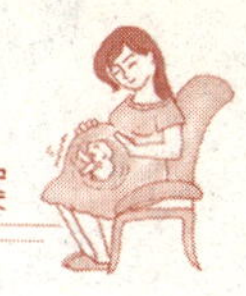

☆谨防痔疮为优生埋下隐患

痔疮在准妈妈中的发生率高达66%。但是如果采取科学和恰当的防治方法，效果是很好的，大可不必害怕，可是也不能掉以轻心。

痔疮的发生与痔疮静脉丛受到压迫后回流不畅及外来刺激有关。怀孕后，子宫日益增大，向后压迫下腔静脉，使其所属的小血管血液回流受阻而淤积，诱发或加重痔疮。

痔疮的早期病状是粪块外表有血迹或大便后肛门滴血。严重者可喷射而出。内痔一般有坠胀感，有的大便时可脱出肛门外，便后自行恢复。不能恢复的，可引起嵌顿水肿，发生疼痛。外痔发胀、瘙痒，当发炎或形成血栓性外痔时，疼痛剧烈，行走困难，坐立不安。经常反复出血造成贫血，感到头昏、气短、疲乏无力、精神不佳。准妈妈一旦分娩后腹内压力降低，静脉回流障碍解除，痔疮即在3～4月内自行萎缩，所以准妈妈的痔疮重在预防，治疗上以非手术疗法为主。首先，要保持大便通畅，以防止出现便秘。准妈妈除了注意食物中营养成分齐全、数量充足外，还应适当多吃些纤维素较多的蔬菜如韭菜、芹菜、丝瓜、白菜、菠菜、莴苣、萝卜等，增加肠蠕动，并注意多喝水。运动太少也是导致便秘的原因之一。准妈妈应避免久坐久站，应适当参加一些体育活动。最好养成每天早上定时排便的习惯，有排便感时不要忍着。大便干结，难以排出时，吃些蜂蜜、麻油、香蕉或口服液体石蜡等润肠药物，不可用芒硝、大黄、番泻叶等攻下的药物，以防引起流产。其次是促进肛门部的血液循环，帮助静脉回流。每日用温热的1：5000高锰酸钾(PP粉)溶液坐浴。并可做肛提锻炼，方法是做忍大便的动作，将肛门括约肌往上提，吸气，肚脐内收，再放肛门括约肌，呼气，一切复原。如此反复，每次做30回，早晚各锻炼1次。早上最好在起床前，仰卧在床上进行，这样效果良好，容易产生便意，利于养成每天早上起床后解大便的良好习惯。

痔疮肿痛时可用痔疮膏外敷，出血较多时，可服用维生素C、安络血、槐角丸等药物。如症状太重，应去医院诊治。贫血者应补充蛋白质和铁剂。

TIPS

生活小贴士

孕妈妈还应避免对直肠、肛门的不良刺激，及时治疗肠道炎症和肛门其他疾患。不要饮酒，不吃辣椒、胡椒、芥末等刺激性食物。手纸宜柔软洁净。内痔疮脱出应及时慢慢托回。内裤常洗、常换，保持干净。

☆准妈妈小腿抽筋怎么办

女性在怀孕以后，特别是第一次怀孕的女性，往往有可能发生下肢痉挛，即所谓小腿抽筋，并多发生在夜间。准妈妈下肢痉挛，主要原因是缺钙造成的。当人体内血钙过低时，神经肌肉兴奋性就会增加，容易被“激动”。当肌肉被“激动”时，其表现就是收缩，而肌肉的收缩效果呈持久性的状态，就叫作痉挛。

胎宝宝在生长、发育过程中，特别是胎宝宝的骨骼生长，需要大量的钙质，而这些钙质需要从母体摄入的食物中供给。如果母体食物中给钙不足，就要动员母体贮备的钙来补充胎宝宝所需要的钙。而如果母体贮备钙不足，或者准妈妈本身吸收钙质的能力低弱(如缺乏维生素D)，就会造成血中钙质含量的降低，以致引起肌肉痉挛。如果母体缺钙比较严重，不但会影响胎宝宝的骨骼发育，而且还可引起准妈妈发生手足抽搐和骨质软化症。

准妈妈发生下肢痉挛的特点主要有以下几个方面：

第一，发生痉挛的轻重程度不一样。在整个妊娠期可有症状减轻的时候，或者呈间断性发作，也有自然痊愈的。体质弱的准妈妈容易发病。

第二，妊娠期下肢痉挛与准妈妈的缺钙程度密切相关。什么时候准妈妈缺钙，什么时候就可发生下肢痉挛。一般在妊娠早期比较轻，可随着妊娠月份的增加而逐渐加重。如果准妈妈及时适量补钙，痉挛

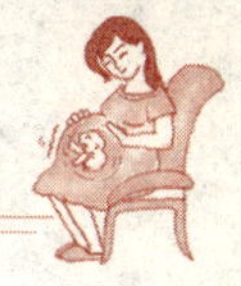

就会减轻或消除。

第三，痉挛一般多发生在晚上或睡觉的时候。这主要是因为夜间，特别是睡眠时，大脑皮质处于休息的状态，而受大脑皮质管理的各种神经系统（尤其是迷走神经）相对地呈现兴奋状态，因而下肢痉挛在晚上容易频繁发作。一般夜间发生4～20次不等，每次持续时间可达1～3分钟。

也有的准妈妈在久坐、疲劳或受寒时，更容易发病。此外，妊娠后期子宫增大，使下肢血液循环运行不畅，也可引起下肢痉挛。

准妈妈补钙，可从以下几点进行调理：

◉为了更好地补钙，准妈妈要多吃大豆、河虾、虾米、紫菜、海带、发菜、黑豆、老豆腐、银耳、芝麻酱、豆腐丝、榛子仁、西瓜子、南瓜子等。有条件的，可每日饮用牛奶250毫升。怀孕晚期可口服钙片，每日3次，每次1片。

◉少吃含有磷酸盐多的食品。有人认为，磷酸盐过多时，能在肠道中与钙结合成难溶性的正磷酸钙，从而可以降低钙的吸收。

◉少吃含有草酸多的食物，如老菠菜、红苋菜、竹笋、牛皮菜、茭白、芋头等。因草酸含量过高，可以和钙结合成不溶性植物钙，影响钙的吸收。

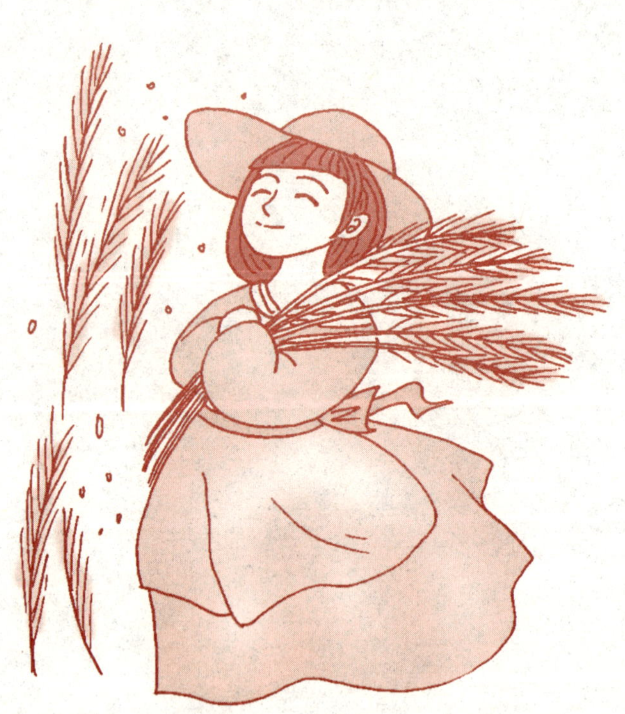

第六章

优生是关键:孕晚期的每月优生方案

度过了孕早期和孕中期,准爸妈的希望越来越近,幸福感也越来越浓。孕妈妈与胎宝宝在等待着、准备着,相见的日子不久就要到来!此时,准妈妈已经进入了最后的冲刺阶段——孕晚期。在这一阶段里,孕妈妈身体负荷越来越加重,诸如痔疮、下肢静脉曲张、腰腿痛等不适愈发明显,想到分娩,想到产痛,想到……无数的问题也让孕妈咪焦虑和恐惧,孕晚期真的是这样让人期盼与紧张的日子吗?本章会帮助孕妈咪解除焦虑,轻松备战"生产大事"。

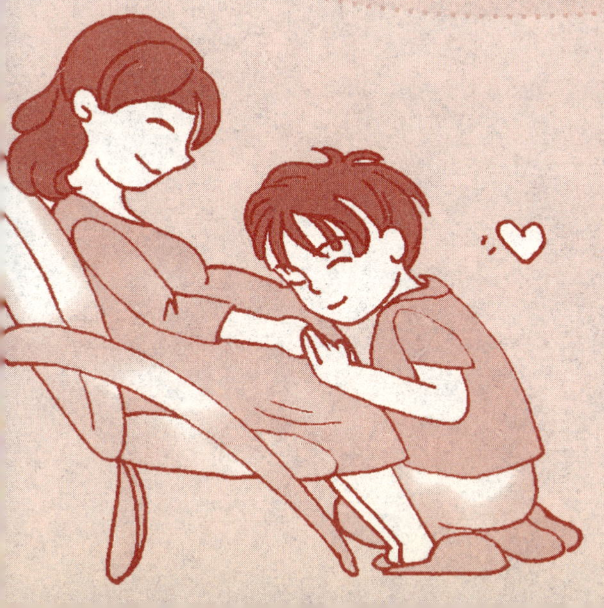

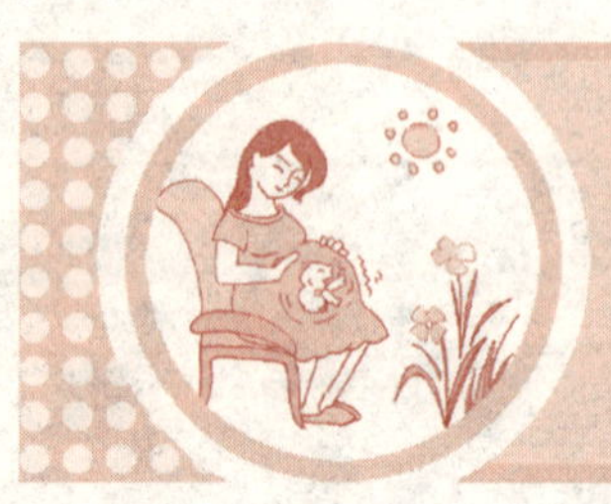

孕期第8月优生方案

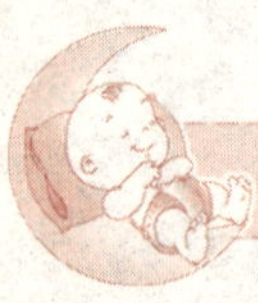

体察入微:准妈妈及胎宝宝的身体与发育变化

1 准妈妈的身体变化情况

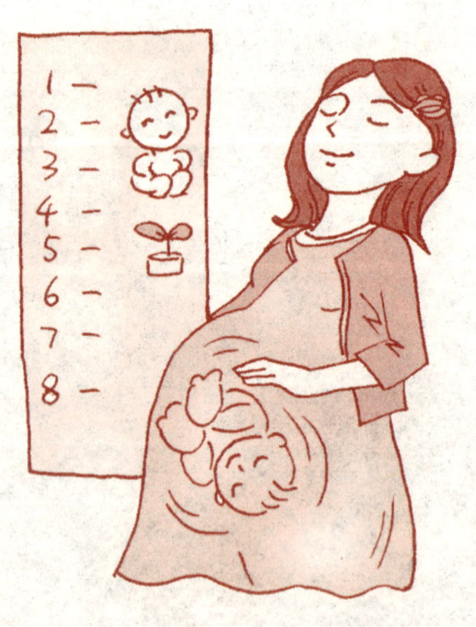

怀孕进入第8个月,准妈妈子宫高度约为25～28厘米。由肚脐到耻骨间出现一条明显的由色素沉着而形成的妊娠黑线,有的脸上也出现了褐色妊娠斑。这个月准妈妈的体重可以增加1300～1800克,在孕期最后阶段,准妈妈的体重每周可以增加500克左右,这是由于胎宝宝生长发育加快的原因。本月准妈妈的子宫越来越大,子宫底高度上升到肚脐与胸口之间,压迫胃和心脏,于是准妈妈经常有胸口发闷、胃部难受等症状。由于子宫太大压迫了横膈膜,从而使呼吸变得急促,就像在氧气不足的环境里一样。因此准妈妈不管坐着还是站着都应采用端正姿势,以免压迫横膈膜;睡觉时最好在头部和肩膀部位垫枕头或软垫。

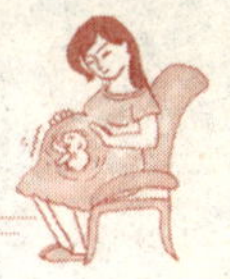

本月，准妈妈身体不便，行动受到限制，还要坚持胎教，而且有时还不一定能接收到胎宝宝的反馈信息，准妈妈心中自然会产生怀疑，有的甚至不再坚持胎教了。准妈妈会重新感到压抑和焦虑，身体内出现的种种更大的不适，使她们开始为分娩和胎宝宝是否健康而担心，这时，她的精力往往都投注到胎宝宝身上。随着预产期的迫近，她迫不及待地盼望着孩子早点出生，以解除负担。这种焦急不安，在一定程度上缓解了准妈妈对分娩的惧怕心理。

如果丈夫发现妻子对胎教虎头蛇尾，就要鼓励妻子坚持下去，激发妻子的热情。同时，丈夫还要身体力行，积极参与到胎教中，与妻子每天一道进行胎教，用自信和持之以恒的精神把胎教进行下去。

TIPS

生活小贴士

孕8月是妊娠中毒症的多发时期，因此，初产、高龄妊娠、多胎妊娠的女性都要多加注意。妊娠中毒症的主要症状有：高血压、浮肿、蛋白尿等。1周内体重增加500克以上时，便有患妊娠中毒症的可能。在此期间，如有腹痛或阴道出血现象，有可能是早产，请立即到医院诊治。

2 胎宝宝的发育情况　本月胎宝宝身高38～41厘米；体重1100～1700克，从这时起，羊水量不再像以前那样增加了。由于这个时期胎宝宝的听觉系统发育完整，所以对外界的强烈影响也有了反应。肺等内脏器官和脑、神经系统都发育到了一定程度。假如在这个时期早产，如慎重养育，胎宝宝可以存活。

此时期胎宝宝的呼吸运动还不规则；肺囊亦未充分扩展开来。此时应慎防早产。迅速成长的胎宝宝身体紧靠着子宫。从30周以后，可看出其手脚的肌肉紧张程度提高，并且可使肌肉保持在结实的收缩状态。当体重达2000克以上时，肌肉并非变成松弛的状态，而是可紧紧地将自己和身体予以固定。听觉在这时期已形成了。超过30周以后，睡眠和觉醒慢慢地分得很清楚，而且也有假寐的情形出现。假寐显示出眼球的动作或呼吸运动等的特有状态。在假寐中，只有嘴巴好像吸奶般嚅嚅而动。胎宝宝到了这个月已经会打呵欠了，而且也会出现想睡眠的眼神和表情。眼皮似睁似闭，颜面往左右摆动，有时吸吸腕、手指。尤其是当母亲饿了时，他们吸得很起劲，嘴巴张得开开的，好像需求些什么似的。但此时，他们还不会运用自己的手或手指。胎宝宝听到声音时，胎动会有抑制的倾向，而心跳的变化也是当然的事。通常根据母亲的感情变化，胎宝宝的反应为：心跳没有变化（抑制型）跟心跳有变化（反应型）两种，并没有一定的标准。到第8个月结束，迈入第9个月时，胎宝宝的眼睛开始会对光线有所反应，而且会从瞳孔中反射出来。

本月胎宝宝的胎位已经定下来了，由于头重，一般头部自然朝下。到25～26周时，约有50%的胎宝宝骨盆胎位不正（胎宝宝的头在上面、脚在下面），但是不用紧张，有些胎宝宝会用自己的脚去踢子宫壁，在羊水中慢慢地掉头（变成头在下，屁股在上）。过了30周之后，大约有90%的胎宝宝位置是正确的（头下屁股上），而其后大约会有5%～6%的胎宝宝（此时一半以上是逆产）会自然回转，从逆产变为正常，但最后还是会有4%～5%的胎宝宝胎位不正而分娩下来。如果此时期的羊水太多，或胎宝宝有膝盖伸直的话，那么自己是无法变换胎位的。

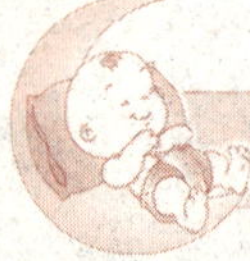

母强子壮：一人吃两人补的营养方案

☆怀孕第8个月营养原则

妊娠进入第8个月，准妈妈会因身体笨重而行动不便。子宫此时已经占据了大半个腹部，准妈妈的胃部被挤压，饭量受到影响。这个时期，母体基础代谢率增至最高峰，而且胎宝宝生长速度也达到最高

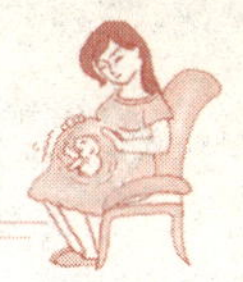

峰，应该尽量补足因胃容量减少而减少的营养，实行一日多餐，均衡摄取各种营养素，特别是要保证谷类、豆类、蔬菜、水果的摄入，防止胎宝宝发育迟缓。

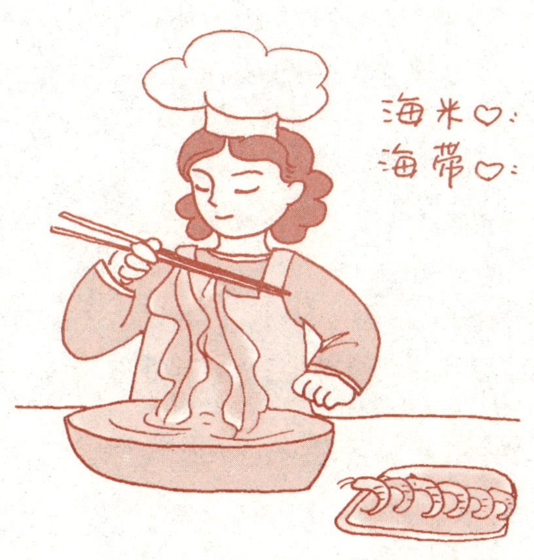

从本月开始，胎宝宝开始在肝脏和皮下储存糖元及脂肪，此时如果糖类摄入不足，易造成蛋白质缺乏或酮症酸中毒，所以妊娠 8 个月应保证热量的供给，除需大量葡萄糖供给胎宝宝迅速生长和体内糖元、脂肪储存外，还需要一定量的脂肪酸，尤其是亚油酸。此期也是胎宝宝大脑增殖高峰，大脑皮层增殖迅速，丰富的亚油酸可满足大脑发育所需。

本月，胎宝宝的骨骼开始钙化，因此要增加钙的补充量。每日饮奶 250 毫升以上，同时补充钙剂 300 毫克，海带、虾米皮、发菜、芝麻酱、紫菜、豆腐等也可选食。

另外，为了减轻水肿和妊娠高血压综合征，在饮食中要少放食盐，同时，饮食不可毫无节制，应把体重的增加限制在每周 350 克以下。

☆准妈妈选择食物的注意事项

第一，每日各类食物尽量都有，这样才能保证营养素的摄入齐全。

第二，酒、浓咖啡及香烟对身体有害无益，应尽量避免。不宜过多喝茶，茶叶中含有大量的咖啡因，咖啡因具有兴奋作用，饮用过多会刺激胎动增加，甚至危害胎宝宝的生长发育。

第三，摄取过多糖含量高的食品如糕点，糖果等，轻则引致体重过重及牙齿损坏，也可使体内碱度下降，重则引起疲乏、无力。长时间酸性体质，还容易使母亲罹患某些疾病，更重要的是会因此而影响胎宝宝正常、健康地生长发育。同时也影响准妈妈的食欲，应尽量避免。

第四，新鲜疏菜、水果不可缺少。

第五，盐腌渍类食物应少吃，如咸蛋、咸鱼、咸菜等；加工食品如腊肉、火腿、香肠、腐乳等也要少吃或不吃。

第六，辛辣调味品，如芥末、辣椒、胡椒等应少吃。

第七，不必额外补充其他补品，均衡饮食可供给足够的营养。

☆扬长避短，饮食让你做个“漂亮妈妈”

女性在怀孕期间如果能有意识地进食某些食物，会对腹中胎宝宝的生长发育，起到意想不到的作用。而精巧科学地调配饮食，能帮助您扬长避短，摆脱缺憾，帮助您生出一个称心如意的漂亮宝贝。

1 告别粗糙的肤质 如果父母皮肤粗糙，准妈妈应该经常食用富含维生素A的食物，因为维生素能保护皮肤上皮细胞，使日后孩子的皮肤细腻有光泽。这类食物如动物的肝脏、蛋黄、牛奶、胡萝卜、番茄以及绿色蔬菜、水果、干果和植物油等。

2 改善偏黑的肤色 有的父母肤色偏黑，准妈妈就可以多吃一些富含维生素C的食物。因为维生素C对皮肤黑色素的生成有干扰作用，从而可以减少黑色素的沉淀，日后生下的婴儿皮肤白嫩细腻。这类含维生素C丰富的食物有番茄、葡萄、柑桔、菜花、冬瓜、洋葱、大蒜、苹果、刺梨、鲜枣等蔬菜和水果，其中尤以苹果为最佳。苹果富含维生素和苹果酸，常吃能增加血色素，不仅能使皮肤变得细白红嫩，更对贫血的妇女有极好的补益功效，是准妈妈和育儿的首选水果。

3 拥有良好的视力 视力不佳或患有近视的父母往往会有这样的忧虑，担心小宝宝遗传上他们的眼疾。处在这种情况下的准妈妈可

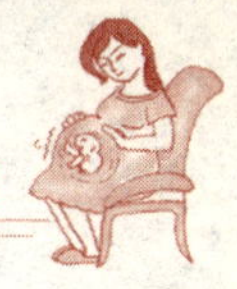

以多吃些富含维生素A的食物，比如动物肝脏、蛋黄、牛奶、鱼肝油、胡萝卜、苹果等等。其中尤以鸡肝含维生素A为最多，胡萝卜还可以促进血色素的增加，从而提高血液的浓度，是我国民间常用的补血养血佳品。

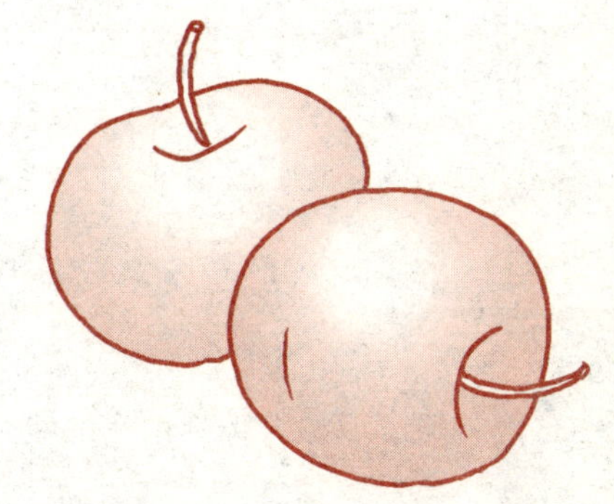

4 培育光泽油亮的乌发 如果父母头发早白或者略见枯黄、脱落。那么，准妈妈可多吃些含有维生素B族的食物。比如瘦肉、鱼、动物肝脏、牛奶、面包、豆类、鸡蛋、紫菜、核桃、芝麻、玉米以及绿色蔬菜，这些食物可以使孩子发质得到改善，不仅浓密、乌黑，而且光泽油亮。

5 "高"人一等就是好 如果父母个头儿不高，应吃些富含维生素D的食物。维生素D可以促进骨骼发育，促使人体增高，它的这种效果尤其对于胎宝宝、婴儿最为明显。此类食品有虾皮、蛋黄、动物肝脏以及蔬菜。

6 益脑、补脑、健脑 相信所有的父母都想提高孩子的智力，那么，准妈妈就应该在怀孕期间多吃些含碘丰富的食物，比如海带等海产品，用以补充胎宝宝对碘的需要，促进胎宝宝甲状腺的合成，有利于胎宝宝大脑的良好发育。这类食品中尤以海带为最佳，海带含有丰富的蛋白质、脂肪酸和钙、铁等微量元素。食用海带不仅可以补碘，还可以促进人体新陈代谢、提高机体抗感染能力，起到补脑健脑的作用。

☆准妈妈对四种鱼坚决要忌口

鱼类被广泛公认是健康食品，有些鱼还含有保护心脏的脂肪。然而，不同种类的鱼体内会积聚着不同量的汞，这是一种对人体有害的天然元素。

最近，美国食品和药物管理局提醒准妈妈及计划怀孕的妇女，要避免吃鲨鱼、鲭鱼王、旗鱼及方头鱼，因为这四种鱼的汞含量很高，会影响胎宝宝大脑的生长发育。汞进入准妈妈体内之后，可以破坏胎宝宝的中枢神经系统，造成宝宝的认知能力低下。有关人员表明：每年受汞影响的孕妈妈约有六万名。虽然食品和药物管理局提出的警告主要是针对准妈妈的，但这也提醒了母亲和幼儿注意不要过多食用前面提到的四种鱼类。

不过，如果有哪位女士吃了以上四种鱼，现在也大可不必惊慌，因为吃这些鱼的危害在于汞的长期积累，偶尔吃一顿两顿是没什么大碍的。

值得注意的是，金枪鱼因为所含的汞少而没被列入准妈妈禁食范围。但有关人士认为，怀孕期间吃很多罐装的金枪鱼也是不好的，孕期妇女每星期吃金枪鱼的量不要超过198克。

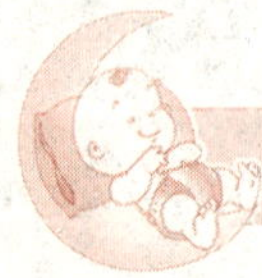

胎教指南：聪明宝宝的胎教方案

☆准妈妈爱美也是一种胎教

随着胎宝宝渐渐长大，准妈妈的腹部也日渐膨大起来，为了适应将来哺乳的需要，乳房也渐渐丰满；准妈妈要吸进两个人的氧气，呼吸量和胸部的起伏都增大，因而胸围也增大。有些准妈妈为失去了苗条的身姿而痛苦。其实大可不必这样。怀孕几乎是每一位女性都要经历的，你可以观察到大多数女性分娩后不久就会像以前一样体态轻盈、姿容美丽，而且还会增添几分女性的成熟美。

就是在怀孕期间，准妈妈也可以打扮得很漂亮。事实上，美容、穿衣也是胎教，准妈妈完全有必要精心打扮自己。美丽是每一位女性所追求的，娇好的容颜会给你带来许多欢乐。怀孕了，就更应精心打扮。这一方面是自娱的一种方式，对自己容颜、服装的关心会使你忘掉妊娠中不快的反应；另一方面，化妆会使你显得气色很好，自己看了，心里会舒服，别人看了，对你称赞几句，你也一定会很高兴的。可见，化妆会使你保持自信、乐观、心情舒畅。因此，美容、打扮无论对自己还

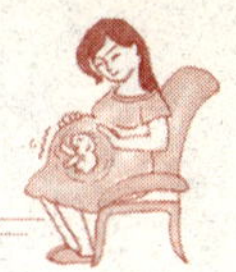

是对胎宝宝都是很有意义的。只是在化妆的时候一定要注意，不要浓妆艳抹，那样对准妈妈和胎宝宝都是不利的。

以下5种化妆品准妈妈应忌用：

1 香水 人工麝香作为高级香料麝香的替代品在化妆品和香水中广泛使用，但它有扰乱内分泌和影响生物荷尔蒙正常发挥作用等副作用。胎宝宝和婴儿易受化学物质的影响，引发各类疾病，因此，妊娠期和给婴儿哺乳的女性应慎用香水类产品。

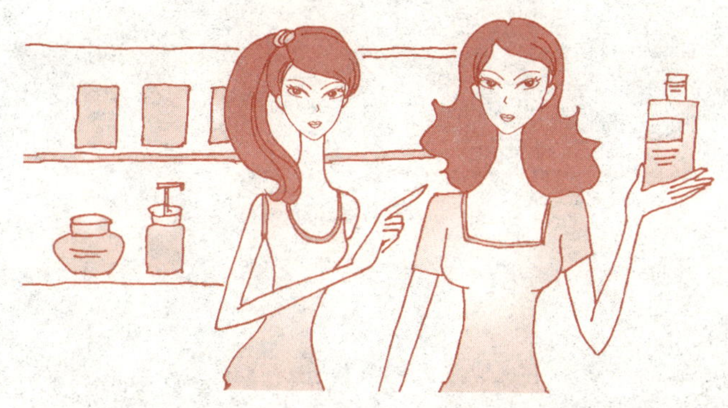

2 口红 口红是由各种油脂、颜料、蜡质和香料等成分组成的。其中油脂通常采用羊毛脂，羊毛脂除了会吸附空气中各种对人体有害的重金属微量元素外，还可能吸附大肠杆菌进入胎宝宝体内，而且还有一定的渗透性。准妈妈涂抹口红以后，空气中的一些有害物质就容易被吸附在嘴唇上，并随着唾液侵入体内，使准妈妈腹中的胎宝宝受害。因此，准妈妈最好不要涂口红，尤其是不要长期抹口红。

3 祛斑霜 据中国消费者协会对北京、深圳两城市美容祛斑产品的抽样调查检测中发现，全部样品中汞含量严重超标，其中有60%的样品汞含量超标千克以上。汞是对人体健康有危害的一种重金属。这些产品的美白祛斑效果都是暂时的，一停用该化妆品，斑又会反复，且对皮肤的伤害也大，而且长期使用含汞化妆品对人体的神经、消化道、泌尿系统等也有严重危害。女性怀孕时，由于体内激素和内分泌的变化，也会使脸上斑点的色素加深或长出斑点，因此，建议准妈妈在怀孕期间不用祛斑产品为好。等生完孩子，体内激素分泌正常以后再用也不迟。

另外，在美与不美这个话题上，准妈妈本人的气质很关键，首先准妈妈要有良好的道德修养和高雅的情趣，知识广博，举止文雅，具有内在的美。其次是颜色明快、合适得体的孕妇装束，一头干净利索的头发，再加上面部恰到好处的淡妆，更显得精神焕发。好的精神状态及面容是胎教的一种，它可以使胎宝宝在母体内受到美的感染而获得初步的审美能力。

TIPS

生活小贴士

仪容美的关键在于整洁，准妈妈只要注意卫生，保持整齐，形象一定会大为改观的。况且，怀孕虽然使以前的体态美消失了，但同时又是另一种美。

☆如此"胎教"必害孩子

生一个健康、聪明的宝宝，是每个家庭的美好愿望，因此，许多家庭在女性怀孕时就开始实施"胎教"，但"胎教"的方式千奇百怪，如家住北京郊区的刘女士就采用让胎宝宝听麻将声的"胎教"方法，这使得一些心理专家对此担忧不已，认为这样会给孩子带来负面影响。

据介绍，现已怀孕半年多的刘女士酷爱打麻将，一有空余时间就和几个朋友一起搓上几局，"哗哗"的麻将声在她的心目中简直就是一曲美妙的乐章。时间长了，她似乎摸出点"门道"，只要"哗哗"的麻将声一响起，腹中的宝宝就安静下来，似乎在欣赏美妙的音乐。而一旦

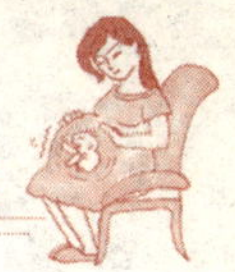

停止打麻将，胎宝宝就会在肚子里“拳打脚踢”，这正中刘女士的下怀，她索性天天坐在麻将桌边进行“胎教”。

无独有偶，还有一些准妈妈自己喜欢忧伤或者喧嚣的音乐，于是也将其作为胎教的磁带，结果，腹中的胎宝宝听了以后，感觉压抑烦躁。有的音乐甚至破坏了孩子的耳蜗和听觉神经，致使宝宝刚出生就出现听力受损或耳聋。

对此，胎教专家认为，准妈妈在保证充足营养与休息的条件下，对胎宝宝实施定期定时的音乐刺激，可促进婴儿的感觉神经和大脑皮层中枢的更快发展，比如一些名曲中舒缓、轻柔、欢快的部分就适合胎教。但悲壮、激烈、亢奋的音乐会影响胎宝宝的正常发育，严重的会造成婴儿畸形或闭锁心理。像听麻将声那样的“胎教”只能把准妈妈打麻将的紧张情绪传给胎宝宝，严重危害胎宝宝的健康。因此，给胎宝宝听的音乐要选择经过医学界优生学会审定的胎教音乐，声音过高或过低都会给孩子带来一定的副面影响。

☆与胎宝宝一起做游戏

与胎宝宝做游戏？这不会是天方夜谭吧？相信很多人会疑惑不解：胎宝宝怎么会做游戏呢？是啊，一般来说做游戏是出生后的孩子们的事。可随着医学科学的发展和超声波的问世，人们已经发现胎宝宝在母体内有很强的感知能力。父母对胎宝宝做游戏胎教训练，不但能增进胎宝宝活动的积极性，而且有利于胎宝宝智力的发育。

胎宝宝能否做游戏？通过胎宝宝超声波的荧屏显示来观察一下就知道了。下面是通过超声波的荧屏显示看到的情景：胎宝宝在早晨醒来伸了一个懒腰，打了一个哈欠，又调皮地用脚蹬了一下妈妈的肚子，这使他感到很满意。一个偶然的机会使胎宝宝的手碰到了漂浮在旁边的脐带，很快脐带成了他的游戏对象，他一有机会便抓过来玩弄几下，有时还抓住脐带将它送到嘴边，这个动作使他产生了满足感。从胎宝宝的这些动作，再结合大脑的发育情况分析，科学家们认为胎宝宝完全有能力在父母的训练下进行游戏活动。

游戏胎教法是根据胎宝宝具有触觉、父母用手拍打刺激胎宝宝，与胎宝宝隔着肚皮做游戏，训练胎宝宝的肢体和感受能力的训练方法。

游戏胎教法强调的是母亲与胎宝宝的互动，美国育儿专家凡德卡教授提出了一种“胎宝宝体操与踢肚游戏”胎教法，就是希望通过母亲与胎宝宝进行游戏达到胎教的目的。具体方法是，在母亲怀孕5～6个月能感受到胎宝宝形体的时候，即可对胎宝宝进行推晃式锻炼，轻轻推动胎宝宝，使胎宝宝在母腹中“散步”、“踢腿”、“荡秋千”。

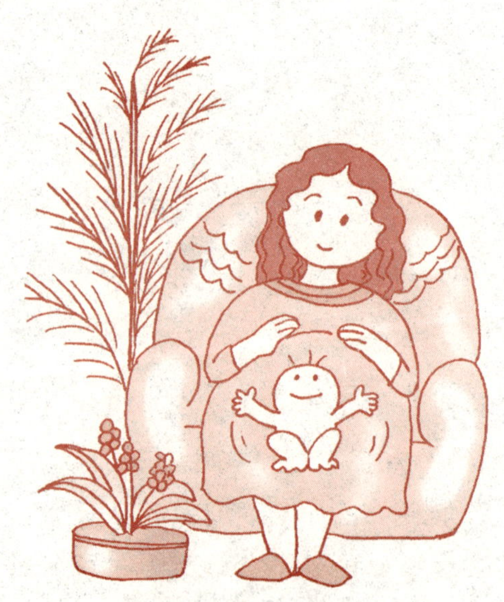

父母对胎宝宝进行游戏胎教训练，不仅可以增强胎宝宝活动的积极性，而且有利于胎宝宝智力的发育。实践证明，在母腹中接受过游戏训练的胎宝宝，出生后翻身、抓、握、爬、坐、站、走等各种动作的发展都比没有经过训练的胎宝宝发育得早，有的胎宝宝的肌肉明显比一般孩子发达，而且手脚灵敏，身体健康。

准父母对胎宝宝进行游戏胎教的具体方法是：当胎宝宝踢母亲肚子时，母亲可轻轻拍打被胎宝宝踢的部位，然后等待胎宝宝第2次踢肚，一般在一两分钟后，胎宝宝就会再次踢母亲的腹部，这时感受到胎

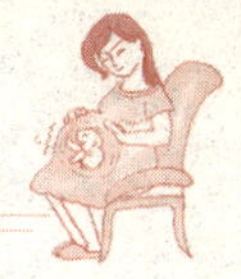

宝宝的踢踏后母亲再轻拍几下，然后停下来。在拍打时，母亲可不时换换部位，胎宝宝就会向妈妈改变的部位踢去。每次进行10分钟左右，每天1～2次，注意拍打的位置不要离胎宝宝踢肚的位置较远。

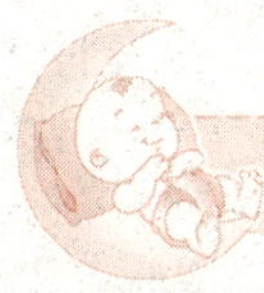

孕育圣经：分享过来人的孕育经验

☆按时做产前检查

8～9月份的孕妈妈最好半个月检查一次，以便切实掌握整个情况。基于个人特殊需要或医师的诊查习惯，你要例行接受的检查项目大致如下：

第一，体重和血压。

第二，尿液检验，有无尿糖和蛋白。

第三，胎心音检查。

第四，子宫底高度检查。

第五，以触诊方式查看胎宝宝大小（可略估出胎宝宝的体重）和胎位。

第六，手脚有无水肿，腿部有无静脉曲张。由于大部分的子痫前症，会在孕期28周以后发生，如果测量结果发现准妈妈的血压偏高，又出现蛋白尿、全身水肿等情况时，准妈妈须多加留意，以免有子痫前症的危险。

另外，准妈妈在37周前，要特别预防早产的发生，如果阵痛超过30分钟以上且持续增加，又合并有阴道出血或出水现象时，一定要立即送医院检查。想和医师讨论的疑虑和问题——事先列单备忘。

☆准妈妈情绪要平稳

离生产越来越近了，准妈妈不仅焦急，而且紧张。人称分娩乃女性的生死大关，这种说法，在过去很合适，因为过去卫生条件差，医疗设备落后，造成分娩的死亡率很高。现在不同了，产妇因分娩发生意外事故的极少。如今有先进的医疗水平，完善的医疗设备，只是要尽量到医院分娩，不要相信一些不科学的偏方，更不可迷信。对于那些有妊娠后期并发症的人，最好提早入院，医生会针对准妈妈的情况，采取必要的医疗措施，以保证安全分娩。

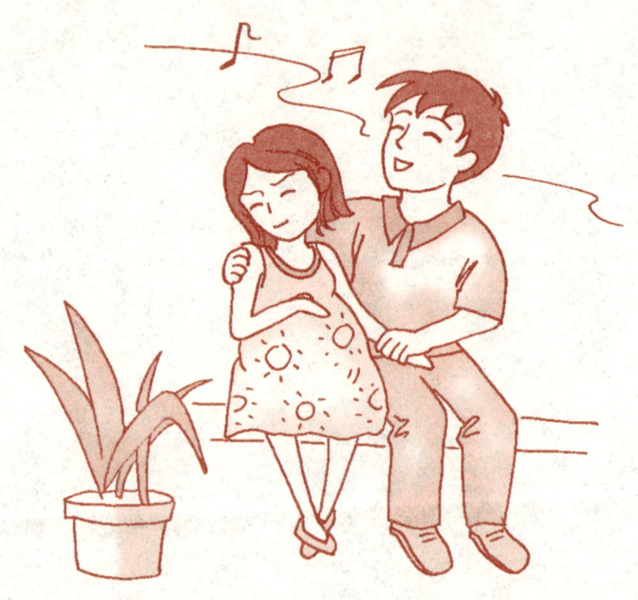

分娩前，准妈妈不必多虑，对于你的"高血压怎么办"、"心率过速怎么办"，医生自会处理。对于你"能否顺利分娩"的问题，更用不着去担心，还没有发生的事，想它又有什么意义呢？况且你并不一定会难产啊。别让还没有发生的事，徒然增添你的精神紧张。准妈妈尤其不要听信别人关于分娩如何可怕的说法，生活中自有喜欢夸大其词之人。准妈妈应该做的是临产前吃好、睡好、养足精神。同时准妈妈要保持坦然的心理、平稳的情绪、冷静的头脑，以必胜的信心迎接生产的来临。

☆准妈妈出行有讲究

准妈妈在选用交通工具时，要考虑到腹中胎宝宝的安全。因为拥

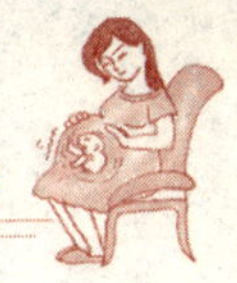

挤、颠簸、震荡或持续长时间的途中疲劳都对胎宝宝不利，容易引起流产或早产。

1 避免挤公共汽车 当前，在公共交通工具普遍比较紧张的情况下，专家们建议准妈妈最好不宜挤公共汽（电）车上下班。特别是大中城市的上下班高峰时期，公共汽（电）车相当拥挤，准妈妈的腹部如果被挤、撞，很容易刺激子宫，引起子宫收缩，诱发流产或早产。

2 避免乘拖拉机 农村准妈妈不要乘拖拉机，因其震动过大，噪音严重，颠簸厉害，准妈妈坐在上面简直是活受罪，尤其是腹中的胎宝宝更加吃不消。各地都有准妈妈因乘拖拉机引起流产或早产的例子，值得注意。

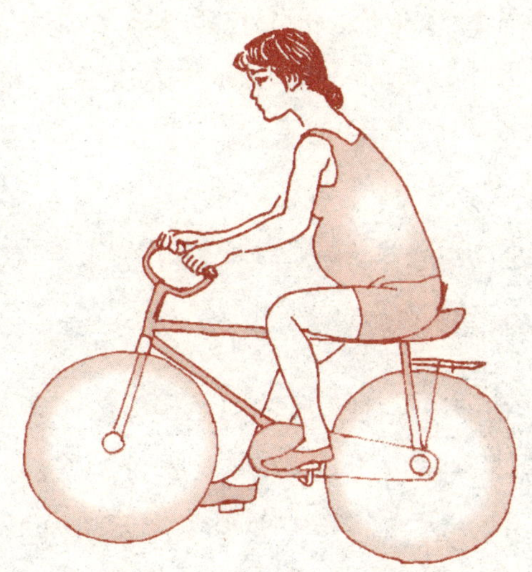

3 骑自行车的注意事项 平时习惯骑自行车而且骑车技术较好的准妈妈，是可以照样骑车的，和挤公共汽车相比，相对还安全些。同时，骑自行车还是一种适量的运动，可以增强肌肉力量，促进新陈代谢，因而有利于将来的分娩。但是，准妈妈骑自行车也应该注意：要骑女式车，不要骑男式车。因男式车有横梁，准妈妈体笨，从前面上下车时容易使会阴部碰撞车的横梁而受到损伤，因而造成会阴部皮肤破损，甚至出血，或引起皮下血肿、外阴或阴道内肿，不容忽视；上车的姿势要从前上，不要从后上，以免腹部与坐垫碰撞，并可避免上车姿势过大、过猛;速度宜慢些,不要用力过猛,因过度用力,会引起盆腔充血;车坐垫宜低不宜高,以防摔倒跌伤。急刹车时,低坐垫可由前面紧急下车,或两脚踏地,保障安全无恙。

4 准妈妈长途旅行要注意途中安全 一般的探亲访友,最好暂停。若因工作必需,可乘火车或飞机。但长途火车要购卧铺票,不宜坐硬座,更不能打"站票"。乘飞机因耗时少,相对安全得多。长途汽车旅行比较辛苦,又不能随意活动,准妈妈难以承受,应该避免。

TIPS

生活小贴士

怀孕晚期因接近分娩,一般不宜再作长途旅行,尤其是不宜长时间地乘火车或轮船。各地都有在火车或轮船上分娩的报道。由于情况紧迫,条件过差,缺乏医务人员,很容易造成严重后果,甚至威胁产妇母子生命。

☆宝宝用品不用准备太多

新生命降临前的日子,对于准爸妈们来说,总是欣喜中带着些许的忙碌。尤其是在准备宝宝用品时,更是手忙脚乱:小衣服要买多少?除了衣服、被褥,还要准备点什么?妇婴专卖店那些设计周到、用途多多的新品到底有没有必要买?有时干脆到妇婴专卖店来个"大扫荡",买回一大堆东西。其实产前要准备的东西不必太多,买好必需、急用的几样就够了。至于其他的,完全可以根据孩子的生长状况随用随买。

1 尿布 尿布最好选择吸水力强、保水性强又方便洗涤的质料。颜色方面,为了方便辨认大小便的颜色,最好以白色为主。

尿布的形状,长方形或正方形均可。

2 尿裤 尿裤的质料最好以防水性强,又有适度通气性的为主。至于其形状,通常以T字型居多,而且又可以预防股关节脱臼。

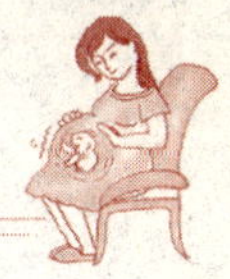

3 衣服 由于婴儿的肌肤非常细腻，所以衣服的质料以柔软而且刺激小的纱、棉质最为合适。婴儿衣服的样式，最好以朴素、衣领周围没有任何装饰、穿起来宽松舒适为主。至于衣服的颜色，当然是以看起来有清洁感的白色或淡色为主。

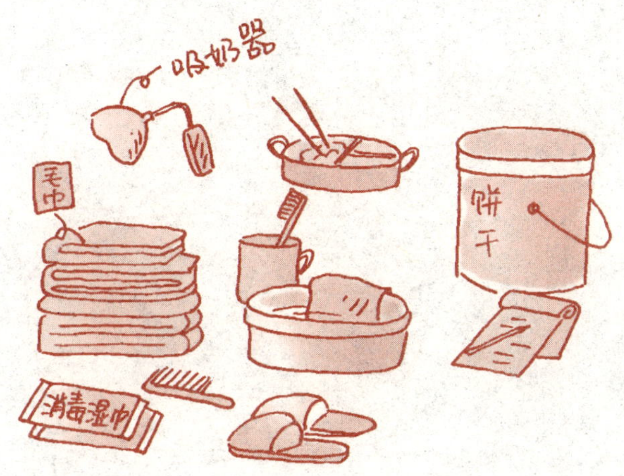

4 婴儿床 购买婴儿床的时候，不妨尽量选择可以利用到2～3岁的大型婴儿床，比较经济实惠些。但是，为了节省空间，也可以购买折叠式婴儿床。

当婴儿床不能再使用的时候，最好是能够改造一下，作为其它用途，而不要摆在那里弃之不用。

5 被子 虽然婴儿用的被子有羽绒及羊毛的质料，但是为了增强吸汗力，还是以棉质为好。

至于垫被方面，则不适合于太过柔软，选择稍微有点硬度的棉垫。

为了能够保持清洁，被单应以拆洗方便的为主。

6 洗澡用品 由于婴儿的分泌物很多，所以每一天都必须洗澡。为了避免抵抗力较弱的婴儿受到细菌的感染，婴儿最好有自己专用的洗澡用具。

7 调乳用品 打算让婴儿先喂食母奶，而后又改吃牛奶的母亲，必须将所有的调乳用品都备齐全。但是，打算一直给婴儿吃母奶的母亲，只要准备喂食果汁的奶瓶及奶嘴就可以了。

8 洗澡盆一个、小脸盆两三个 新生宝宝应每天洗澡，保持清洁，所以澡盆是必备的，此外，孩子洗脸、洗屁股，甚至洗尿布，都应有个专用盆，不要混用。

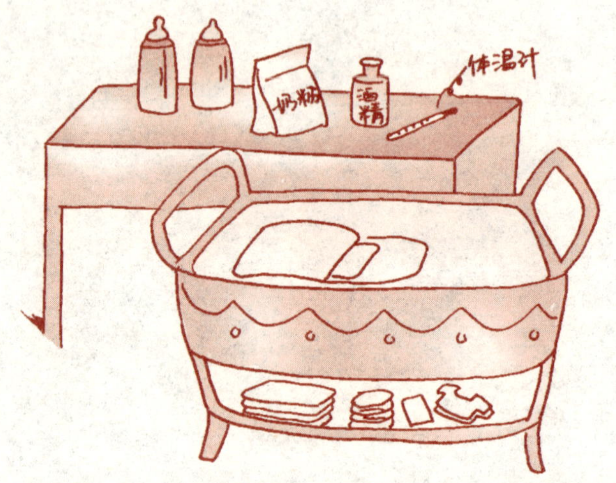

9 棉布小方巾若干 洗澡用、洗脸用、洗屁股用都要严格分开，妈妈在喂奶期间，有时有乳汁溢出，可以将小毛巾垫在乳房上。建议最好买不同颜色的毛巾，方便区分用途。

10 室温计 产妇和婴儿的房间最好保证温度在22～24摄氏度；宝宝洗澡时的室温最好保证在26～28摄氏度，所以室温计是非常必要的。还要说明的是，妇婴房间并非不能开空调，而是不能正对着出风口；也可以打开客厅空调，让冷风吹入卧室，避免直接受凉。

新生宝宝的卧室必须通风、清洁。新生宝宝卧室最好有充足的阳光，因为阳光中的紫外线可以促进维生素D的形成，有利于预防小儿佝偻病。但不要使阳光直射新生宝宝的面部。

除了孩子要用的东西，产妇要用的也得准备好，如一两包产妇专用卫生巾；两三件喂奶衫，最好是棉质的；洗外阴专用的盆和毛巾等。

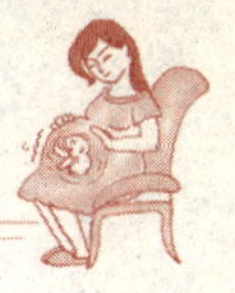

☆准妈妈易饿也易饱

孕晚期准妈妈易饿，是因为各种营养素的需要量进一步增加引起的。孕晚期是胎宝宝生长的高峰期，体重的一半是这一时期长成的，各个器官的功能发育进一步完善；同时胎宝宝还在体内贮存了一些营养素如铁、脂肪、蛋白质等，防止出生后一时营养素供给不足以作备用。

此时准妈妈营养素的需要量同样增加，如血容量增加，以保证通过血液将各种营养素和氧气输送给胎宝宝；子宫、乳房进一步增大，基础代谢率增高。由于需要量增加，当然食欲就好，因此常常感到饥饿就不奇怪了。还有如前所述的内分泌激素分泌的变化，也是导致食欲增加、易饥易饿的主要原因。

但到了孕晚期，由于准妈妈的子宫和宝宝都增加得很大，当盆腔容纳不下时，就会向上进入腹腔，这样会使准妈妈的胃、肠都受到挤压，胃的容量相应下降，稍吃一点食物就会有饱胀的感觉，因而这时的准妈妈易饥、易饱属于正常现象。

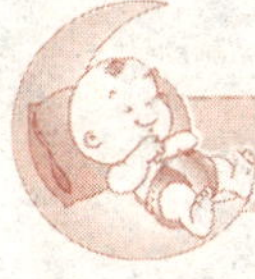

疾患防治：不生病是优生优育的“保护伞”

☆妊娠水肿怎么办

怀孕晚期，也许你会遇到这样的情形：清晨起床时还神采奕奕，到了黄昏时却双脚无力，小腿肚往下压时会凹陷，就表示身体已经水肿。

妊娠后，肢体面目等部位发生浮肿，称“妊娠水肿”，亦称“妊娠肿胀”。准妈妈发生水肿是由于静脉回流不畅所引起的现象。通常在怀孕后期时准妈妈会出现此症状。如妊娠 7 个月后，单纯只是脚部轻度浮肿，无高血压、蛋白尿等其他不适，为妊娠期常见现象，产后自消。妊娠水肿可采用以下食疗方进行缓解：

第一，冬瓜150克，洗净，切块，放清水中炖，每日2次，当菜吃。

第二，鲤鱼1条(约250克)，去鳞及内脏，与60克赤小豆同放沙锅中用慢火炖，待鱼熟豆烂时进服，每日1次，连服3～5日。

第三，鲤鱼250克，去鳞和内脏，加黑木耳30克及水、油和极少量盐煮熟吃，每隔5日吃1次。

第四，冬瓜皮50克，赤小豆50克，水煎服，每日1次。

第五，鲤鱼500克，不加盐或加极少量盐煮熟吃，每日1～2次。

妊娠后，如果肢体面目浮肿、少气懒言、食欲不振、腰痛、大便溏薄、舌质淡、苔白、脉滑无力，多为病态，应尽快找医生诊治。

☆谨防胎位不正

到了孕晚期，大多数准妈妈比较关心胎位的情况，因为胎位正常与否将直接影响到宝宝能否顺利分娩，如果胎位不正(以臀位为主)，有可能导致不能顺产，只能选择剖宫产。

胎位是指胎宝宝在子宫内的位置与骨盆的关系。羊水中的胎宝宝，由于头比身体重，所以胎宝宝呈头下臀上的姿势。正常的胎位应该是胎头俯曲，枕骨在前，叫枕前位，分娩时头部最先伸入骨盆，医学上称之为“先露头”，这种胎位分娩一般比较顺利，除此以外的其他胎位，就是属于胎位不正了，包括横位、臀位等。胎宝宝横卧在宫腔，称横位；臀在下方，坐在宫腔里，叫臀位。横位和臀位，都是胎位不正。即使胎头向下，但胎头由俯曲变为仰伸或枕骨在后方，也是胎位不正。

通常情况下，在孕7个月前胎位不正，只要加强观察便可。因为宫内羊水较多，胎宝宝有活动余地，会自行纠正胎位。若孕30～32周胎位仍不正，便要纠正了。那么胎位不正的情况如何避免、如何纠正呢？

1 胸膝位纠正法 准妈妈穿上宽松的衣服，排空膀胱，双膝着地，胸部轻轻地贴在地上，尽量抬高臀部。双手伸直或折叠置于脸下均可。每日2次，每次保持15分钟，连做1周后请医生复查。

2 仰卧位纠正法 这种方法也叫“搭桥法”，仰卧，臀部抬高30

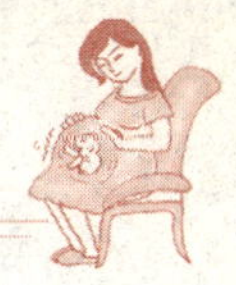

厘米，臀部下方可垫个靠垫。每次保持 10～15 分钟。

做过纠正操后，孕妇可以躺下来休息 30 分钟左右。休息时可采用侧卧，上面的腿向前，膝盖轻轻弯曲，这样可以让胎宝宝背部朝上。如有不适要立即停止。准妈妈在做胎位不正纠正操时一定不要过于勉强，以自己的身体感觉为准，如有不适，请立即停止。

TIPS

生活小贴士

值得注意的是，不管采取哪种方法纠正臀位，如在纠正过程中出现胎动过频、胎动减少或胎动消失，应立即找医生处理，防止胎死宫内。

☆谨防你的宝宝成为早产儿

如果准妈妈在满 28 孕周至 37 孕周(196～258 天)之间，开始出现有规律的宫缩，从而导致宫颈开始变薄或开大(医学上称为宫颈容受和扩张)，那么你就处于早产临产阶段了。如果你在宝宝满 37 周前分娩，就叫做早产，而你的宝宝就属于早产儿。

据文献报道，早产占分娩数的 5%～15%。在此期间出生的体重 1000～2500 克、身体各器官未成熟的新生宝宝，称为早产儿。早产儿死亡率国内为 12.7%～20.8%，国外则胎龄越小、体重越低，死亡率越高。死亡原因主要是围生期窒息、颅内出血、畸形。早产儿即使存活，亦多有神经智力发育缺陷。中国早产占分娩总数的 5%～15%，约 15%早产儿于新生宝宝期死亡，近年来由于早产儿治疗学及监护手段的进步，其生存率明显提高，伤残率下降。国外学者建议将早产定义事件上限提前到妊娠 20 周。因此，防止早产是降低围生儿死亡率和提高新生宝宝素质的主要措施之一。

TIPS

生活小贴士

在34～37周之间出生的早产儿一般情况下可健康存活。但如果你在34周前就已经出现早产临产症状，医生可能会阻滞产程几天，以便给宝宝应用皮质激素，来帮助宝宝的肺部和其他器官加快发育，这样可以大大增加宝宝出生后的生存机会。

为了避免发生早产，准妈妈应积极预防早产的发生：

第一，注意控制饮食中的盐分摄入，以免体内水分过多而引发妊高症，从而引发早产。

第二，忌劳累，每天按时起居，注意休息。忌长时间做压迫腹部的家务劳动，避免撞击腹部，避免剧烈活动。节制性生活，特别是曾有流产或早产史的准妈妈，在孕晚期应禁止性生活。

第三，注意孕期卫生，充分认识各种可能引起早产的因素，并加以避免。预防便秘和腹泻，避免因此引起子宫收缩，引发早产。坚持定期做产前检查，一旦发现胎位异常，应及时在医生指导下积极纠正。

总之，准妈妈一旦出现阴道分泌物增多，或分泌物性状发生改变，性状改变指分泌物变成水样、粘液状或带血色（即使仅仅是粉红色或淡淡的血迹）；腰背部疼痛，特别是在你以前没有腰背部疼痛史的情况下；腹部疼痛，类似月经期样的痛，或者1小时内宫缩超过4次（即使是宫缩时没有疼痛的感觉）；出现阴道流血或点滴出血；盆底部位有逐渐增加的压迫感（你的宝宝向下压迫的感觉）等早产症状时，就应尽快去医院就诊，不可延误时机。

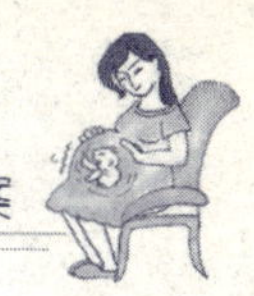

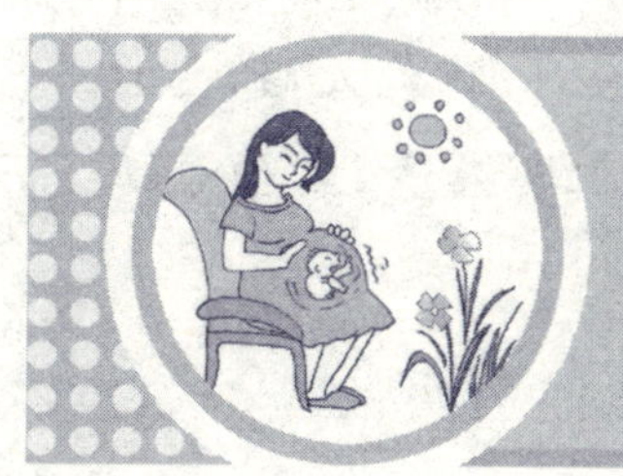

孕期第9月优生方案

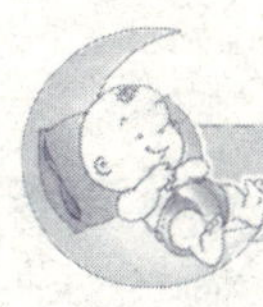

体察入微：准妈妈及胎宝宝的身体与发育变化

1 准妈妈的身体变化情况 怀孕进入第 9 个月，准妈妈子宫高约 29.8～34.5 厘米左右。腿常常痉挛和疼痛，腹部抽痛，一阵阵紧缩。胃、肺和心脏受到压迫，常感到气喘、呼吸困难、胃饱感，心跳速度加快。由于胎宝宝重量压迫了腿和骨盆神经，骨盆部常出现麻木、痉挛等现象。孕激素松弛素及宝宝体重作用引起骨盆连接部扩张，为分娩做好准备。胎头下降到盆腔，挤压膀胱，引起尿频，准妈妈会感到下腹部坠胀，甚至会有宝宝要出生的感觉。

本月，准妈妈的身体负担变得很重，不仅行动不便也容易疲倦，因此一些准妈妈便产生焦急心理，希望早一点把孩子生下来，卸下负担。可“十月怀胎，一朝分娩”是急不得的事，若妻子无法消除这种心理，无疑会影响胎宝宝的心智发育。这时，丈夫要努力帮助妻子调整心理情绪，做好妻子的思想工作，陪妻子愉快地度过分娩前的最后一段日子，和妻子一起把胎教坚持到底，共同走完孕期最后的时光。

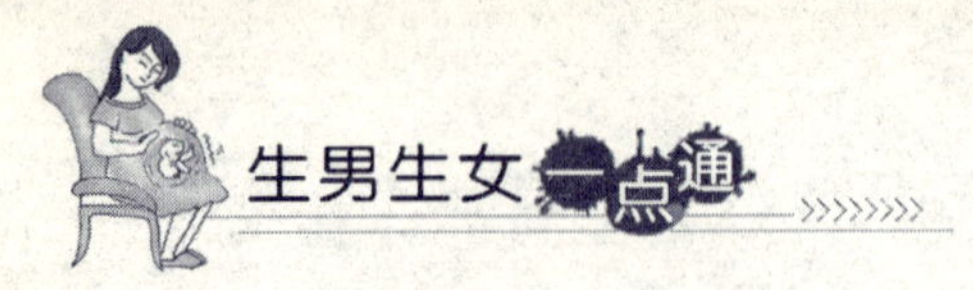

TIPS

生活小贴士

妻子分娩前行动不便，丈夫还要多方照料，体贴入微，每日陪妻子活动，散步，以有利于妻子的宫缩，但要注意，不能让妻子太疲劳。

2 胎宝宝的发育情况 9个月的胎宝宝大约已有2800克重，身长约为46～50厘米。胎宝宝的指甲又长长了，可能会超过指尖。两个肾脏已发育完全，他的肝脏也已能够处理一些代谢废物。每当胎宝宝在你腹中活动时，他的手肘、小脚丫和头部可能会清楚地在你的腹部突现出来，这是因为此时的子宫壁和腹壁已变得很薄了。而且因此

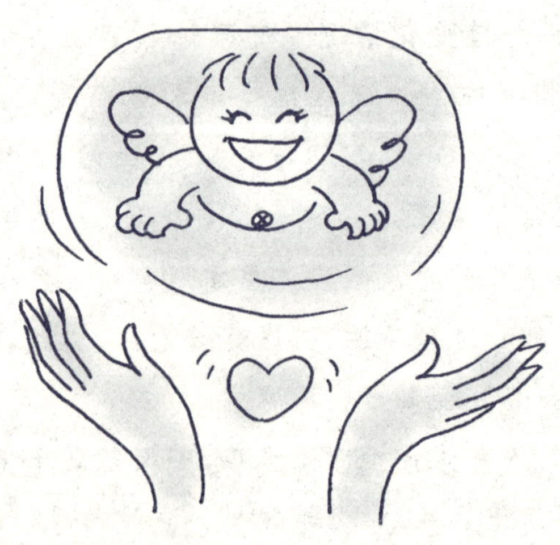

会有更多的光亮透射进子宫，这会使胎宝宝逐步建立起自已每日的活动周期。有的胎宝宝已长出了一头胎发，也有的头发稀少，前者并不意味着将来宝宝头发就一定浓密，后者也不意味着将来宝宝头发就一定稀疏，所以不必太在意。胎宝宝的指甲已长到指尖，但一般不会超过指尖。

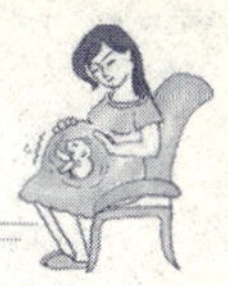

如果是个男孩，他的睾丸很可能已经从腹腔降入了阴囊，但是也有的胎宝宝的一个或两个睾丸在出生后当天才降入阴囊，别担心，绝大多数的男孩都会是正常的。如果是个女孩，她的大阴唇已明显隆起，左右紧贴。这说明胎宝宝的生殖器官发育也已近成熟。

现在子宫内的羊水比例减少，胎宝宝所占的体积增加，现在的胎宝宝已是当初胎芽体积的1000倍。而母体体重的增长也已达到最高峰，大约已增重11至13公斤。你会发现自己的肚脐已变得又大又突出。

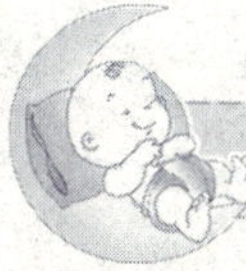

母强子壮：一人吃两人补的营养方案

☆怀孕第9个月的营养原则

妊娠进入第9个月，胎宝宝逐渐下降进入盆腔，虽然准妈妈的胃部会感觉舒服一些，但仍会有挤压感，所以每餐可能进食还是不多，因此不能充分摄取维生素和足够的钙、铁。因此，准妈妈要适当加餐，以保证摄入营养的总量。

本期胎宝宝肝脏以每天5毫克的速度储存铁，直到储存量达300～400毫克。如果此时铁摄入不足，可影响胎宝宝体内铁的存储，出生后易患缺铁性贫血。动物肝脏、绿叶蔬菜是最佳的铁质来源。

随着腹部的更加膨大，准妈妈的消化功能也继续减退，更加容易便秘。因此，准妈妈要多吃玉米、蔬菜等含纤维多的食物。一些有补益作用的膳食也可以吃一些，以利于面对随时可能到来的分娩活动中的热量消耗。

必须补充维生素和足够的铁、钙和充足的水溶性维生素，以硫胺素最为重要。本月如果硫胺素不足，易引起呕吐、身体倦怠，还可影响分娩时子宫的收缩，使产程延长、分娩困难。另外，妊娠全过程都要补充钙，如果胎宝宝体内的钙摄入量不足，胎儿就要动用母体骨骼中的钙，致使准妈妈发生软骨病。

在妊娠第9个月里，应继续控制食盐的摄取量，以减轻水肿。由于准妈妈胃部容纳食物的空间不多，所以不要一次性地大量饮水，以免影响进食。

马上面临着分娩，准妈妈的饮食还是要注意营养，继续保持以前的良好饮食方式和饮食习惯。少吃多餐，注意饮食卫生，减少因吃太多或是饮食不洁造成的肠胃道感染等给分娩带来不利影响。

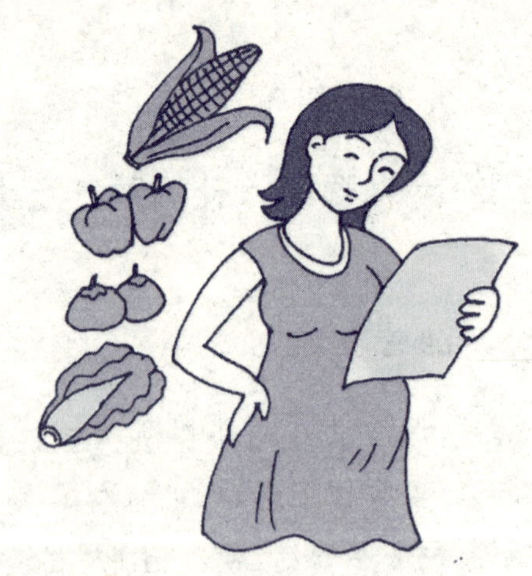

☆少而精，孕末期饮食有讲究

怀孕末期，由于子宫底较高压迫心脏和胃，引起准妈妈心跳加速、气喘、胃胀、没有食欲。一次吃不了太多的东西，可分成几次吃，每次少吃一些。应注意饮食的质量，要少而精，以保证必须的营养供给，要多吃健脑食物以促进胎宝宝大脑发育。

第一，海洋动物食品含有丰富的蛋白质，食用后有利于神经系统的发育，也有利于新陈代谢的顺利进行。脂肪多为不饱和脂肪酸，还有卵磷脂、脑磷脂等。此外，海洋动物食品中还含有大量的维生素A和维生素D，以及丰富的矿物质、微量元素，如钙、磷、碘、铁、镁等，这和眼睛、皮肤、牙齿、骨骼的正常功能关系甚为密切。

第二，大豆被誉为“绿色的牛乳”和“植物肉”，主要含有大豆球蛋

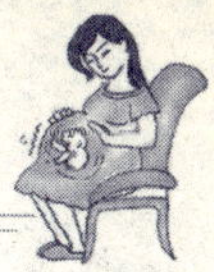

白、氨基酸，还富含其他食物中缺乏的对胎宝宝生长发育及智力发育都有重要作用的赖氨酸。

第三，核桃形状类似大脑，有健脑、补肾、补血、润肺等功效。其中含有油脂量高达68%～76%，蛋白质17%～27%，以及多种矿物质和维生素。500克核桃仁可相当于2500克鸡蛋或4500克牛奶的营养价值。

第四，牛奶中的蛋白质以酪蛋白为主，还有乳白蛋白、乳球蛋白，脂肪则含有油酸、亚油酸。

第五，瘦肉含蛋白质20%左右，能供给多种氨基酸和不饱和脂肪酸。

第六，鸡蛋含有丰富的蛋白质、卵磷脂、维生素A、维生素B_2、维生素B_6以及各种矿物质，鸡蛋黄对神经系统的发育有很大好处。

第七，各种果实的籽仁如葵花、西瓜、南瓜、松籽仁等，都含有油酸及亚油酸，对脑的发育益处很大。

☆孕晚期要注意补铁

铁是血红蛋白、肌红蛋白、细胞色素酶类以及多种氧化酶的组成成分。它与血液中氧的运输以及细胞内生物氧化过程有着密切的关系。因此，铁是造血原料之一。

准妈妈每天的需铁量为15毫克，除了维持自身组织变化的需要外，还要为胎宝宝生长供应铁元素。铁是供给胎宝宝血液和组织细胞的重要元素。胎宝宝除了摄取日益增长所需要的铁之外，还需要在肝脏中贮存一部分铁。同时，母体还要为分娩失血及哺乳准备铁。

轻度缺铁性贫血是妊娠期较常见的一种并发症。轻度贫血对于妊娠及分娩的影响不大，而重度贫血可以引起早产、低体重儿或者死胎。整个妊娠期胎宝宝及母体红细胞生成需要铁大约800毫克，尤其在妊娠最后3个月，胎宝宝除了造血之外，胎宝宝的脾脏也需要贮存一部分铁。为了预防妊娠贫血，妊娠后期必须吃足量的含铁食品。

富含铁的食物有：动物的肝、心、肾、蛋黄、瘦肉、黑鲤鱼、虾、海带、紫菜、黑木耳、南瓜子、芝麻、黄豆、绿叶蔬菜等。如果准妈妈单吃植物性食品,铁的需求量可能得不到满足。单吃动物性食品吸收铁较多一些。如果将动、植物食品混合吃,铁的吸收率可以增加一倍。因为富含维生素C的食品能促进铁的吸收。

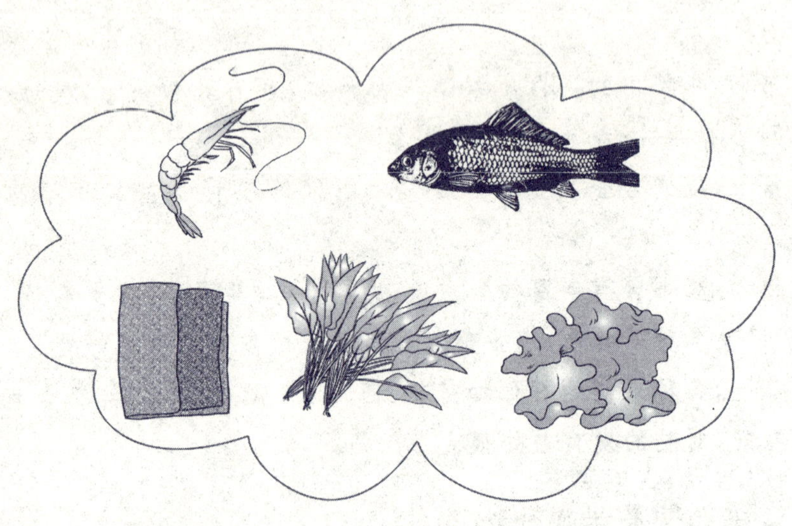

☆孕晚期吃得太咸有危险

大多数准妈妈在受孕8个月以后,容易发生水肿及高血压症状,这时如果吃得过咸可以使这些症状加重,危害母体、胎宝宝健康。

因为食盐摄入的过多会增加细胞外液量,引起水分潴留,同时又加重了心脏的负担。还有血管平滑肌细胞内钠与水量增加,使血管内阻力加重,盐的排泄又要依靠肾脏,这样日子久了可使准妈妈出现水肿及血压升高,甚至还会引起肾性高血压。不仅是准妈妈,就是常人吃盐太多对身体健康也是有害的。虽然准妈妈的食盐摄入量不宜过多,但也不必禁盐,这里所提倡的是节制盐的食入量。一般来讲,每天食盐不得超过1.5～2.0克。正常进食每天带给人的8～15克氯化钠,其中1/3由主食提供,1/3来自烹调用盐,另1/3来自其他食物。准妈妈节制盐的摄入可以用一些无咸味的其他提味品,可使准妈妈逐渐习惯节制

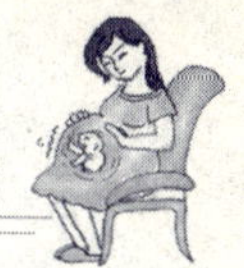

盐的摄入，如食用新鲜番茄汁、无盐醋渍小黄瓜、柠檬汁、醋、无盐芥末、香菜、大蒜、洋葱、葱、韭菜、丁香、豆蔻都可以代替盐提高食欲。全脂或脱脂奶以及低钠制作的酸奶、乳制甜奶也都可以食用。

TIPS

生活小贴士

准妈妈少吃咸食，不只是烹调菜肴时少加盐，而且一些盐腌制的菜也不要食用，如咸菜、腌雪里蕻以及咸点心等，都会为人体增加钠盐。尤其不要吃咸鱼。咸鱼除含钠盐多外，还含有大量二甲基亚硝酸盐，有致癌作用，危害母子健康。

☆孕晚期不宜食用刺激性食物

刺激性食物主要是指葱、姜、蒜、辣椒、芥末、咖喱粉等调味料和部分蔬菜。这些食品可以促进食欲、促进血液循环和补充人体所需的维生素、微量元素（如锌、硒）等。这些食物正常人吃了是大为有利的。葱、生姜、生蒜少量作佐料调味，而且制熟后食用，其产辣性大大减弱，因而对人体的刺激也会大大减轻。甜椒因没有辛辣之味，焯熟食也无妨，但辣椒、生葱、生姜、生蒜以及芥末、咖喱辛辣过重，准妈妈不宜食用。

这是因为，这些辛辣物质会随母体的血液循环进入胎宝宝体内，给胎宝宝不良刺激。从准妈妈身体说，怀孕后大多呈现血热阳盛的状态，而这些辛辣食物从性质上说都属辛温，而辛温食品会加重血热阳盛的状态，使体内阴津更感不足，会使准妈妈口干舌燥、生口疮、心情烦躁等症状加剧。这样，自然不利于胎宝宝的正常发育。

☆准妈妈少吃土豆为好

土豆是世界上公认的营养丰富的食物。美国人认为，每餐只吃全脂奶粉和土豆，就可以得到人体所需要的全部营养。土豆的蛋白质中含有

18种人体所需的氨基酸，是一种优质的蛋白质。其中所含的黏体蛋白质能预防心血管类疾病。土豆中维生素B_1的含量也居常食蔬菜之冠。

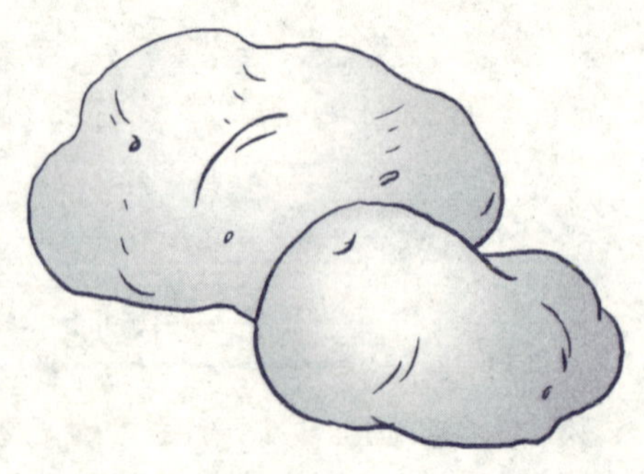

然而，食入发芽、腐烂了的土豆却可导致人体中毒，这是怎么回事呢？原来，土豆中含有一种叫龙葵素的毒素，而且龙葵素较集中地分布在发芽、变绿和溃烂的部分。有人测定，每千克土豆嫩芽中龙葵素的含量可高达5200毫克，高出土豆块中60～65倍。

龙葵素被吸收进入血液后有溶血作用，还可麻痹运动、呼吸中枢，刺激胃黏膜，最终可因呼吸中枢麻痹而死亡。此外，龙葵素的结构与人类的甾体激素如雄激素、雌激素、孕激素等性激素相类似。准妈妈若长期大量食用含生物碱较高的土豆，蓄积体内会产生致畸效应。有人推算，有一定遗传倾向并对生物碱敏感的准妈妈，食入44.2～252克土豆，即可能生出畸形儿。而且土豆中的生物碱并不能因常规的水浸、蒸、煮等烹调而减少。有鉴于此，准妈妈还是少吃土豆为好。

TIPS

生活小贴士

有的准妈妈喜欢吃市场上出售的薯片，虽然它们接受过高温处理，龙葵素的含量会相应减少，但是它却含有较高的油脂和盐分，多吃除了会引起肥胖，还会诱发妊娠高血压综合征，增加妊娠风险，所以也不能贪吃。

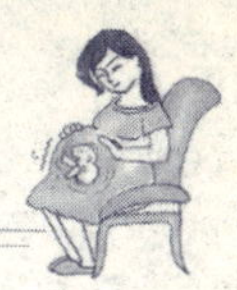

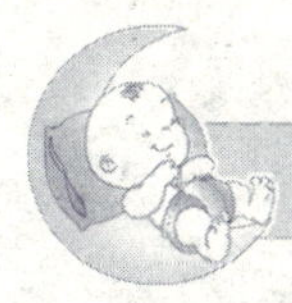

胎教指南：聪明宝宝的胎教方案

☆将胎教坚持到底

妊娠进入第9个月，离分娩的日子越来越近，准妈妈动作常常会很笨拙，行动上也不方便。有许多准妈妈因此而放弃孕晚期的胎教训练，这样做不仅影响到胎宝宝前期训练的效果，而且影响准妈妈的身体与生产准备。因此，在孕晚期准妈妈不要轻易放弃自己的运动以及对胎宝宝的胎教训练。因为，适当的运动既可减轻自己分娩的困难，又可以促进胎宝宝的运动平衡功能，增强胎宝宝的体质。为了巩固胎宝宝在孕早期、孕中期对各种刺激已形成的条件反射，孕晚期更应坚持各项胎教内容。

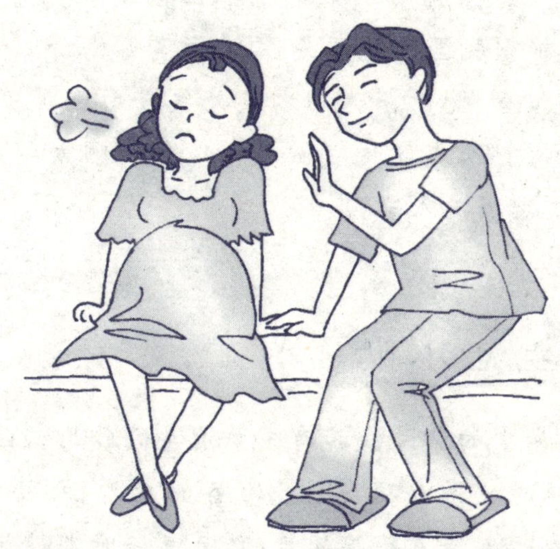

胎教的方法前边已经介绍过很多，希望准爸爸和准妈妈能继续坚持。对于准爸妈来说，自始至终坚持胎教确实不是件容易的事情。但有理由相信，每一对准爸妈都会为了自己的孩子付出爱、耐心与时间，别人能做到的事情，自己也一定能做到。

☆光照胎教——给宝宝前进的力量

在妊娠第9个月时，胎宝宝已经对光线的明暗有了明显的反应。特别是强光会刺激胎宝宝的眼睛，使胎宝宝觉得很不舒服。所以，如果使用强光照射准妈妈腹部，胎宝宝会将脸转到一旁或闭上眼睑。而不太刺激的光线刺激宝宝，会使胎宝宝有眨眼的动作，并且会感兴趣地将头部转向光源的位置。

当胎宝宝醒觉(胎动)时，用手电筒的微光一闪一灭地照射准妈妈腹部，以调节胎宝宝昼夜节律，即夜间睡眠，白天觉醒，促进胎宝宝视觉功能及脑的健康发育。光照胎教可选择在每天早晨起床前与每晚看完新闻联播及天气预报之后进行，以便日后养成孩子早睡早起的好习惯。

在阳光下散步、小憩是很轻松、舒服的享受，无牵无挂。春夏季节尽量少穿一些衣服，让身体尽量多地暴露在阳光下。当然，什么时候晒太阳，应根据季节、时间以及个人的具体情况灵活掌握。如盛夏季节，烈日炎炎，完全不必专门晒太阳，因为此时室外活动多，树阴里的散射阳光、马路上的行走就足以满足准妈妈的需要了。

一般来说，根据我国的地理条件，春秋季以每天9～16时为宜，冬季以10～13时为宜，此时阳光中的紫外线最为充足。有些人喜欢在室内隔着玻璃晒太阳，其实这么做并不能算是晒太阳，因为阳光中的紫外线不能透过玻璃进入室内。

TIPS

生活小贴士

由于阳光中的紫外线具有杀菌消毒的作用。因此，准妈妈本身、准妈妈的被褥以及为婴儿准备的被褥、衣物等用品需常晒晒太阳，以达到消毒防病的目的，天气好时不妨打开窗户，让阳光进入室内，同样可以起到空气消毒的作用，当然适度为宜。

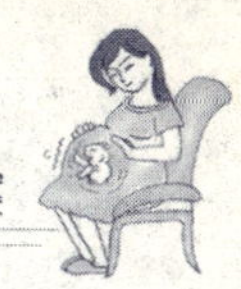

☆用音乐缓解准妈妈的紧张情绪

妊娠进入第9个月，胎教音乐应选择那些轻松、愉快、舒缓、充满希望的音乐，以舒展准妈妈的紧张、焦虑情绪，帮助准妈妈做好生产的准备。

《梦幻曲》是《童年情景》中最脍炙人口的一支乐曲。它旋律柔美、浪漫，各声部完美的交融以及充满表现力的和声，刻划了一个梦幻般美丽的世界，表现了儿童天真、纯洁的幻想。准妈妈在欣赏此曲时，可以充分发挥自己的想象力，随着柔美平缓的音乐，进入到编织的美丽梦境中，"看见"期盼许久的可爱小宝宝向你走来，你可以"尝试"走上前去，拥抱他（她），亲吻他（她），向他（她）述说你的期盼，表达你和准爸爸对他（她）的无限的爱……

另外，《让世界充满爱》、《我将来到人间》等，都是非常适宜本月欣赏的胎教音乐曲目。其实不管什么音乐，不论什么样的形式，选择喜欢的音乐才是最关键的。使准妈妈心情愉快、感觉幸福是胎教音乐的首要要素，情不自禁地哼唱歌曲、俏皮的儿歌、平复心情的电影音乐也都是很好的选择。

☆安定情绪，耐心让自己更安心

随着妊娠天数的一天天增加，尤其到了妊娠后期，准妈妈开始盼望孩子早日降生。越往后准妈妈的这种心理越是强烈。临到预产期，有的准妈妈会变得急不可待了。熬过了漫长的孕期，急于看到孩子的真实面貌，这种心情可以理解，但却是不可取的。要知道，此时的胎宝宝各种功能已完全具备，一条脐带，连接了母子两颗心，无论是在情感上，还是在品性上，母亲都会直接影响着胎宝宝心智的发育。母亲着急，心境不好，也会影响到胎宝宝在最后一段时间里生活不安宁，这实在要不得。

十月怀胎，一朝分娩。分娩是早晚的事，到时候孩子自会降临，所以，根本不必为最后的几天着急。9个月都熬过来了，不差这几天。

所以准妈妈要安心度过最后几日。要知道，孕期马上就要终止，准妈妈所能享受的孕育生涯也只有几日之遥，要好好珍惜才对。在孕期的最后一段日子里，教一教胎宝宝出生后该做的事，给胎宝宝讲一讲他将看到的这个大千世界。告诉胎宝宝，父母会爱他、保护他，会给他以安全和保障，父母亲在热切地等待他的安全降临。给胎宝宝以信心，教胎宝宝愉快地降生，这同时也在增强准妈妈自身的分娩信心，调节分娩的愉快心理。

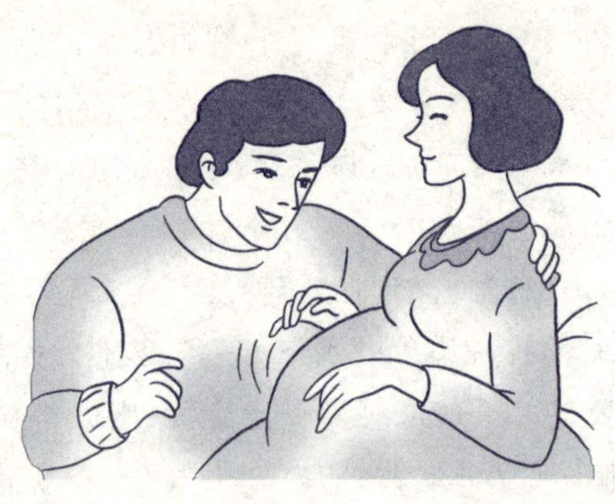

妻子急于分娩，丈夫又何尝不想早日见到两人爱情的结晶。但丈夫还是应藏起自己的急切心理，做好妻子的工作，陪妻子愉快地度过分娩前的时光。此时，妻子行动不便，丈夫一定要对妻子多方照料、体贴入微。每日与妻子共同完成胎教的内容，这已到了胎教的最后一课，也是很重要的一课，夫妻一定要把胎教坚持到底。

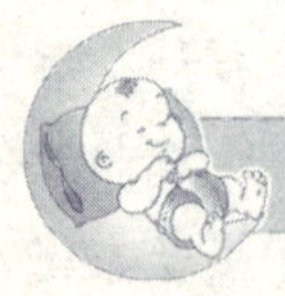

孕育圣经：分享过来人的孕育经验

☆按时进行产前检查

33～35周，准妈妈要做一次产检。除了例行检查外，34周时，准妈妈要做一次详细的超声波检查，以评估胎宝宝当时的体重及发育状

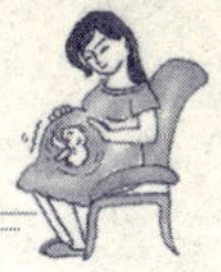

况，并预估胎宝宝至足月生产时的重量。一旦发现胎宝宝体重不足，准妈妈就应多补充一些营养素；若发现胎宝宝过重，准妈妈在饮食上就要稍加控制，以免日后需要剖宫生产，或在生产过程中出现胎宝宝难产情形。

从36周开始，准妈妈愈来愈接近生产日期，此时所做的产检，以每周检查1次为原则，并持续监视胎宝宝的发育状态。

☆准妈妈的皮肤保养关键

妊娠期间因为激素的关系，很多准妈妈的皮肤会失去光泽，或者皮肤的类型有所改变。这是由于新陈代谢旺盛，汗和皮脂都增多了的结果。而且，因为皮肤变得敏感了，稍不注意，皮肤就会变得粗糙。所以，虽说是在妊娠期，也不要懒怠保养皮肤。应以一个漂亮的、有魅力的准妈妈的面目度过妊娠期，收拾得干干净净的，自己也会感到心情愉快，对产后恢复皮肤功能也有好处。

洗脸 妊娠期的美容，主要是洗脸。早晚两次，使用平时常用的香皂或洗面奶，擦出泡沫来，仔细地洗，洗干净以后，抹上化妆品。容易出汗的夏季，要增加洗脸次数，勤洗脸，不光是为了去掉油垢，也可使人心情感到爽快。由于激素的作用，很多准妈妈脸上容易长雀斑，一般在产后会慢慢消失，不必十分介意。受紫外线照射也容易长雀斑，所以不要让强烈的直射阳光照在脸上。散步或外出时，要戴帽子，在脸上抹些防晒膏，以保护皮肤。

按摩 妊娠期每天进行脸部按摩是非常重要的，既可加快皮肤的血液流通，增进皮肤的新陈代谢，又能预防皮肤病，保护皮肤的细嫩，使皮肤的机能在产后早日恢复。妊娠以前一直坚持按摩的人，应该做得更勤；以前没有做过的人，从知道已经妊娠的时候起，就要开始做。按摩的要领如下：先用洁面膏擦掉脸上的污垢；用香皂或洗面奶把脸洗干净后，用毛巾将水擦干；在脸上均匀地搽按摩膏，然后用中指和无名指从脸的中部向上侧螺旋式按摩，坚持5～10分钟；按摩完了，用热毛巾擦拭，再涂上爽肤水和面霜即可。

☆孕晚期最好不要远行

专家建议,孕晚期的准妈妈最好不要远行!这是因为这段期间为早产的多发期,因此除非紧急情况,或回父母身边去分娩,其它都要停止。但是可以去附近的公园或美术馆兼作散步,可以调节心情,但是感到腹胀时以休息为宜。如果必须要长时间外出时,无法预料会出现什么情况,所以最好有人陪伴。另外手提包里要携带母子健康手册和健康保险卡,以及破水时使用的卫生巾或准妈妈用卫生巾。

☆宝宝提前报到要做好护理

早产儿尤其是出生体重小儿 2000 克的早产儿,即使是没有严重的合并症,也需要住院进行特别护理。

1 保暖 对于早产儿,室温应保持在 24～36℃,相对湿度在 50%～65%。体重愈小,周围环境温度愈应接近其体温。在有条件的医院,应使用暖箱,保证婴儿的体温(皮肤温度)在 36～37℃。

2 合理用氧 不是每一个早产儿都要吸氧,更不要长期吸氧。只有在婴儿出现发憋、呼吸急促等呼吸困难表现或发生青紫时才用氧,氧浓度为 30%～40%即可,并监测动脉血氧分压,以不超过 100mmHG(13.33Kpa)为宜。长时间吸氧或吸氧浓度过度,可引起眼晶体后纤维组织增生,导致视力障碍。

3 维生素及铁剂的补充 早产儿体内各维生素及铁剂储存量少,应及时补充。生后头 3 天给维生素 K1 每日 1～3 毫克,维生素 C 每日 50～100 毫克。生后第 10 天起给浓缩鱼肝油滴剂,每日 3～4 滴。出生体重小于 1500 克者生后第 10 天起给维生素 E 每日 25 毫克,直至体重达到 1800 克。生后 1 个月可给铁剂,可用 10%枸橼酸铁胺每日每公斤体重 2 毫升。不能经口喂养的,应在静脉营养液中加入多种维生素。

4 预防感染 早产儿室的地面、工作台等均要湿拖湿擦,暖箱应每周更换消毒一次,病室定期作大扫除。各种用具应无菌。护理人员须严格按无菌技术操作。护理每个早产儿前后必须用肥皂和流动水

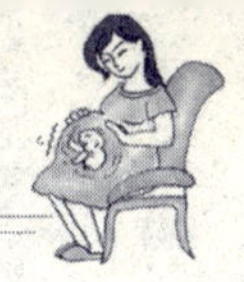

洗手，并及时发现有感染的患儿，采取隔离措施。

5 喂养 目前主张早喂养，以防止发生低血糖。生后4～6小时即可开奶。吸吮和吞咽功能正常的早产儿可直接喂母乳或用奶瓶哺喂，体重小、吸吮力差的可用胃管喂养。母乳是早产儿最好的食品，更适合早产儿生长发育的需要。如无母乳，则应给予早产儿专用的配方乳。如雀巢公司生产的早产儿特别配方奶粉等。有严重合并症（如心肺疾病、颅内出血、胃肠道出血等）不能经口喂养者，应给予静脉营养，以保证热卡及水份供应。

TIPS

生活小贴士

早产儿的出院标准是，能自己吮奶并保证每日入量，而且不须再静脉输液补充；在一般室温中体温稳定，体重每日增加10～30克，并达到2000克以上；无并发症；不须吸氧，但是出院后仍须定期随访。

☆穿鞋遇到麻烦怎么办

随着妊娠月份的增加，准妈妈下蹲、弯腰的时候会夹到肚子，所以穿鞋这件平时很容易办到的事情也变得困难起来。尤其到临产，肚子很大的准妈妈，甚至无法自己来穿。这该怎么办呢？

方法一：不要穿系鞋带的鞋子，要选择穿脱方便、站着就可以穿的鞋子。这样就免去了弯腰的麻烦。

方法二：穿的时候最好坐着穿或是扶着墙壁，能够平衡好身体，比较安全。还可以买一个长柄的鞋拔，穿起鞋来就更方便了。

方法三：这种复杂的“工作”不如交给准爸爸来做。想象一下，老公亲手为自己穿鞋的画面，可能一辈子就短时间能有这种经历，就算是麻烦也变成一种幸福的体验了。

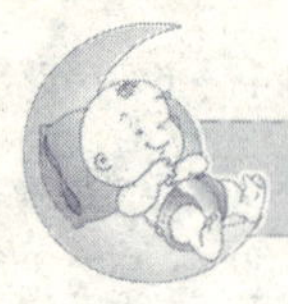

疾患防治:不生病是优生优育的“保护伞”

☆脐带绕颈怎么办

脐带是连接胎宝宝与准妈妈的纽带,是胎宝宝的一根重要生命线。它最容易带给准妈妈的困扰就是脐带绕颈。许多准妈妈一旦得知宝宝被脐带绕颈了,难免会产生些许恐慌。急于知道会不会对宝宝有危险,想搞清楚日常生活中要注意哪些事项,脐带绕颈了该怎么办?

脐带缠绕是一种常见的脐带异常,是指脐带环绕胎宝宝身体,通常以绕颈最为常见,躯干及肢体的缠绕也有可能发生。脐带绕颈与脐带过长、胎宝宝过小、羊水过多及胎动过度频繁有关。分娩时,看到脐绕颈一、二圈的宝宝并不稀奇,绕3圈以上较为少见。另有一种不完全绕颈者,称为脐带搭颈。

脐带缠绕对胎宝宝的影响,与缠绕的周数及松紧度、脐带的长短、羊水量有关。同时还与是否临产有关。临产后,胎头往下分娩,会造成原先缠绕较松的脐带逐渐拉紧。

一般来说,被脐带缠绕一周或脐带搭颈的胎宝宝,因脐带缠绕及压迫程度较轻,是不会发生临床症状的,这种缠绕对母子危险不大,母亲仍可经阴道将其顺利分娩。即使是脐带绕颈,由于胎头的活动性较小,只要脐带没有被勒紧,通常就不会危害胎宝宝健康。在孕期,如果发现有脐带缠绕现象,只要胎宝宝继续在活动,准妈妈就不需要太担心。

然而,缠绕周数多及压迫程度重的胎宝宝,因脐带缠绕可导致相对性脐带过短,缠绕得紧,就会影响脐带血流,首先就会影响到胎宝宝氧和二氧化碳的代谢,使胎宝宝出现胎心减慢;严重者,可能出现胎宝宝缺氧,甚至胎宝宝死亡。

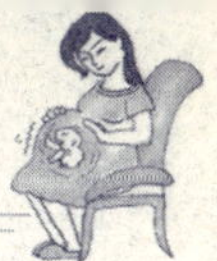

TIPS

生活小贴士

脐带绕颈，是否一定要实施剖宫产手术呢？答案不是唯一的，并不是所有的脐带绕颈都会对宝宝有不良影响，只要胎宝宝的生长发育正常，胎动正常，胎心监护正常，完全是可以自然分娩的。当然，如果脐带绕颈多圈，或者怀疑胎宝宝缺氧的时候，选择剖宫产就比较明智和安全了。脐带绕颈在胎宝宝娩出前完全有可能诊断，因此，准妈妈一定要坚持做产前检查。

☆准妈妈静脉曲张怎么办

怀孕期间，有很多准妈妈会发现自己的腿上出现青筋隆起的现象，尤其是在妊娠晚期，这种情况更厉害，而且还总觉得小腿酸痛，脚肿胀，如果站立的时间较长，就会感觉很疲劳。这些情况都说明了准妈妈患了孕期静脉曲张。

随着妊娠月份的增加，腹部内日渐增大的子宫会压迫盆腔静脉，使血液回流受到阻碍，再加上怀孕所增加的动情激素也会使血管的功能发生变化。因此，准妈妈很容易发生下半身的静脉曲张。最常见的部位是腿部，当站立或静坐较长时间的时候静脉曲张的症状会加重，并且随着妊娠时间的增加也会越来越严重。腿部的静脉曲张不仅会带来腿部的酸痛，还会产生外观上的困扰。所以，一般女性是很在乎它的，腿上出现几条蓝色像蚯蚓的东西，谁愿意呢？

准妈妈腿部的静脉曲张在生产后虽然会改善，但未必会完全消失，怀孕期间愈严重的，生产后恢复的机会愈小。因此，要预防、减轻静脉曲张的症状，准妈妈要注意以下几点：

第一，每天晚上做按摩。准妈妈先躺下，把脚垫高，然后让丈夫先从脚开始按摩、然后小腿，膝关节、大腿。按摩时注意一定要轻柔。

第二，如果准妈妈经常做站立的工作，必须定时坐下来休息一会儿，至少每小时一次。而且进入孕晚期以后，每次站立的时间最好不要超过半小时。中午最好能躺着休息一小时，以缓解腿部的疲劳，这些都有助于血液循环。

第三，如果准妈妈的工作是要经常坐在那里的话，工作的时候要经常动动脚趾头、转动踝关节、轻微的活动一下。而且至少每隔 1 小时站起来走动 1 次，以促进血液回流。

第四，每天起床后趁静脉曲张和下肢水肿较轻时，穿上高弹力尼龙袜或在小腿缠上弹力绷带，这样可减轻静脉曲张的症状。如果静脉曲张严重，走路或活动时需特别小心，可用消毒过的棉纱布把小腿包扎起来。注意不要包扎得太紧，以免磨破流血而感染。如果磨破或发炎不可轻视，要及时就医。

在整个妊娠期，如果天气和身体状况都允许的话，准妈妈应坚持每天到户外散步，这不仅能让准妈妈呼吸到新鲜空气，而且可以增强腿部肌肉的紧张度，有利于预防静脉曲张。如果在散步时感觉有些疲劳的话，应即时停下来休息一会儿。

☆羊水异常，胎宝宝安全亮出“红灯”

羊水是由准妈妈血清羊膜渗透到羊膜腔内的液体及胎宝宝尿液所组成。它可保护胎宝宝免受挤压，防止胎体粘连，保持子宫腔内恒温恒压，使胎宝宝体内代谢活动可在正常稳定的情况下进行；利于胎宝宝体液恒定，胎宝宝可以依靠羊水保护其液体平衡，当胎宝宝体内水分过多时，可以胎尿方式排入羊水，脱水时除节制排水，尚可吞咽羊水加以补偿；有润滑作用，使产道分娩不会过于干涩；预防外界细菌感染，即使已经感染，也可使其降低到最小限度。羊水过多或过少都属于异常情况，需要引起准妈妈的高度重视。

1 羊水过多 正常妊娠时的羊水量随孕周增加而增多，最后 2～4 周开始逐渐减少，妊娠足月的羊水量约为 1000 毫升，凡在妊娠后期羊水量超过 2000 毫升者，称为羊水过多，根据发病时间羊水增加速度

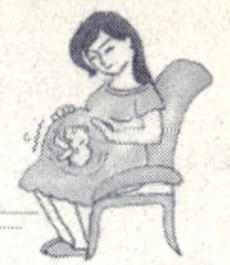

不同分为急、慢性。急性多发生于妊娠16～24周，来势凶猛；慢性发生于妊娠后期在数周内渐增多。

羊水过多会导致准妈妈子宫收缩无力而引起难产；胎宝宝频繁活动于过多的羊水中有时可引起胎位异常；羊水过多常合并胎宝宝畸形，其中以无脑儿、脊柱裂等神经管畸形为多；子宫过度膨胀或羊水压力不均，易发生胎膜早破而引起早产；羊水急剧流出可引起胎盘早期剥离及脐带脱垂。

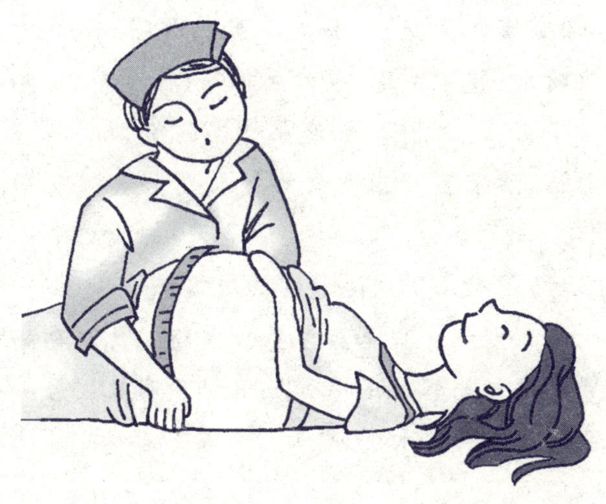

羊水过多的确切病因还不十分清楚，可能与胎宝宝溶血病、畸形、多胎妊娠、糖尿病、妊高征、严重贫血等有关。临床上通常羊水量超过3000毫升才出现症状，主要是压迫症状。慢性羊水过多，由于是缓慢增多，多能适应，故压迫症状较轻。急性羊水过多，由于羊水在短期内急剧增加，压迫症状比较严重，如心悸气短、不能平卧、下肢静脉曲张或水肿、行走不便、消化不良、呕吐、便秘等。腹部检查：子宫明显大于妊娠月份，腹壁紧张发亮，子宫张力大，胎位胎心常不清。通常借助B超检查确诊。必要时还可进行X线、甲胎蛋白、染色体、羊膜腔胎宝宝造影等检查，了解胎宝宝有无畸形，以指导处理。

羊水过多的处理，主要取决于胎宝宝是否有畸形以及准妈妈压迫症状是否严重。如果压迫症状严重或胎宝宝有畸形者，均应立即终止妊娠，行人工破膜引产。如胎宝宝无畸形，症状较轻准妈妈无明显不适，可给低盐饮食，酌情使用镇静剂，严密观察羊水量的变化直至足月分娩。

2 羊水过少 羊水量在妊娠晚期小于300毫升者，称为羊水过少。病因不明，可能与羊水代谢失去平衡有关。羊水过少时，羊水呈黏稠、浑浊、暗绿色。

羊水过少对母儿有很大的危害，主要是：羊水过少可造成胎宝宝肺发育不全，胎宝宝活动受限，易发生胎位异常；怀孕早期羊水过少，可造成胎宝宝畸形、肢体粘连、肢体阙如等；怀孕中、晚期羊水过少时，胎宝宝受子宫壁挤压，可出现肌肉及骨骼的畸形，如斜颈、曲背等，如胎宝宝官内窘迫，胎宝宝官内发育迟缓及新生宝宝窒息。据统计，围生期（妊娠末28周至新生宝宝出生后7天）的死亡率，羊水过少者较正常妊娠高5倍，因此是重点防治的疾病之一。

本病由于临床症状表现不典型易被忽略。凡过期妊娠、胎宝宝宫内发育迟缓或并发妊娠高血压综合征出现不明原因胎心变化，应考虑本病。B超可协助诊断羊水过少。

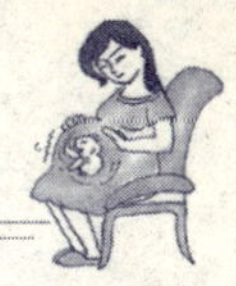

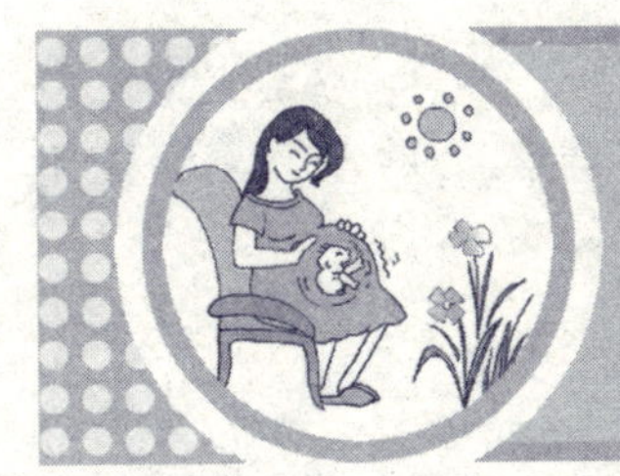

孕期第10月优生方案

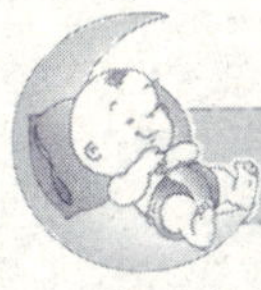

体察入微：准妈妈及胎宝宝的身体与发育变化

1 准妈妈的身体变化情况 怀孕进入第10个月，耻骨至子宫底的长度约24～32厘米。本月月初准妈妈会常感到腹部收缩疼痛，有时，甚至会认为阵痛已经开始，如果是不规则的阵痛，那么这时的疼痛并不是阵痛，而是身体准备适应生产时的阵痛而出现的正常现象。随着分娩临近，准妈妈羊膜囊可能会破裂，腹部针扎似的痛，这种阵痛以30分钟或1小时为间隔持续发生，阵痛开始了，一旦阵痛间隔时间小于30分钟，不要慌张，沉着做好住院准备。随着胎宝宝下降，准妈妈感到腹部隆起有些靠下了，下降子宫压迫膀胱，出现尿频等现象。子宫变得潮湿柔软，且富有弹性，分泌物也增多起来，这是在为胎宝宝出生做准备。

随着胎宝宝一天天临近生产，准妈妈的身心负担越来越重。准妈妈在期待孩子出生的同时，会担心分娩是否疼痛、选择顺产还是剖腹产、孩子生下是否健康、奶水是否充足、如何养育孩子等问题。这种紧张的心理负担，如不加以及时疏导，就会产生忧郁等不良情绪。忧郁主要表现为情绪不好、烦躁焦虑、睡眠不好、常为一点小事不称心而感到委屈甚至落泪。

这时，预防忧郁的心理就显得尤为重要。我们建议，当准妈妈在孕末期出现忧郁心理时，丈夫、家人及准妈妈本人要有足够的认识，尽量早作心理准备，主动排遣忧郁情绪。尽量打消准妈妈不必要的担心，把准妈妈所担忧的问题尽早解决，让准妈妈消除对生产的恐惧和紧张。在妻子情绪不平衡时，丈夫要全力照料好妻子的生活，尽量耐住性子顺应妻子的情绪，以宽容来包容妻子。

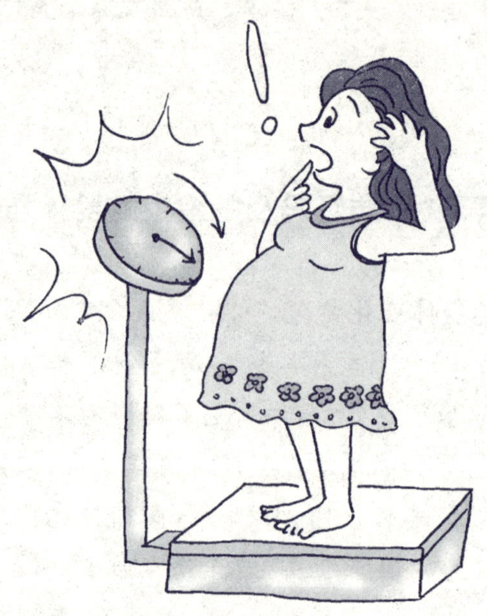

2 胎宝宝的发育情况　本月是该向你表示祝贺的时候了，因为你已进入怀孕的最后阶段，满 10 个月的胎宝宝就可以称为足月儿了，这意味着，你的宝宝随时可能降临人间。现在胎宝宝重量大约 3000 克左右，身长 51 厘米左右。胎宝宝之间的差别还是比较大的，有的胖，有的瘦，但一般只要胎宝宝体重超过 2500 克就算正常。

大多数的胎宝宝都将在本月诞生，但真正能准确地在预产期出生的婴儿只有 5%，提前两周或推迟两周都是正常的。但如果推迟两周后还没有临产迹象，那就需要采取催产等措施尽快生下胎宝宝，否则

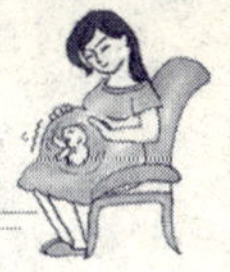

胎宝宝过熟也会有危险。这时胎宝宝所处的羊水环境也有所变化，原来的羊水是清澈透明的，现在由于胎宝宝身体表面绒毛和胎脂的脱落，及其它分泌物的产生，羊水变得有些浑浊，呈乳白色。胎盘的功能也从此逐渐退化，直到胎宝宝娩出即完成使命。

TIPS

生活小贴士

现在需要注意的是避免胎膜早破，即通常所说的早破水。正常情况下只有当宫缩真正开始，宫颈不断扩张，包裹在胎宝宝和羊水外面的卵膜才会在不断增加的压力下破裂，流出大量羊水，胎宝宝也将随之降生。提前破水是指还未真正开始分娩，胎膜就破了，阴道中的细菌会侵入子宫，给胎宝宝带来危险。

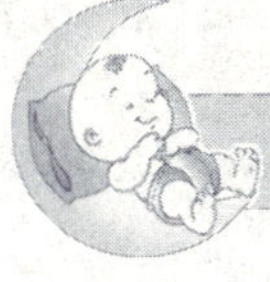

母强子壮：一人吃两人补的营养方案

☆怀孕第10个月营养原则

妊娠进入第10个月，随时会面临分娩，准妈妈胃部不适之感会有所减轻，食欲随之增加，因而各种营养的摄取应该不成问题。但是，准妈妈往往在最后阶段因为心理紧张而忽略了饮食，很多准妈妈会对分娩过程产生恐惧心理，觉得等待的日子格外漫长。这时准爸爸应帮助准妈妈调节心情，做一些准妈妈爱吃的食物，以减轻其心理压力，正常地摄取营养。

为了储备分娩时消耗的能量，准妈妈应多吃富含蛋白质的食物，还要注意食物口味清淡、易于消化。

本月应该限制脂肪和糖类等热量的摄入，以免胎宝宝超重，影响顺利分娩。为了储备分娩时消耗的能量，应该多吃富含蛋白质、糖类等能量较高的食品。在这个月里，由于胎宝宝的生长发育已经基本成熟，如果准妈妈正在服用钙剂和鱼肝油的话，应停止服用，以免加重代谢负担。

初产准妈妈从有规律性宫缩开始到宫口开全，大约需要12小时。如果准妈妈是初产妇，无高危妊娠因素，准备自然分娩，可准备一些易于消化吸收、少渣、可口味鲜的食物，如排骨汤面、鸡蛋汤面、牛奶、酸奶、巧克力等食物，同时注意补充水分，让自己吃饱吃好，为分娩准备足够的能量。否则吃不好睡不好，紧张焦虑，容易导致疲劳，将可能引起宫缩无力、难产、产后出血等危险情况。

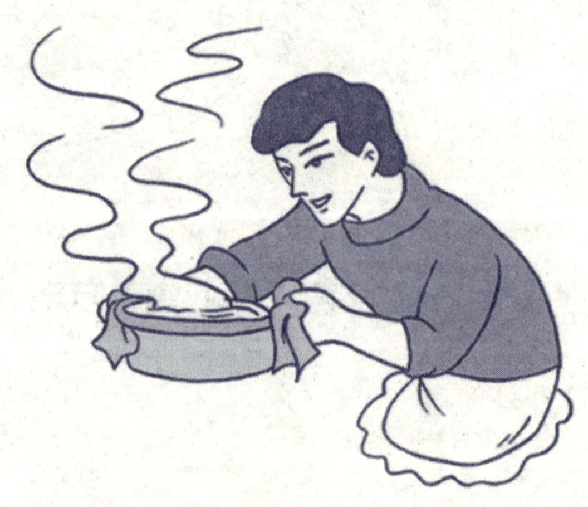

☆产前宜食的食物

产前可以常喝用莲藕、红枣、章鱼干、绿豆、猪手一起煲的汤。莲藕性平，健脾开胃，益血生肌；红枣性温，补脾和胃，益气生津，《本草再新》认为它能“补中益气，滋肾暖胃”；章鱼性平，补血益气，《本草纲目》认为它有“养血益气”的功用；绿豆性凉，入心、胃经；猪蹄性温，入脾、

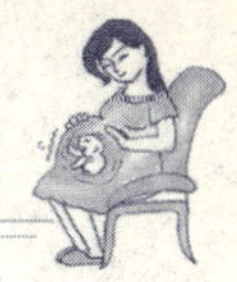

胃经，有补脾气、润肠胃、生津液、丰肌体、泽皮肤的功用，还有促进乳汁分泌的作用。诸物合用，章鱼可令味道鲜美，绿豆则缓和燥热，相得益彰，使汤品补而不燥，润而不腻，健脾益气，养血润肤。

木瓜，味甘性平，果实含番木瓜碱、木瓜蛋白酶、凝乳酶、胡萝卜素等。选购时以质坚实、具清香为佳。木瓜有促进乳汁分泌的作用。

雪梨，味甘性寒，含苹果酸、柠檬酸、维生素 B_1、维生素 B_2、维生素C、胡萝卜素等，具生津润燥、清热化痰之功效。产妇易胃火大或肺火大，常吃可起到适度调节作用。

☆准妈妈补充营养，做最后的冲刺

准妈妈在临分娩前，往往因子宫阵阵收缩带来痛苦，而不愿进食，这对增加产力、顺利分娩不利。正确的方法是采取少量多餐的方法，吃些容易消化、高热量、少脂肪的饮食，如稀饭、面条、牛奶、蒸鸡蛋羹等。临产前准妈妈要注意补充水分，多喝些红糖水或铁元素多的稀汤，为分娩时将失去过多的水分和血做贮备。

临产前，准备1～2千克优质羊肉、250克红枣、250克红糖、50克黄芪、50克全当归，待临近产前3天，每天取以上料的1/3，洗净，加入1千克水，同放入锅内煮汤，待剩0.5千克水时，取出分为2份，早晚各服1次，服至分娩为止。这种食方可增加准妈妈的体力，有利于分娩，还可以镇静安神，防止产后恶露不尽，有益于产后疲劳的恢复。

☆巧克力——准妈妈的“分娩佳食”

一般产妇整个分娩过程要经历12～18小时，这么长的分娩过程，势必要消耗极大的体力。而且，临产后正常子宫每分钟要收缩3～5次。有人估计，这一过程消耗的能量，相当于走完200多级楼梯或跑完1万米所需的能量。可见分娩过程中体力消耗之大。这些消耗除准妈妈体内储存的能量外，最好能在分娩过程中适当给予补充，才有利于产妇顺利分娩。

分娩时吃些什么食品好呢？在传统习惯中多给产妇吃鸡蛋，认为既可免去上厕所的麻烦，还能补充营养。专家认为产妇多吃鸡蛋并不合适，因其营养成分不易被人体吸收。此外，水分过少也不利于准妈妈健康。很多专家向广大产妇推荐的“分娩佳食”是巧克力。巧克力含有丰富的营养素，每100克巧克力中含碳水化合物55～66克，脂肪30～38克，蛋白质15克，还有铁、钙以及维生素B_2等，同时，巧克力中的碳水化合物可迅速被身体吸收利用，比鸡蛋快得多。因此，产妇在分娩前，应准备些优质巧克力，以备在分娩过程中食用，及时补充体力消耗，促进分娩的尽快完成。

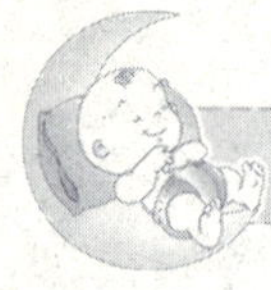

胎教指南：聪明宝宝的胎教方案

☆以良好的心态迎接分娩的到来

胎宝宝在腹内经历十个月的孕育，已经迫不及待地要见一见外面的世界。对于父母来讲，这是多么令人激动的事情啊。在这个时候，千万不要忽视了胎教。虽然分娩的时间很短，但却在胎教的过程中起到了至关重要的作用，可以说分娩是胎教的总结。

胎宝宝在诞生前的几个小时里能够洞察到母亲的思想，数年后几段关于母亲情绪的记忆可能会通过自然回忆或治疗再度浮现，所以，母亲在生产前的情绪，直接影响到分娩是否顺利和孩子日后的发展。若母亲心情轻松自信，十分盼望着孩子的降临，那么她的分娩就会相对顺利；若她的心中充满恐惧和忧虑，就会提高难产的几率。

美国医学研究证实平静的准妈妈分娩的过程要比焦虑准妈妈顺利。进行这项研究的时候，研究者对多种焦虑和压力的类型进行了讨论，并针对其对分娩过程和子宫收缩的影响进行了分析。整个研究中检测了十项心理因素，其中三项容易导致分娩过程延长，即子宫收缩无效，依次是“面对生孩子的态度”、“与母亲的关系”和“习惯性焦虑、忧虑和恐惧”。换句话说，分娩最顺利的准妈妈往往也是对生孩子十

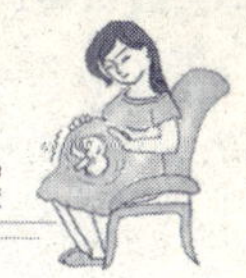

分期待的人。这项研究另一个比较令人宽心的发现是，正常范围内的期待对分娩持续时间和子宫收缩力影响不大。

准妈妈如果对分娩产生压力感，那么生产时就会遇到很多障碍，相对轻微的，会使孩子鼻子淤青，严重的会导致早产，甚至死胎。被归为“正常”的那组准妈妈，结果一样令人不可思议：分娩时，没有任何一位遇到障碍或困难。

并不是母亲每一次的严重压力感都会给孩子带来伤害。医疗专业人员，如妇产科医生、助产人员、精神科医生和护士，只要像关心准妈妈生理健康那样地关注她的心理健康，就能为准妈妈排解心理压力！

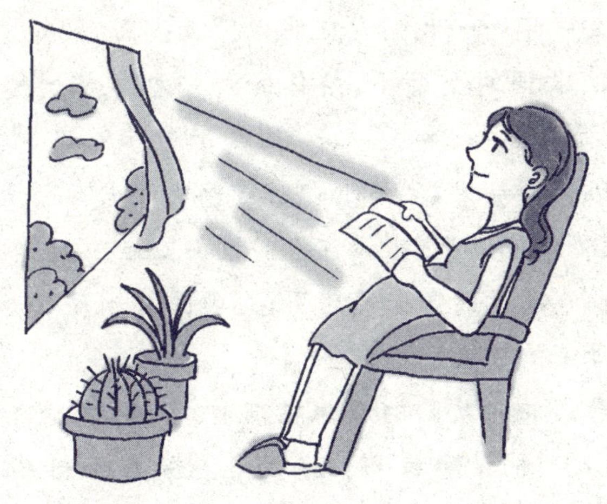

☆舒缓音乐让两颗心共振

音乐对于陶冶性情、和谐生活、加强修养、减轻压力、增进健康以及激发想象力等方面都具有很好的作用。可以说，没有音乐的世界是苍白、平淡的世界。这个月多听听《让世界充满爱》是一种很好的享受。

歌中徐缓流畅的旋律是那样的质朴深情，你圣洁的心灵也在这发自肺腑的声音中共鸣。“想起是那么遥远，仿佛都已是从前……”歌词、音乐、母亲的心，水乳交融成一个和谐的整体，尽吐衷曲之感与爱子之情汇在一起，陶醉了，可敬的母亲！

在粼粼碧波般的钢琴声中，“轻轻地捧着你的脸，为你把眼泪擦干，这颗心永远属于你，告诉我不再孤单。深深地凝望你的眼，不需要更多的语言，紧紧地握着你的手，这温暖依旧没改变。”天使般优美的声音如一道圣洁的轨迹，你的心灵将产生一种感慨的色彩。

电子合成器细微的音响，它摇曳着，盘旋着，你的卧室在这种音响作用下充满了溟蒙的雾气。四下弥漫着。随着附加音和主和弦，雾气在稀疏透亮。你的视线投向窗外，投向遥远的地平线！在桔红色的天幕下，广阔的原野上，升起一轮金红色的太阳，而你心中的晨阳——宝宝，也在此时升起（成长），多么迷人的时候……

“哦，一年又一年……我们走向明天！”挺拔高亢、气息宽广的旋律与富有号召力的歌词的交融下，给你的是一种怎样的遐想！瞻顾岁月，人类历史正是在这“一年又一年”的繁衍中从蒙昧走向开化，从野蛮走向文明。年轻的母亲，你不也在期待着明天吗？明天是多么的迷人，明天将有一个天使诞生，明天你将向世界贡献一份厚礼，明天你便是可敬的母亲！在明天的阳光照耀下，人类必将永葆青春，昌盛无极！这就是你——母亲的伟大！

真挚的情感汇成的欢腾的旋律在翻涌、奔腾，它送给你一片片生机勃勃的、充满希望的沙野绿洲！这无限憧憬美好未来的辉煌颂歌，给你的爱心增添了力的支点。在这优美的旋律之中，年轻的母亲，你是否感到满足？你是否隐约听到莎士比亚的声音：“爱并不因瞬息的改变而改变，它巍然矗立直到末日的尽头！”

☆让胎宝宝了解外面的世界

准妈妈每天早晨起来后，先对腹中的宝宝说一声“早上好，宝贝儿”，告诉他早晨已经到来了。拉开窗帘，太阳升起来了，这时可以告诉宝宝：“今天的天气真好，阳光灿烂，春光明媚。”也可以解释每天习以为常的行为，比如为何洗脸、刷牙、梳头、吃饭，肥皂为什么起泡沫，

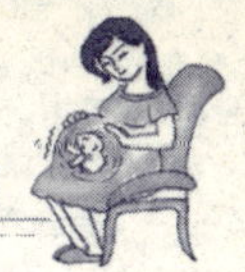

树枝为什么会晃动，等等。总之，可以把生活中的一切都对胎宝宝诉说。

到了风景宜人的公园，花香、鸟语、大自然的勃勃生机和人们快乐的话语，使准妈妈顿时心情舒畅。准妈妈可以把自己的所见所闻一一描述给胎宝宝听。外出时看到汽车、天桥、超市、花店、学校、餐馆等，告诉胎宝宝那里是干什么的。总之，一切对胎宝宝有益的事情都可以说，让他感受到外边世界的多姿多彩，在他小小的大脑里留下些许痕迹。

这时期还要向胎宝宝灌输这样一种理念：等待胎宝宝的是一个很美好的世界，胎宝宝出生后会过得特别幸福！

语言胎教可以加深孩子出生后与父母的感情，有利于培养孩子健全的人格，提高孩子的情商。

☆小天使的降临是胎教的总结

胎宝宝分娩时的经历，就是胎宝宝对胎教的总结。宝宝在出生以前，准妈妈已给了胎宝宝音乐的、语言的、触摸的刺激，为他输入了“信息流”，对胎宝宝的感觉器官和大脑产生了一定的影响，促进了神经元结构的形成。一般人认为，胎教至此应该告一段落。但由于宝宝在出生后6个月之内，是大脑细胞增殖的另一高峰期，到3岁以前，则是神经系统髓鞘形成的高峰时期，所以新生宝宝和胎宝宝一样，也需充分的营养供给，并继续需要适宜的信息刺激，才能进一步促进神经系统的发展。因此，正是从这个意义上说，胎教还需持续一段时间，直到与早期教育衔接上。

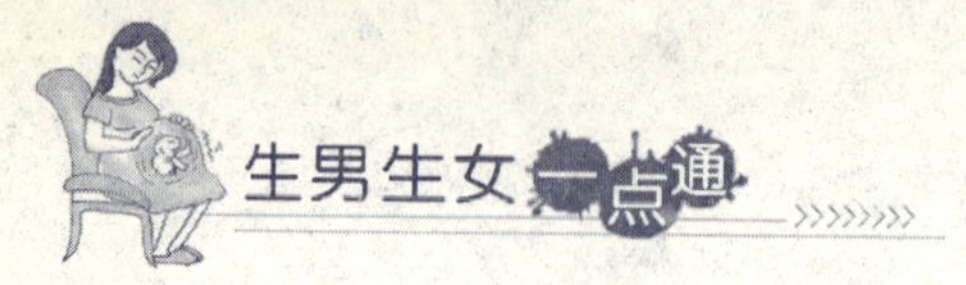

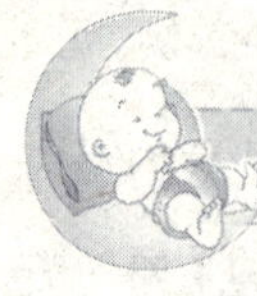

孕育圣经：分享过来人的孕育经验

☆按时做产前检查

从37周开始，每周要进行一次产检。本月的孕检项目主要为产前检查，常见的产前检查有以下几种：

第一，了解血压高不高。

第二，检测尿液，有无尿糖与尿蛋白。

第三，手和脸是否浮肿，腿部有无静脉曲张。

第四，了解骨盆大小及估计胎宝宝大小以决定分娩的方式。

第五，测量体重。如果体重增长过快，说明体内有水分存积，要进一步检查是否是隐性水肿。而如果体重增长过慢，可能是胎宝宝生长过缓或准妈妈有可能患有其他疾病。

第六，注重检查胎位。记录胎动数；定期做胎心监护，正常妊娠从怀孕第37周开始每周做一次胎心监护，如有合并症或并发症，可以从怀孕第28～30周开始做。观察胎宝宝生长发育情况、胎盘位置及成熟度、羊水情况等。

从38周开始，胎位开始固定，胎头已经下来，并卡在骨盆腔内，此时准妈妈应有随时准备生产的心理。有的准妈妈到了42周以后，仍没有生产迹象，就应考虑让医师使用催产素。

产科产前检查要查的内容是多方面的，准妈妈不要紧张，应主动配合，腹部放松。

☆慎重选择要分娩的医院

民间有生孩子是“大命换小命”之说。在那分娩的十几个小时内，对于准妈妈来说也许什么事都可能发生。或许，不幸总是那么偶然，但是为了保证母子平安，所有的准妈妈及其家人都应慎重选择分娩

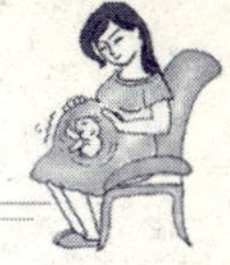

医院。

这里有一个血的教训：有一位父亲刚刚失去出生仅2天的孩子，他反复重复着一句话："我们全家都很后悔没有为孩子选择一家大医院！"。为什么呢？他的孩子出生在一家一级医院，当宝宝出现面部发青，呼吸困难的时候，做父亲的跑到走廊里大喊救命。可那天是礼拜天，医生休息，值班医生去吃饭了，护士又什么都不懂。半个小时以后，医生回来，可是医院又没有实施抢救的相关医疗设施，孩子在转往一家三级医院抢救的途中永远地离开了他们。这成了他们终生的遗憾，但悔之晚矣！因此，所有的准妈妈及其家人在选择分娩医院时应考虑到以下几点：

1 一定要到正规医院生产 约50%的孕产妇死亡是在家中由接生婆接生时大出血造成的，专家强调：一定要到正规医院住院生孩子。正规医院医疗设施和医务人员比较充足，儿科、内科、外科等科室并设，所以一旦有什么异常情况都能及时处理。

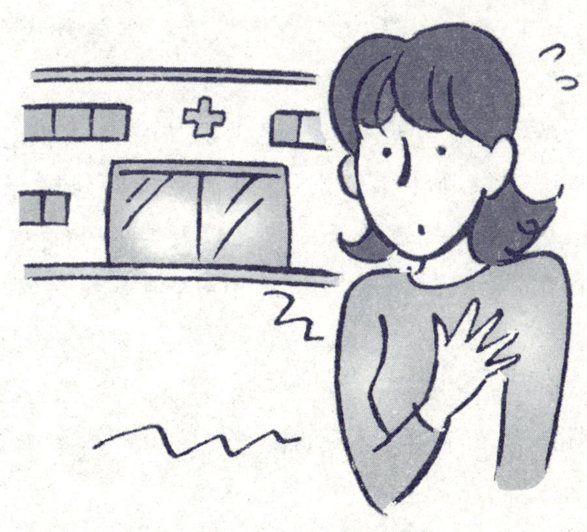

2 医院口碑如何 医生的水平如何，这一点对于外行人来说是很难判断的。可以先多种渠道收集一下有关信息，再做选择。比如可以听听自己的同事和亲戚当中已经做了妈妈的人的介绍或者护士的介绍。高危产妇要了解一下是否可以提前住院待产。

3 考虑自身的身体状况 准妈妈如果有妊娠高血压、妊娠糖尿病、胎膜早破等产科并发症和合并症，则适宜在妇产专科医院分娩。

4 离家的远近 即使是口碑再好的医院，如果太远，也会给家人的照顾带来很大困难。分娩时，车子是否能方便地抵达医院，住院的有关事宜，也是要考虑的问题，所以最好能选附近的医院。

5 是否能自主选择分娩方法 正常的分娩方法中有不用任何药物的自然分娩和进行麻醉的无痛分娩。一般来说，选择生产医院的时候，也会同时选择分娩方法。当准妈妈来到产科待产时，要进行一次综合检查，然后决定分娩方式。值得提醒的是，选择自然分娩的妈妈无法控制宝宝出生的时间，宝宝可能在夜间出生。而有的医院在夜间不提供麻醉服务，所以选择自然分娩的妈妈应该在分娩前仔细咨询清楚相关规定。还有医院是否提供助产分娩(由助产士一对一陪伴准妈妈)；是否可以由亲人陪伴分娩；自己是否介意外阴切开术等。

6 是否有相关的新生宝宝服务 看分娩的全过程，医院是否提供胎心监控；宝宝出生后，医院是否提供新生宝宝游泳和按摩、抚触等服务；针对新生宝宝的检查制度是否完善。

7 母子分室还是母子同室 这两种方式各有利弊。母子分室，孩子会被放在卫生的新生宝宝室，妈妈产后能得到较好的休息。但缺点是，妈妈还没来得及知道孩子的状况以及带孩子的方法，就出院了。如果是母子同室，虽然妈妈有时休息不好，但是妈妈可以和宝宝保持亲密接触，让自己的爱心陪伴着小宝宝。

8 是否倡导母乳喂养 在倡导母乳喂养的医院，护士和医生会极力鼓励新妈妈母乳喂养，并及时给予相关指导，教新妈妈哺乳的方法和乳房按摩法等。

9 分娩费用 分娩费用也是准妈妈及其家人不得不考虑的问题之一，毕竟大多数人不是歌星、影星，生个宝宝花上几万或几十万，眼睛都不眨一下。准爸妈在考察了以上的各要素之后，只要能确保自己得到良好的生育服务就没有必要追求天价的分娩消费，更没有必要相

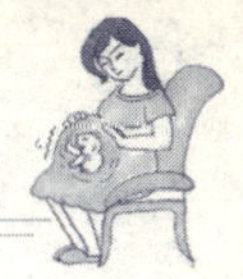

互攀比。要量力而行，理性消费，这也算是父母给孩子上的人生第一堂课吧！

10 选择私立医院还是选择公立医院 不同的医院各有所长，要根据自己的情况慎重选择。私立医院的长处是：从最初检查到产后都是由一个医生负责，让准妈妈有安定感。医生工作时间也可以持续到晚上，对于职业女性来说十分便利。而且医院的各种软性服务很到位，比如提供单人的产房，甚至给产妇提供方便的厨房。短处是：有的私立医院成立时间较短，如果遇到突发事故，无法像综合医院那样能及时采取措施。当然，随着近年境外私立医院的进入，越来越多的妈妈选择在私立医院生产。但是这些境外私立医院一般收费比较昂贵。公立医院的长处是：医院一般成立时间较长，医疗设施和人员比较充足，儿科、内科、外科并设，所以一旦有什么异常都能及时处理。短处是：每次检查都会换医生，生产时的主治医生也确定不下来，这样容易使产妇感到不安。而且诊疗的时间也有限制，人也比较多，等的时间长。

☆何时到医院待产

临近预产期，对准妈妈来讲，已到了负担最重的时期。什么时候去医院待产？这是准妈妈及其家属最关切也最难把握的事情。这就难免使许多准妈妈在预产期前后相当一段时期内与紧张不安相伴，担心把握不好住院分娩的时间。其实，正式临产会有特定的标志，当有下列情况之一，您可去医院待产：

1 规律的腹部阵痛 当出现规律的子宫收缩亦即你感觉有规律的腹阵痛，开始时较稀疏，10 多分钟出现 1 次持续约 10 多秒，渐渐地 5～6 分钟 1 次阵痛持续 20～30 秒。宫缩是正式临产的标志。

2 “破水” 前羊膜破裂会有液体不由自主地自阴道流出，羊水虽与尿液近似，但尿液流出可以控制，自己难以区别时请医生帮助鉴定。通常前羊膜是在宫缩剧烈、胎宝宝快娩出时才破裂，若在规律宫缩前就破裂，也就是正式临产前破裂，称“胎膜早破”，它属产科异常情况之一。一方面有可能导致脐带脱垂受压，胎宝宝缺血缺氧，窒息死亡；另一方面如破膜时间超过24小时仍未分娩，感染的危险性将大大增加。所以，无论何时，一旦发生了胎膜破裂，均应立即去医院。

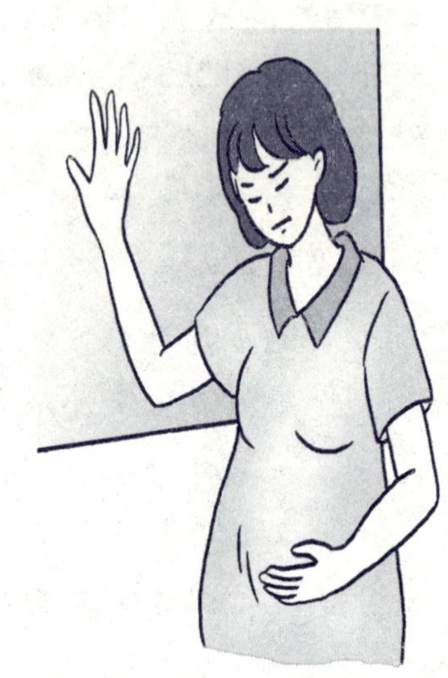

初产妇从临产到新生命呱呱坠地，期间多数要经历10多小时的时间，了解了临产的征兆，就能把握好去医院的时机，既可以免除去医院晚了将胎宝宝产在家中或路途中的危险，也不致因假临产而往返跑医院折腾或过早住院待产。不少准妈妈不习惯医院的环境，过早住院增加紧张焦虑情绪，影响正常分娩。

对于没有妊娠并发症的准妈妈，如果在接近预产期的期间，虽还没有临产的征兆，我们建议她最好还是在预产期前后1～2天就到医院报到。总之，过早入院待产，在医院中吃住不习惯特别是睡眠不充足，反而会给待产的准妈妈带来负面影响；另一方面，准妈妈如因未有产兆出现而迟迟不入院，则可能会发生过期妊娠（妊娠超过预产期二周）。所以，在预产期前后1～2天入院是最佳选择。

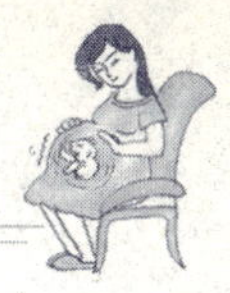

☆有妊娠并发症的准妈妈应及早入院待产

经系统产前检查，发现准妈妈有下列情况，应按医生建议提前入院待产，以防发生意外：

第一，准妈妈患有内科疾病如心脏病、肺结核、高血压、重度贫血等，应提前住院，由医生周密监护，及时掌握病情，及时进行处理。

第二，经医生检查确定骨盆及软产道有明显异常者，不能经阴道分娩，应适时入院进行剖宫产。

第三，中、重度妊高征，或突然出现头痛、眼花、恶心呕吐、胸闷或抽搐者，应立即住院，以控制病情的恶化，待病情稳定后适时分娩。

第四，胎位不正，如臀位、横位，多胎妊娠，需随时做好剖宫产准备。

第五，对经产妇有急产史者，应提前入院，以防再次出现急产。

第六，有前置胎盘、过期妊娠者等，应提前入院待产，加强监护。

总之，对于有并发症的准妈妈，医生会根据病情决定其入院时间，准妈妈及其亲属应积极配合，不可自作主张，以防发生意外。

☆预产期到了还不生，怎么办

大多数的准妈妈见面都会问对方预产期是哪一天，因为预产期意味妈妈与宝宝即将见面，那是一个幸福时刻。俗话说："十月怀胎，一朝分娩"，准妈妈们都急切地盼望着分娩日期的到来。随着预产期的临近，有些准妈妈发现自己的肚子一点动静也没有，难免发愁：为什么过了预产期，宝宝还不肯出来呢？其实，并不是所有临产产妇都会在预产期当天分娩的，在距预产期前2周，预产期后2周分娩都属于正常范围（孕37～42周），准妈妈不必过于担心。过了预产期还不生，该怎么办呢？

1 来医院评估宝宝宫内安危情况 怀孕40周后根据情况每周1～3次来医院产检，监测胎宝宝安危：测量宫高、腹围；B超检查胎头大小、双顶径值、胎位、胎盘位置及胎盘成熟度、羊水情况，如出现羊水

过少，要及时就诊；做胎心监护，了解胎心率变化；做胎宝宝成熟度检查，胎盘功能监测等等。如果产检正常，医生会建议在家待产，否则，就需住院待产。

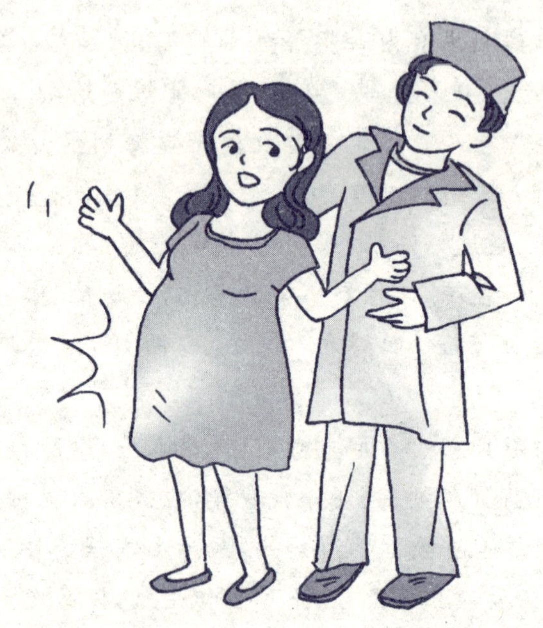

2 在家自我监测 在家要特别注意胎动次数，胎动监测是评价胎宝宝宫内安危最简便有效的方法之一。每天早上、中午和晚上各计算胎动次数1小时。

3 注意临产先兆 准妈妈们要了解很多关于临产的先兆。出现以下三个明显特征，则需及时就诊：

(1)腹痛：准妈妈有规则的宫缩痛，每几分钟一次阵痛，疼痛让人无法忍受。

(2)破水：胎膜破裂有羊水流出，很多准妈妈不知道还会以为是尿液。胎膜破裂后胎宝宝易脐带受压、脱垂，所以发现有流水的时候应抬高臀部，平躺着送到医院。

(3)见红：一般临产前24～48小时出现，是分娩即将开始比较可靠的征象。但如果妊娠超过41周(超过预产期1周)仍无分娩征兆，

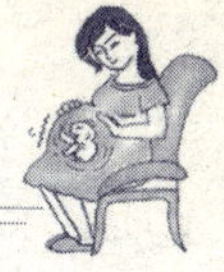

要及时到医院分娩，妊娠超过42周称为过期妊娠，通常医生会使用催产的方法来帮助分娩或根据不同情况选择剖宫产。

☆以良好的心态迎接新生命的到来

现代社会，是一个竞争十分激烈的社会，人们的生活节奏不断加快，社会生活压力不断加重，许多女性将事业放在了做母亲之前。怀孕对她们来说并不是一件值得高兴的事，反而更像是一次意外。

科学研究人员发现，怀孕前强烈希望有孩子的女性分娩时就对孩子有一种挚爱的感情。随着孩子的生长，在与孩子的不断交流和心理沟通中，对孩子的爱也随之不断加深。而那些将怀孕视为意外，对此持消极态度的母亲，在孩子出生3个月时仍没感觉到孩子的可爱，以后随着时间的推移，与孩子接触的不断增多，母爱才逐渐产生和加强。但和那些从孩子一出生就有强烈感情的母亲相比，其母爱的强度仍有巨大差异。这种差异产生的原因就是母亲孕前对胎宝宝的态度不同。这两种不同的态度不仅导致对婴儿关爱程度的不同，对胎宝宝也有影响。

怀孕前希望有孩子的母亲，怀孕时会非常高兴，积极期待孩子的出世。在孕期，她们的情绪是安定的，对怀孕采取的态度是认真的，能积极做好孕期保健和产时配合。在这样的情况下，胎宝宝就能健康发育，分娩才会顺利。而未做好心理准备的母亲，其怀孕期间的情绪是消极的、不稳定的。而且，由于对产时保健做得不好和产时相对缺乏足够的配合，往往对分娩造成障碍。

可见，准妈妈应以良好的心态迎接宝宝的到来，培养生孩子的积极情感，这样才能使准妈妈在孕期保持良好心理状况，克服因妊娠产生的生理上的不适，从而在产时才能减轻镇痛，保证宝宝的顺利生产。母子感情也才能及早建立，婴儿才能得到最大限度的关爱，使母乳喂养得到有力保障，使婴儿更健康地成长。

☆生孩子请不要"一刀切"

剖腹产，本来是一种不得已的补救手术，现在却被当作常规临床手段。近年剖腹产在各级医院特别是城市医院呈明显上升趋势。目前北京上海等城市医院剖腹产婴儿均在50%以上，有的医院却高达80%。事实上，城市产妇普遍实行剖腹产，采取自然分娩主要是经济实力较差和进城民工的阶层。剖腹产已上升为社会地位和经济实力的标志，同时成为一种流行时尚。下腹留有一道刀疤居然被视为21世纪中国"新女性"的身体特征。难怪在医院里自然分娩的产妇有的倍感失落和自卑，人们都在说剖腹产的种种好处：婴儿的脑部避免了阴道挤压，智力高于自然分娩产儿，其头型更为漂亮；剖腹产使阴道不至于松弛，有利于产后夫妻性生活和婚姻质量；剖腹产有利于保持体形等等。

专家们认为：剖腹产的好处避免了自然分娩过程的疼痛，相对于它给母婴的并发症和后遗症便显得不可取，剖腹产只能限于产妇和婴儿的病理因素的补救手术。首先，手术增加产妇大出血和感染的可能性，产后出现各种并发症的可能性是自然分娩的10～40倍，疼痛和恢复时间也较长。剖腹产创伤面大，产妇易患羊水栓塞，羊水进入血液导致产妇生命威胁，它是近年产妇一大死因，也给日后再孕带来了难度，即便3年后再次怀孕，子宫也容易破裂。由于手术后需要禁食，明显影响母乳喂养，这对刚脱离母体的婴儿的免疫力十分不利，一旦婴儿有先天缺陷则更容易死亡。从新生宝宝角度来看，剖腹产带来的不良影响也不小。由于孩子未经产道挤压，有1/3的胎肺液不能排出，出生后有的不能自主呼吸，即患上所谓的"湿肺"，容易发生新生宝宝窒息、肺透明膜等并发症。同时，剖腹产也可能因未真正达到胎宝宝成熟而造成医源性早产，引发一系列早产儿并发症，如颅内出血、视网膜病或残废甚至死亡。另外，一些医生进行手术时操作不慎，伤害产妇和胎宝宝的事件也举不胜举。据一所医院的统计资料：1995年至1999年剖腹产儿的死亡率为10%，是同期自然产儿死亡率的2倍多。

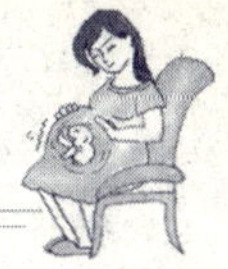

再次，剖腹产费用和保养费用都昂贵，是自然分娩的3～4倍。

其实，正常分娩时，虽然胎宝宝头部会受到挤压，甚至变形，但一两天后即可恢复正常。胎宝宝受压的同时，也是对脑部血管循环加强刺激，为脑部的呼吸中枢提供更多的物质基础，出生后容易激发呼吸而呱呱啼哭。此外，胎头经过子宫收缩与骨盆底的阻力，可将积存在胎宝宝肺内以及鼻、口中的羊水和黏液挤出，有利于防止吸入性肺炎的发生。这些都是剖腹产所不及的。

研究也证实，剖腹产与自然分娩的孩子在智力上并无差异。所以说，剖腹产的孩子更聪明之说是不科学的。相反，最近的研究成果证明，在多动症孩子的求治人群中，剖腹产的孩子占到八成。

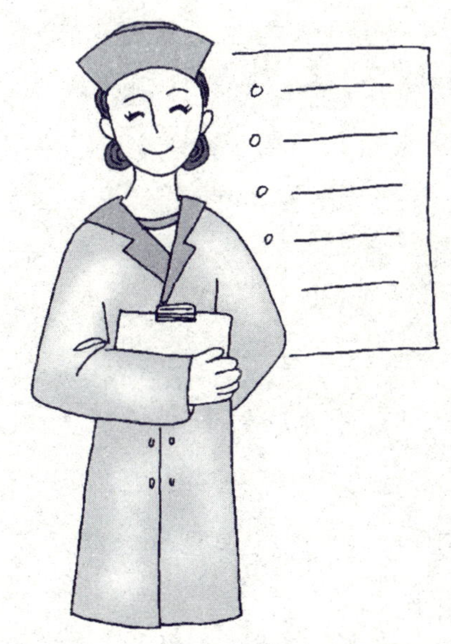

专家认为，剖腹产因产道的改变，使孩子降临人世时的自然环境发生变化，正常产道生产过程带来的神经接触等感觉失去，从而使孩子在成长过程中易得多动等神经精神疾病。另外，剖腹产新生宝宝的脐血中，免疫球蛋白含量比自然分娩的新生宝宝要低，能抗病的抗体含量更低。所以，剖腹产生的新生宝宝更易感染疾病。从婴儿角度看剖腹产并不如自然分娩。

自然分娩是人类繁衍后代的正常生理，也是女性的一种本能。本来，身体健康、年龄适宜、正常足月妊娠的妇女，其自然分娩是瓜熟蒂落，水到渠成的事。当然，在分娩过程中，由于子宫阵阵收缩，产妇会有腹痛，有时相当剧烈，由此带来肉体上的痛苦和精神上的紧张。但是，这些都是暂时的，也都是可以承受的。所以，对于绝大多数健康的正常准妈妈来说，自然分娩并非是什么难题。另外，剖腹产术后恢复要比自然分娩慢得多，刀口完全愈合和身体完全恢复需要1～2个月，甚至更久一些。如果发生术中意外或术后刀口感染，则会带来更大麻烦。

☆什么情况下宜采取剖腹产

准妈妈在产前检查时，如果各方面都正常，临产后产程进展顺利，胎宝宝则可自然娩出。若产前检查发现异常或临产后产程进展及胎心出现异常，自然分娩危及母婴生命时，为了避免对母婴的危害，则需行剖宫产术结束分娩。行剖宫产术需从以下三方面考虑：

1 母亲的原因　产前已发现明显异常，如骨盆狭窄、产道阻塞（子宫肌瘤、卵巢肿瘤）、瘢痕子宫、前置胎盘、胎盘早剥、高龄初产妇（年龄35岁以上）、先兆子痫等。

2 胎宝宝的原因　各种原因发生的胎宝宝窘迫以及胎盘功能减退、脐带脱垂、胎宝宝过大、胎位异常不能纠正等。

3 产程出现异常　在分娩过程中发生问题，如产程停滞处理无效、先兆子宫破裂等。

以上情况均需行剖宫产术，可以避免自然分娩对母婴造成的危害。

☆走出自然分娩的误区

许多准妈妈常发出这样的感慨："我可不想自己生！一想起电视上那些准妈妈生孩子时叫得那么惨，我就觉得恐怖！""我也觉得剖腹产好一点，又安全又不疼，而且生起来时间很短。"这些准妈妈除了害怕顺产

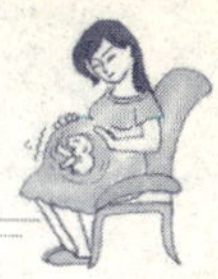

会出现长时间的疼痛外，“准妈妈”们还担心，顺产时用力会挤压到孩子的脑袋，影响他们的发育，产后阴道会变得松弛等。对此，孕产妇专家表示，不少产妇在选择剖腹产或自然生产上有很多误区，比如：

误区一：“自然生产会挤压到孩子脑袋，万一缺氧可怎么办。”

专家提示：婴儿在产道受到挤压，并不会影响婴儿健康，相反，婴儿经过长时间挤压后，肺里的羊水和脐液会被挤出来，不容易得湿肺。

误区二：“自然生产耗时长，太疼，有时候折腾半天也生不下来，最后还得剖，与其受两回罪，不如直接剖，既省时又省力。”

专家提示：自然生产不但可以使母亲的身体很快恢复，也有利于婴儿健康。虽然自然生产避免不了疼痛，但在生产过程中，医生也会用一些镇痛药物，帮助准妈妈最大限度减轻疼痛感。而剖腹产手术虽然耗时少，疼痛短，但术后会留有创伤，容易感染，恢复起来时间也较长。

误区三：“我可不想自然生产后，阴道变松弛。”

专家提示：阴道的弹性很好，恢复起来很快，一般不会影响以后的性生活。年轻的女性就更不用担心这个了。

误区四：“剖腹产可以自己挑日子，希望孩子哪天出生就哪天生。”

专家提示：婴儿的出生，应遵循自然规律，不要人为打乱婴儿的出生日期，这对宝宝的自然成长不利。

孕产妇专家建议：剖腹产虽说有一些好处，比如不太疼，但阴道分娩是几千年来准妈妈分娩的正常途径，而剖腹产则是不得已才会采用的。所以，自然分娩优于剖腹产是一点也不用质疑的。准妈妈们临产前，最好多看一些有关自然生产的书，多和专业医务人员沟通，自然生产其实并不可怕。

☆自然分娩有利于优生

自然分娩是人类的一种本能行为，也是人类繁衍过程中的一个正常生理过程，这一过程并非只有痛苦，还具有良好的优生作用。产妇和婴儿都具有潜力主动参与并完成分娩过程。从受精卵开始，胎宝宝在母体内经历40周的生长发育逐渐成熟，而准妈妈的身体结构也逐渐地发生一系列的生理变化，变的更有利于分娩。

分娩的过程中子宫有规律的收缩能使胎宝宝肺脏得到锻炼，肺泡扩张促进胎宝宝肺成熟，小儿生后很少发生肺透明膜病。有统计资料表明剖宫产儿肺透明膜病率是阴道分娩儿的20倍。而严重的肺透明膜病会导致小儿呼吸困难，甚至死亡。同时有规律的子宫收缩及经过产道时的挤压作用，可将胎宝宝呼吸道内的羊水和粘液排挤出来，新生宝宝的吸入性肺炎的发生可大大地减少。

经阴道分娩时，胎头受子宫收缩和产道挤压，头部充血可提高脑部呼吸中枢的兴奋性，有利于新生宝宝出生后迅速建立正常呼吸，是有利于优生的过程。

分娩时腹部的阵痛使准妈妈大脑中产生内啡肽，这是一种比吗啡作用更强的化学物质，可给产妇带来强烈的欣快感。另外，产妇的垂体还会分泌一种叫催产素的激素，这种激素不但能促进产程的进展，还能促进母亲产后乳汁的分泌，甚至在促进母子感情中也发挥一定的积极作用。剖宫产毕竟是一种外科干预，必定会产生一些手术并发症。如出血、器官损伤、麻醉意外、伤口愈合不良、剖宫产儿综合征、湿肺等等。剖宫产术后避孕方法的选择也会受到限制，甚至会浪费大量的卫生资源，选择剖宫产一定要有医学指征，如头盆不称、巨大胎宝宝、骨盆异常等，或在医生的建议下进行。

TIPS

生活小贴士

由此可见，准妈妈在妊娠后应有充分的思想及心理准备，如果没有异常的情况或医生的建议，为了母婴的安康与优生，应尽量采取阴道分娩。已有证据表明，正常阴道分娩对母婴短期和长期都更为安全。

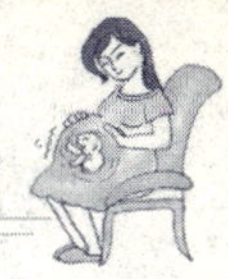

☆顺利生产有妙招

由于对分娩过程的不正确认识，导致产妇普遍存在对分娩所产生的疼痛的恐惧，恐惧则会导致紧张，紧张更加剧了疼痛，这就直接影响到分娩的进程，并对产妇的心理产生影响。实际上，我们可以通过以下一些技巧来应对。

第一，临产后由家人陪伴，由助产士指导，分散注意力，一起扯一扯产妇感兴趣的话题，并讲解分娩的过程，使产妇掌握分娩知识，有效地缓解分娩过程中的不适，从而降低对宫缩的感受力。

第二，调节呼吸的频率和节律，当运动或精神紧张时，呼吸频率就加剧，主动调整呼吸的频率和节律，可缓解由于分娩所产生的压力，增强产妇的自我控制意识，当转移注意力的方法不能帮助产妇缓解分娩的不适时，可选择慢胸式呼吸，呼吸的频率调整为正常的1/2，随着宫缩频率和强度的增加则可选择浅式呼吸，其频率为正常呼吸的2倍，不适达到最强的程度选用喘吹式呼吸，4次短浅呼吸后吹一口气。

第三，适当采用一些可令产妇放松的技巧。如由家属或助产士触摸产妇紧张部位，并指导其放松，反复的表扬鼓励产妇并讲解进展情况，必要时可使用笑气镇痛。对有一定音乐欣赏能力的产妇选择舒缓的音乐放松。

TIPS

生活小贴士

当宫口开全时，产妇疼痛有所缓解，有种大便感，工作人员会指导产妇屏气用力的正确方法，此时产妇要调整自己的心理和体力，积极配合，正确用力，以加速产程进展，否则消耗体力影响产程进展而使产程延长，胎宝宝易发生宫内窒息及颅内出血。

☆准爸爸陪产好处多

如今有越来越多的准爸爸陪产，可是有许多准爸爸在陪产过程中，常常不知所措，看着准妈妈疼痛难忍的样子束手无策。其实，每个产程阶段，准爸爸只要用对方法，就可以有效地协助准妈妈舒缓疼痛并给予重要的心理支持。准爸爸在学习如何协助准妈妈舒缓产痛前，先来了解一下整个产程3阶段（开口期、娩出期与后产期）的过程中，准妈妈感受的产痛强度变化。

第一产程，开口期

开口期主要是指准妈妈正在待产的整个过程。在这个阶段，阵痛的感觉还算轻松，趁有食欲的时候可以吃些食物来储存体力。另外，可以调整一下姿势让自己觉得舒服，或是利用散步和另一半聊聊天以缓和情绪。

第一产程时，准妈妈大部分都还处于待产的状态，准爸爸在这时可以做一些工作，给予待产的准妈妈一些心理支持。如协助准妈妈如厕，由于准妈妈在待产的过程中，会因为阵痛使如厕较为困难，准爸爸可以陪同准妈妈如厕，减轻准妈妈的困难；准爸爸随时询问准妈妈是否需要补充水分，最好在水杯中附上一支吸管，让准妈妈可以轻松地摄取水分；为准妈妈准备食物，由于此阶段准妈妈的阵痛感受尚未达到高峰，准爸爸可以准备三餐，让准妈妈有足够的体力面对生产；准爸爸可以握拳，以手指背面轻压产妇的背部，可以有效地舒缓疼痛感；在待产的过程中，护理人员会在妈妈的臀部下方垫上一层产垫，保持被褥的清洁，准爸爸可以在旁随时观察产垫的状况，提醒护理人员前来更换。

第二产程，娩出期

当子宫颈口接近全开时，就要准备进入娩出期的阶段。产妇身旁最好有另一半陪产，给予足够的心理支持，分散产妇的注意力，协助产

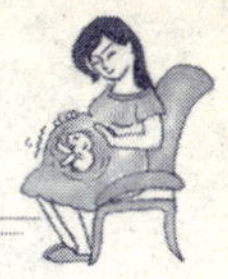

妇正确用力。在娩出期的过程中，产妇耗费相当大的体力，准爸爸可以用棉花棒蘸上开水，擦试在产妇的双唇上，以补充流失的水分；准爸爸可以紧握产妇的手，让产妇更容易使力。由于产妇看不见胎宝宝娩出的状况，准爸爸可以随时告诉产妇目前的生产状况。对许多准爸妈而言，生产是件让人难忘的回忆，准爸爸可拍下或录下生产的过程，作为日后珍藏的回忆。

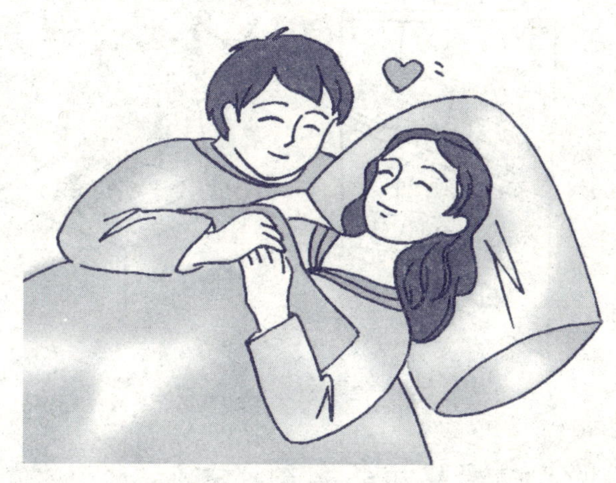

第三产程，后产期

后产期是指将胎盘娩出的时期，胎盘一旦顺利娩出，生产也就结束，等医师处理好会阴的伤口后，就进恢复室观察与休养。产程进入第3阶段时，胎宝宝已顺利娩出，胎盘也趁着微弱的阵痛一同娩出。此时的阵痛感变得较为缓和，产妇可稍作休息。产后准妈妈需到观察室休养并观察约30分钟，以防产后大出血或其他的意外状况，爸爸可随时协助观察妈妈产后的状况。医护人员会让自然产的妈妈在产后进行照看宝宝的工作，爸爸可以在旁协助妈妈哺喂母乳。

另外，产后住院期间，是产后妇女生理、心理都较为虚弱的阶段，很需要丈夫或家人给予协助与鼓励，这时，爸爸一样可以继续提供贴心的协助与帮忙。如产后的会阴伤口护理与清洁也是重点之一，爸爸可以在冲洗瓶中装入温开水，使产后妈妈方便清洁；为了要增加子宫的收缩使恶露排出，爸爸可以向护理人员学习子宫按摩的技巧。

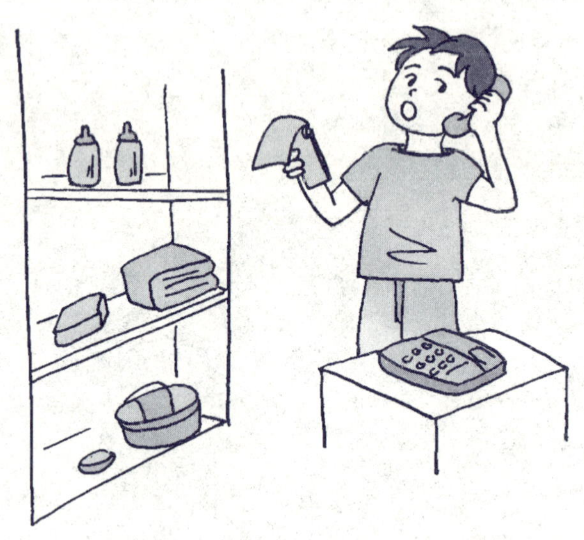

☆医院待产准妈妈用品准备大盘点

1 现金 办住院手续时需要用的钱款，应多带点。

2 证件 准生证、准妈妈的保健手册、病历本、身份证以及准爸爸的身份证等。

3 食物 待产有时是漫长的，要准备一些食物以补充能量，可准备果汁、巧克力等。

4 衣物及日用品 准妈妈要为自己准备2～3套睡衣，以方便更换；哺乳胸罩2～3个；一次性纸内裤1包；棉质帽子一顶；防止乳汁渗漏的乳垫2～3副；拖鞋一双；饮水杯1个；饭盒，最好准备2个，以备准妈妈及陪护人员用；卫生巾，日用、夜用多准备几包，要勤更换。

5 洗漱用品 毛巾、梳子、脸盆、牙膏、牙刷、护肤品等。脸盆准备3个，洗脸、擦身各一个。毛巾至少准备3条，洗脸、擦身、洗下身各一条。

6 哺乳用品 如吸奶器、奶粉、奶嘴、奶瓶、消毒用具、宝宝专用

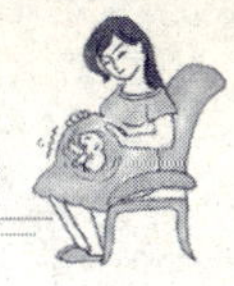

电暖水壶等。

7 宝宝用品 小衣服、小被子、小毛巾、湿纸巾、纸尿裤，正规医院都提供有宝宝的纸尿裤，因此不用准备太多。

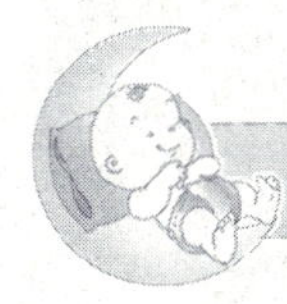

疾患防治：不生病是优生优育的“保护伞”

☆准妈妈尿频怎么办

准妈妈在妊娠期容易发生尿频，这主要是因为子宫在盆腔内逐渐长大，而倾向于膀胱，使膀胱受到挤压和骨盆壁的限制而总觉是有尿意，但又排尿不多。特别是在本月，胎宝宝头部入盆，进一步压迫膀胱，更觉尿频。

准妈妈感到有尿时，不管排尿多少，只要有尿意就要去厕所排尿，千万不可憋尿，憋尿对准妈妈和胎宝宝都不利。

为防止尿流不畅，压迫右侧输卵管引起肾盂肾炎、肾盂积水，准妈妈的卧位经常变化，多做左侧卧位。

TIPS

生活小贴士

准妈妈尿频应检查是否有泌尿系感染，不要把疾病引起的尿频与压迫膀胱引起的尿频混淆起来。泌尿系感染引起的尿频往往伴有尿痛、尿急、尿液混浊。此种情况要到医院检查治疗。

☆过期妊娠，瓜熟未必蒂落

每一位准爸妈，从得知小生命在子宫中安家落户的一瞬间起，就想象着宝宝出生后的模样，并日夜盼望着宝宝能平安健康地出生。然而，有些胎宝宝却和爸妈捉迷藏，就是不肯按时报到，这就成了准爸妈的一块心病。在医院里，妇产科医生经常会听到一些准妈妈焦急地询问："我早过预产期了，怎么一点临产的症状也没有？会不会有什么危险？"现在，我们就来认识一下"过期妊娠"，因为这种情况会给母子带来一定的危险，必须早期注意，尽量避免；一旦出现，要学习正确的处理方式，才不至于后悔莫及。

一般孕前月经周期正常的准妈妈，如果预产期超过2周以上而未能临产，就称为过期妊娠。由于受传统观念的影响，有一部分人认为妊娠时间越长孩子就越强壮，命就越好，而且坚信"瓜熟一定蒂落"，所以就只是在家等待。其实这种观念是错误的。过期妊娠者，如果胎盘正常，则可能导致胎宝宝长得过大，致使胎头太硬，分娩时间通过产道有困难，造成难产。反之，如果胎盘功能减退，胎宝宝会因缺乏营养造成智力低下或神经系统后遗症，甚至造成死胎。

有关资料统计，过期妊娠围产儿死亡率为正常妊娠期妊娠的3～6倍，而且过期越久，死亡率越高，且初产妇过期妊娠胎宝宝较经产妇胎宝宝危险性更为增加。

准妈妈超过预产期2周仍未临产时，首先要确定是否真正是过期妊娠，应再次核实末次月经时间，弄清月经是否规律以及早孕反应时间及胎动出现的时间，检查子宫增大的记录。有些准妈妈因怀孕前服用避孕药或因其他原因导致月经周期延长，这时应将孕期后推。若经核实确定为过期妊娠，特别是已出现胎盘老化时，应及时住院引产，以免胎宝宝在宫内因缺氧而死亡。

TIPS

生活小贴士

瓜熟未必蒂落，过期妊娠给母婴带来很大危害，为了确保母子平安，做到优生优育，准妈妈应尽量避免过期妊娠。妇女在怀孕期间要定期进行产前检查，加强围产期保健及产前监护。

随着围产医学的发展，产前胎宝宝监测技术的提高，做好计划，制

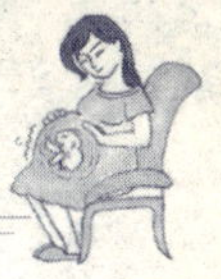

订合理的分娩方案，是可以达到良好的分娩结果的。因此准妈妈预防过期妊娠应注意以下几点：

第一，定期到医院进行产前检查。

第二，核对末次月经来潮日期及月经周期，以准确计算胎龄。

第三，合理安排好工作、休息时间，适当参加体育活动（有相应合并症者除外，如妊娠期高血压疾病等）。

第四，从自觉胎动开始要自我监测胎动次数，每天早上、中午和晚上各计算胎动次数 1 小时，详细记录，一般 12 小时不少于 10 次，并经常做动态的比较，一旦胎动明显增多或减少，要及时就诊。

第五，定期进行 B 超检查，监测羊水变化，如出现羊水过少，要及时就诊。如果羊水不少，胎宝宝大小适中，胎盘功能正常，宫颈尚不成熟的，可积极进行宫颈软化，在全面监测后，延迟分娩 2～3 天。如果没有条件监测，则应及时采取引产措施，勿使妊娠周超过 42 周。

总而言之，对于过期妊娠，我们不能等闲视之，但也要保持良好的心态，轻松愉快地迎接新生命的到来。

☆难产，不可不防

了解一些预防难产的知识，这对保证准妈妈顺产也有一定的作用。俗话说“怀胎十月，一朝分娩”，准妈妈在走过十个月辛苦怀胎的日子后，最盼望的事，当然是迎接宝宝的哇哇坠地，但面对分娩除了兴奋的期待外，有些准妈妈却也存在一些隐忧，比方说，对生产过程痛楚的害怕，以及可能发生难产的恐惧。尤其是，在经历漫长的产痛后，却被医师诊断为难产，需立即进行剖腹生产，此时又需面对另一种疼痛，对大多数准妈妈来说，生一次痛两次实在是一大恶梦。

所谓难产是泛指在分娩过程中出现某些情况，导致宝宝本身产生问题，或因母亲骨盆腔狭窄、子宫或阴道结构异常、子宫收缩无力或异常所导致。临床上的表现是分娩过程缓慢，甚至于停止。

准妈妈难产的原因和胎宝宝、产道和子宫收缩三者的互动息息相关。胎宝宝过大是最常见的难产问题。最常见的情形是婴儿的头部太大，从超音波测量胎宝宝间顶距（BPD）可知头部大小。若BPD超过10厘米，生产是比较困难的；超过10.5厘米，阴道生产就几乎不可能。其它少数婴儿难产原因包括脑积水、胎宝宝长肿瘤、连体婴、巨婴及胎位不正，如：臀部向下、前额向下、后枕位等错误姿势，也会导致分娩困难。胎宝宝的平均体重为3.3千克～3.4千克，胎宝宝过大易造成产道的破裂及增加难产的机会。因此，准妈妈千万不要以“提供胎宝宝营养”为理由而对饮食毫无节制！怀孕期间，准妈妈的体重增加宜控制在10～14千克的合理范围内。正常的生产胎位应为头位，才能顺利生产。因此胎位不正如臀位、横位等都会造成难产。

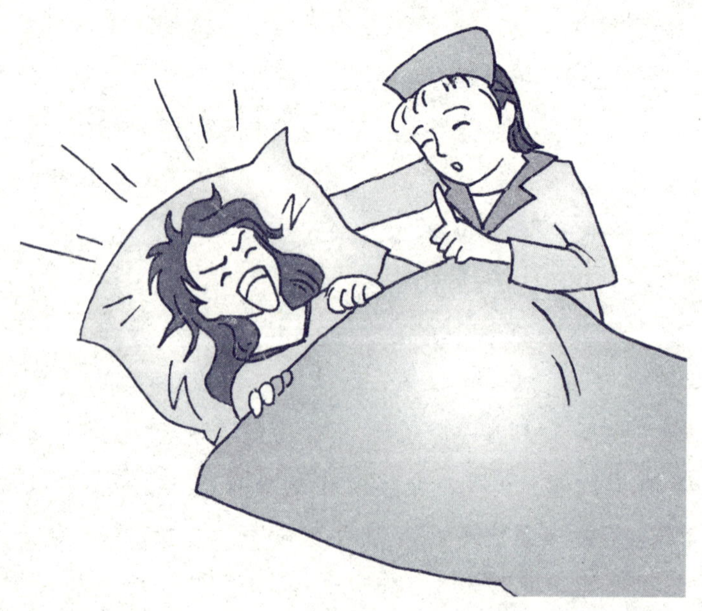

因此，建议一切指标正常、健康的准妈妈，都应该在孕期注意控制体重增幅，并结合合理的运动，达到控制体重、避免胎宝宝过大的目的。定时做产前检查。这样可以早期发现问题，及早纠正和治疗，并能及早确定分娩方式，避免意外分娩的发生，顺利地度过妊娠期和分娩期。另外，做好分娩前的心理准备。了解有关分娩的知识，进行必要的辅助分娩动作的练习，做好心理准备，要对自己自然分娩有信心，

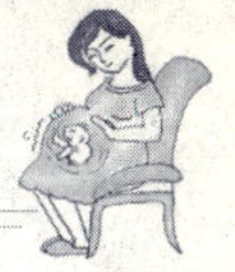

这样，拥有良好的情绪、态度是保证顺利分娩的重要举措之一。总之，做好了一些必要的准备，预防难产也不是什么问题。

☆让早破水化险为夷

女性妊娠后，胎膜在临产出现规律性的腹痛之前破裂，羊水从阴道突然流出，称为胎膜早破，俗称“早破水”。

胎膜是胎宝宝的保护膜，有了胎膜才能发挥羊水保护胎宝宝的作用，使胎宝宝在宫内活动自如，免受挤压；以及保持宫内恒温、避免早产等功能。胎膜一旦破裂便失去了保护作用。首先，细菌可沿着阴道上行进入羊膜腔内感染胎宝宝，使胎宝宝发生缺氧；其次，细菌也可经胎盘进入母体血液循环，引起菌血症、败血症，还会增长产后出血、产褥感染和羊水栓塞的机会，使妈妈生命受到威胁。除此，羊水外流致使子宫变小，刺激子宫发生收缩，如果此时尚不足月，就会引发胎宝宝早产，由于器官功能不全，因此生活能力差，对胎宝宝生存很不利；另外，还可造成严重威胁胎宝宝生命的脐带脱垂。

TIPS

生活小贴士

发生早破水时，准妈妈可突然感到有水从阴道内流出，时多时少，连续不断地往外流。如果胎膜破口较小，或破裂的地方较高时，则羊水的流出量少，如果从阴道内往上推动先露部时有羊水流出，即可确定是胎膜早破；反之，推动先露部但并不见流液增多，往往可能是尿失禁。

在怀孕期间，任何时候都可能发生阴道流水的情况。胎膜早破对母子二人都有危险，必须赶快去就医。准妈妈怎样防止早破水呢？

第一，搞好孕期保健，定期做产前检查。准妈妈一定要在孕期定

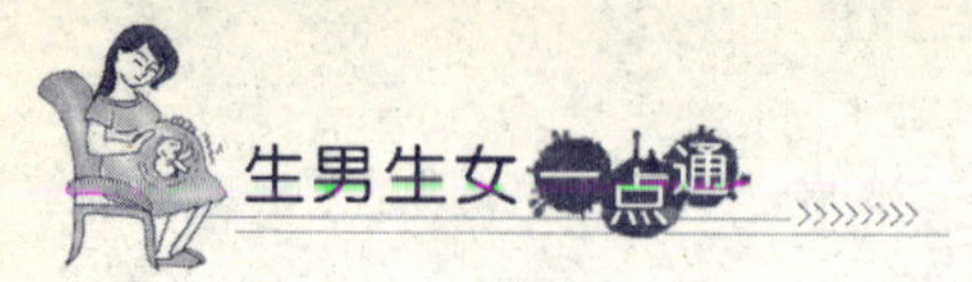

时做产前检查，一般在怀孕5～7个月间，每个月去做一次检查；怀孕7～9个月，每半个月去做一次检查；怀孕9个月以上时，每周去做一次检查，有特殊情况随时去就诊。

第二，减少性生活。在怀孕的末期3个月，一定要减少性生活，尤其是最后的1个月，切记性生活是禁止的。

第三，不做剧烈的活动，不要再提重物，也不要走长路、跑步、长途颠簸及工作得太紧张；避免去拥挤的场所和挤公交车。

第四，适当安排好孕期的生活和工作，加强孕期营养，准妈妈心情要舒畅。

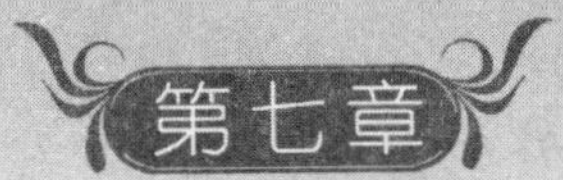

第七章

如愿以偿:爱你,亲亲我的宝贝

随着新生儿的第一声啼哭,孕妈妈如释重负,十个月的漫长等待终于有了它完美的结局。这声啼哭,是人生最初一个自豪的宣告,是生命灿烂迸发的火光,同时也吹响了人生航程的出发号角。面对如雏鸡出壳的小生命、小天使,初为人父人母的你们,如何才能尽快适应为人父母的角色?如何才能给宝宝更周到的照顾呢?

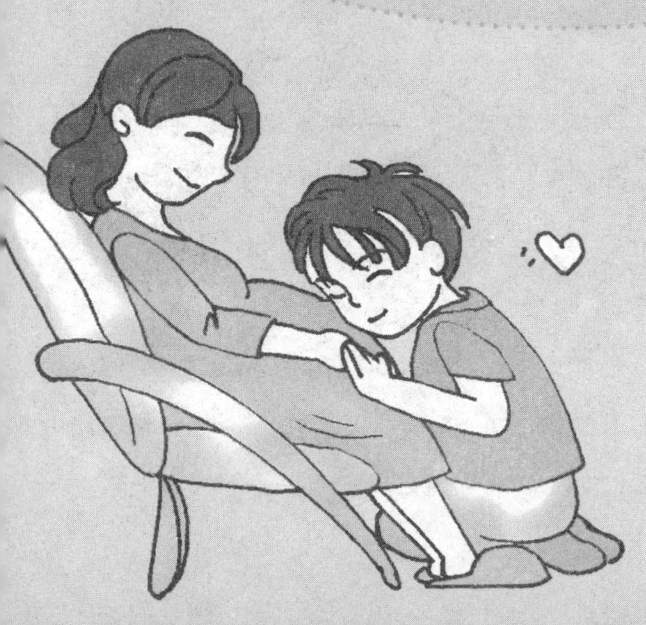

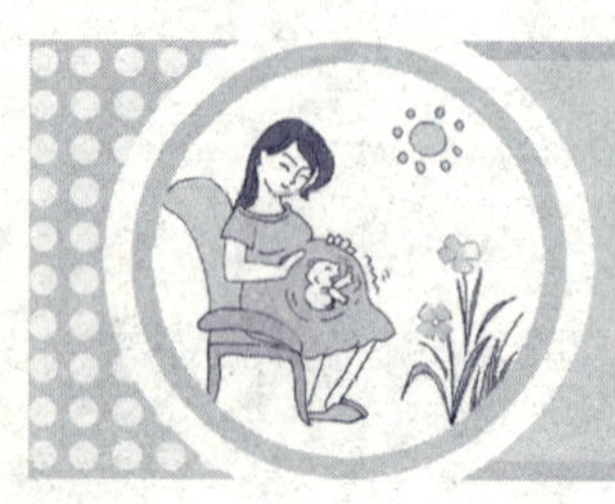

呵护亲亲宝贝 无微不至

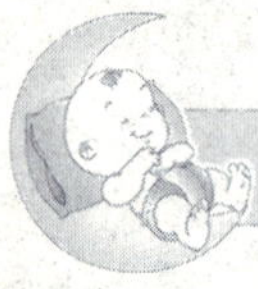

呵护新生宝宝有原则

从子宫来到人世间，环境发生了极大变化，新生宝宝身体发育还不完全成熟，调节能力和适应能力有限，需要良好的护理以使其健康成长。

1 保暖 由于新生宝宝体温中枢发育不完善，体温调节功能不足，环境温度的高低能影响新生宝宝的体温，冬天环境温度过低，可影响新生宝宝的体温上升，低体温有碍正常的代谢和循环，故保暖十分重要，如可能，将室温控制在25℃～28℃，湿度55％～60％。用热水袋保暖时应将其用毛巾包好，放在被褥外身体两侧或足的下端。换尿布时动作敏捷，尽量少暴露。夏天风扇不要直接对着宝宝吹。

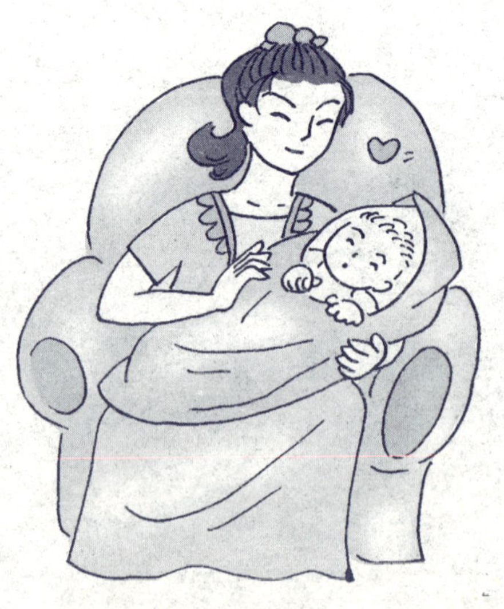

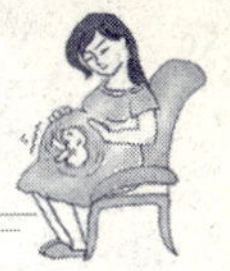

要随着气候的改变、气温的高低，随时调节环境温度和新生宝宝的衣物。

2 喂养 新生宝宝出生后即可让其吸吮，频繁吸吮，不要强调定时喂奶，当婴儿有饥饿感表现即可吸奶。喂完奶后要将婴儿抱起来，直立上身拍拍背，使之打嗝排出吸进胃内的空气，以防止吐奶。

3 预防感染 保持室内空气流通、新鲜，每日探视人员不宜过多，否则容易使宝宝感染疾病，也有碍婴儿的休息。勤换尿布，换尿布时要清洁会阴及臀部，皮肤皱褶处涂上植物油，脐带未脱落前避免沾湿或污染，每次换尿布应检查脐部。每天洗澡时，无论脐带脱落与否，均可用75%酒精擦净脐根部和脐轮凹陷部分。勤洗澡，沐浴后在皮肤皱褶处擦上爽身粉，将粉撒在手上涂抹，以免新生宝宝从口鼻吸入，粉不宜过多，以免刺激皮肤。

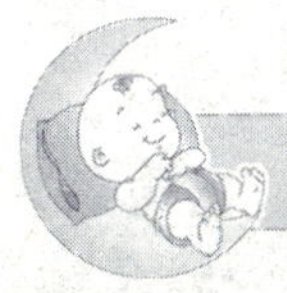

小肚脐，新生宝宝重点保护区

脐带，原来是宝宝的营养带，也是宝宝的生命带。它一头连着妈妈，一头连着宝宝，妈妈通过它将营养源源不断地输送给宝宝，可见宝宝脐带的重要性。勿庸置疑，身为父母，最重要的是做好新生宝宝的日常观察和清洁护理。下面就告诉大家一些护理新生宝宝肚脐的细节：

第一，每天要用棉签擦拭2遍，早晚各一次；在擦拭的时候，一手提起脐带结扎部位的小细绳，一手用沾过酒精的棉签充分的擦拭脐带与肉连接的地方，注意：如果棉签脏了，就要及时换掉，不要用脏的棉签反复擦拭，这样会感染和发炎的。

第二，在脐痂还没有脱落之前，千万不要碰肚脐，所以在给宝宝换及裹纸尿裤的时候，一定要非常地小心。

第三，洗澡的时候，在脐痂脱落前，一定不要让肚脐沾水。

第四，脐带的脱落时间，一般都是在7～14天，但也有特殊的情况，比如：宝宝的肚脐上有两根脐动脉、一根脐静脉，他的脱落时间就会比正常的宝宝要长，还有的宝宝脐动脉本身就粗大，这都影响正常脱落。这时，妈妈不要担心，这不是什么毛病，只是孩子个体上的差异。

第五，酒精的浓度一定要买对了，现在药店出售的酒精有75%、90%、95%的，浓度越高的酒精杀菌、消毒的效果越好，但给宝宝护理肚脐的酒精，一定要选择75%，这个浓度的就足够了，要是选择太高浓度的反而对宝宝不好！

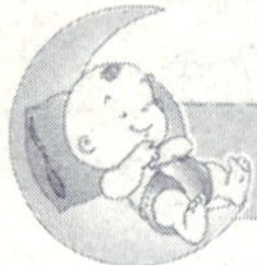

宝宝睡觉多，枕头学问大

新生宝宝的脊柱平直，平躺的时候背和后脑勺处于同一个平面上，颈、背部肌肉自然松弛，侧卧时头与身体也在同一平面，如果枕头垫高了，反而容易使脖颈弯曲，有的还会引起呼吸困难，以致影响正常的生长发育。因此，新生宝宝是不主张用枕头的。但为了预防吐奶，必要时可以把新生宝宝上半身适当垫高一些。

宝宝长到3个月时开始学习抬头，脊柱颈段也开始出现向前的生理弯曲。6个月的宝宝开始学坐，脊柱胸段开始出现向后的生理弯曲，肩部也发育增宽。如果此时不用枕头，头位偏低，会使脑部血液比用枕头时多，可能影响婴儿入睡。因此，3个月宝宝应开始使用枕头。

宝宝枕头的高矮应适度，长度应略大于婴儿的肩宽，宽度与头长相等，高度以3～4厘米为宜，并可根据婴儿不断发育的情况，逐渐调整。枕套最好用柔软的白色或浅色棉布制作，枕芯的质地应柔软、轻便、透气、吸湿性好，软硬适度，可选择灯芯草、荞麦皮、蒲绒等材料充填。民间有用茶叶、绿豆皮、晚蚕砂、竹茹、菊花等充填枕芯，但不宜使用泡沫塑料或腈纶、丝棉当填充物。

婴儿的新陈代谢旺盛，头部出汗较多，睡觉时容易浸湿枕头，汗液和头皮屑混合，易使一些病原微生物及螨虫、尘埃等过敏源黏附在枕

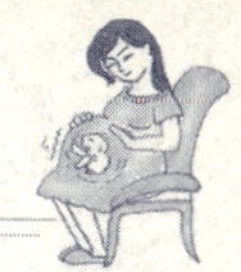

面上，不仅散发臭味，还容易诱发支气管哮喘症或导致皮肤感染性疾病。因此，宝宝的枕套、枕芯要经常洗涤和晾晒。

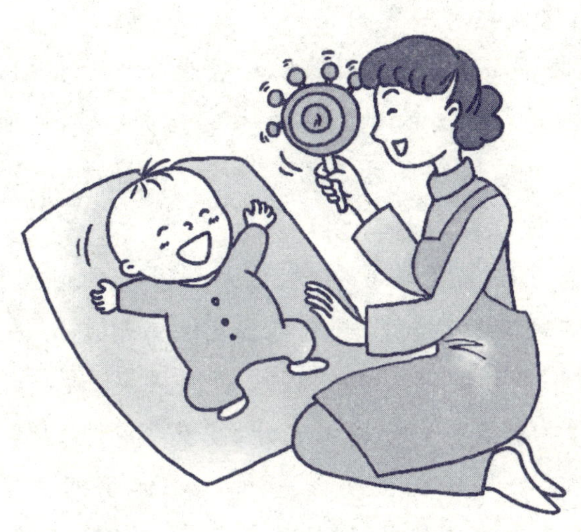

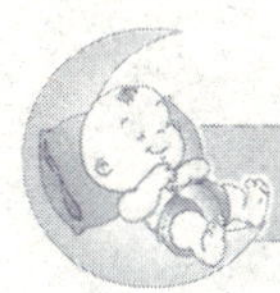

新生宝宝啼哭传达了多种信号

啼哭是新生宝宝表达自己情感的最直接、最迅速，而且也是最常见、最有效的方式。新生宝宝的身体有什么不舒服，他们立即会用啼哭来加以表达。新生宝宝的啼哭有多种原因，父母亲千万不要置之不理。新生宝宝啼哭的原因主要有以下几种：

1 饥饿　饥饿是婴儿啼哭最普遍的原因，宝贝一哭，先要检查一下他（她）是否饿了，如不是，则另找其他原因。

2 不舒服、太热或太冷　不舒服、太热、太冷都会使婴儿哭泣妈妈可用手摸摸宝宝的腹部，如果发凉，说明宝宝觉得很冷，应给他加盖一条温暖的毛毯或被子。如果气温很高，宝宝看上去面色发红，烦躁不安，可能是太热了，可以给他扇扇子，或用温水洗个澡。此外，如果尿布湿了也会使宝宝觉得不舒服而哭泣，应马上给他换上干净的。

3 寻求保护 婴儿哭泣只是想要你把他抱起来。这种寻求保护的需要对婴儿来说，几乎与吃奶一样必不可少。妈妈应尽量满足婴儿的这种需要，以使他有一种安全感。

4 感情发泄 和成人一样，婴儿也需要发泄他们的情感，一般也是以哭的方式进行。有的婴儿哭的次数比较频繁，而且要用很长的时间才能平息下来。这种婴儿多数比较活跃、好动，很可能是用哭叫来释放多余的能量。

婴儿通常在晚上烦躁易哭，在他烦躁不安的时间到来之前，可试着给宝宝洗个澡，做做按摩，或者抱他出去散散步。

5 消化不良和绞痛 婴儿因腹痛而哭泣，通常与饮食有关。例如，母亲食物中的某些成分进入乳汁，搅乱了婴儿的消化系统；人工喂养的婴儿，因为奶粉调配得不合适（如太浓），引起胃肠不适等。发生腹部绞痛时，婴儿通常会提起腿，腹部绷紧、发硬，但这种情况很少见；婴儿因消化不良而哭闹时，可试着喂些热水，或轻轻按摩婴儿的腹部。人工喂养儿要注意调整一下奶粉的配方。

6 不良刺激 蚊虫叮咬、婴儿睡床上的异物，甚至母亲紧张、烦躁的情绪，都会引起婴儿啼哭。

7 生病 婴儿生病时，会用哭声来表达他的痛苦，如果宝宝哭声尖厉，异乎寻常，应带他去医院检查。

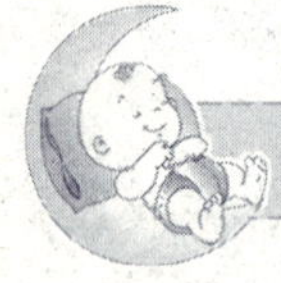

新生宝宝的大小便护理

新生宝宝在出生后24小时之内就能排出粘稠的、呈墨绿色的胎粪，这是胎宝宝在母体子宫内吞入羊水中胎毛、胎脂、肠道分泌物而形成的大便。如排出的大便呈咖啡色或柏油样，或24小时后仍不能排便，这就要请医生检查。三四天后，用母奶喂养的孩子，大便呈金黄色，用牛奶喂养的呈淡黄色，有的新生宝宝几乎每次换尿布时都有粪

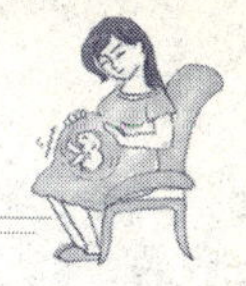

便，如粪脂均匀，没有奶块，水分不多，不含粘液，仍属正常现象。

人工喂养的新生宝宝如发现粪便呈灰白色、质硬、有恶臭，多表示牛奶过多或糖分过少，须改变奶和糖的比例。人奶喂养的新生宝宝如发现粪便呈深绿色粘液状，表示母奶不足，孩子处于半饥饿状态，须加喂糖、米汤、牛奶、代乳品。

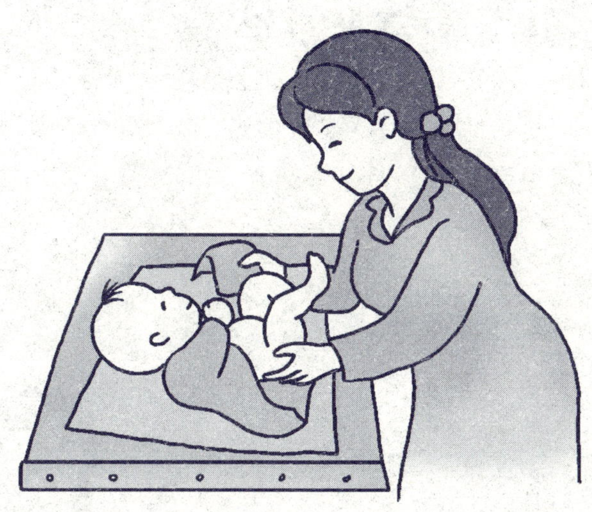

新生宝宝出生后数小时内就开始排尿，如48小时内无尿，就要请医生仔细检查。一星期内的新生宝宝，每天约小便四、五次，以后，每天约排尿20次左右。

新生宝宝不能自理大小便，需要一天数十次地为他换尿布。尿布应事先准备好(以旧棉布最好，要柔软、干净，忌过长、过厚)，取两块尿布分别叠成长方形和三角形，将长方形尿布放在三角形尿布上，使之呈T字形，叠好后放在床边备用。若孩子有哭闹或估计孩子已经有大小便时，应先洗手，然后取两块叠好的尿布一齐塞在婴儿臀下，将上面长方形尿布盖住会阴部，再将三角形尿布的三个角在会阴部上方系在一起，再于孩子的臀部的上、下两面各垫一小棉垫子，既可保证孩子能自由舒服地伸腿活动，又能避免尿湿被褥。

给孩子换尿布应注意：一是要勤换，否则大小便长时间刺激会阴部皮肤被可引起尿布疹；二是孩子大便后，换用新尿布前，应用柔软的温湿尿布将会阴部擦洗干净，并保持局部干燥；三是动作要迅速，特别是在冬季，以免孩子受凉。

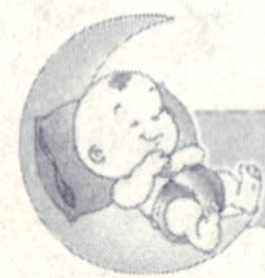

给新生宝宝洗澡学问大

新生儿的新陈代谢旺盛，皮肤娇嫩，勤沐浴以保持清洁，可以防止皮肤被细菌感染。从出生后第一天起就应为新生儿洗澡，尤其在炎热的夏季，应每天为新生儿沐浴1～2次。为宝宝沐浴应注意以下几个方面：

第一，时间应避免在喂奶后2小时内给新生宝宝洗澡。

第二，沐浴前先准备好洗澡用品，如包裹用的大毛巾、换洗衣物、尿布等；脐痂未脱前还要备好消毒棉棒和75%的酒精。

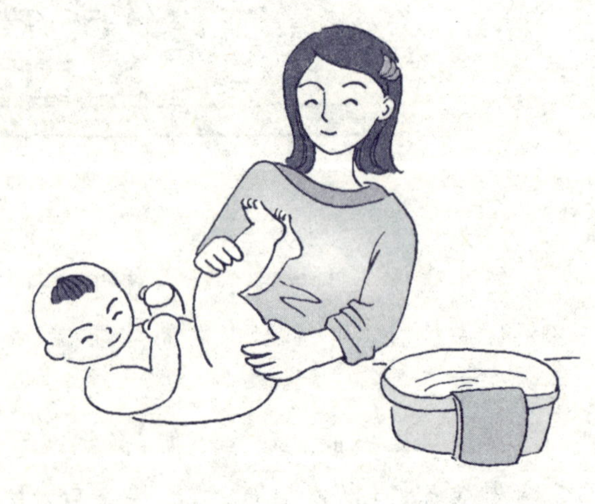

第三，室温宜保持在23℃～26℃，水温保持在37℃～40℃（可以手腕内侧试温度，不凉不烫即可）。

第四，帮宝宝脱衣后，用大毛巾包住宝宝的身体，抱起宝宝，以手托住头部，手臂托住身体夹于腋下。先用毛巾浸润清水洗脸，洗脸一般不用肥皂。洗头时一手托住婴儿的头，同时大拇指和中指把宝宝的耳朵向前轻压，以避免耳朵进水，另一手涂上婴儿洗发精，以旋转动作轻擦，再以清水冲洗干净。

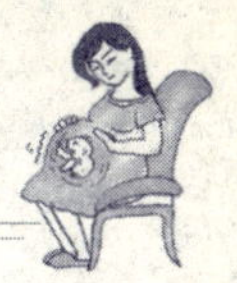

第五，解下包裹宝宝的大毛巾沐浴，注意在新生儿脐痂未脱落之前，沐浴时不可将新生儿的躯体全部放在水中，以免弄湿脐部。先洗上半身和上肢，再洗下肢、下腹和臀部。应将肥皂抹在毛巾上，再用毛巾擦抹宝宝。

第六，洗完澡后将宝宝放于大毛巾上轻轻拭干全身，颈部、腋窝和大腿根部涂少许爽身粉，脐部可用消毒棉签蘸上75%酒精擦试，穿上衣服。

第七，每次给宝宝洗澡时间不能过长，一般5分钟足够。第一次给宝宝洗澡时，您可能会手忙脚乱，别气馁，熟能生巧后您就能享受到给婴儿沐浴之乐趣了。

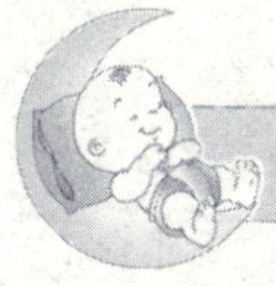

新生宝宝的正确抱法与包裹法

新生宝宝柔弱的躯体对新妈妈爸爸而言，实在难以适从。爸爸妈妈是又想亲近宝宝，又常感“无从下手”，担心弄疼弄伤宝宝。

抱新生宝宝时，以一手托住头颈部，另一手托住臀部后就可将孩子抱起。可将孩子侧卧抱于自己的胸腹前，也可将宝宝以直立的姿势抱于怀中，以侧抱较宜。由于新生宝宝肌肉力量弱，不足于支撑头和躯体，所以无论您用怎样的姿势抱小婴儿，都要托住婴儿的头颈部。另外，经常变换姿势也是有必要的，尤其不要总是以侧向一侧的单向姿势抱宝宝，以免导致婴儿的骨骼发育不正常。

有不少家长喜欢把宝宝的胳膊、腿伸直，然后用包布或被子把孩子紧紧地包起来，甚至还在包的外面再捆上几道，怕因孩子乱蹬被子而受凉，以及抱起来方便，不会发生意外。岂不知这样做对孩子的生长发育是非常有害的，一方面由于限制了四肢的活动，使孩子的肌肉、关节得不到运动锻炼，不利于神经、肌肉的发育，同时神经得不到有效的刺激，可影响大脑的发育。捆包过紧还可影响孩子的呼吸和胸廓的正常发育。最简单理想的方法是给孩子穿上合适的内衣，包好尿布，

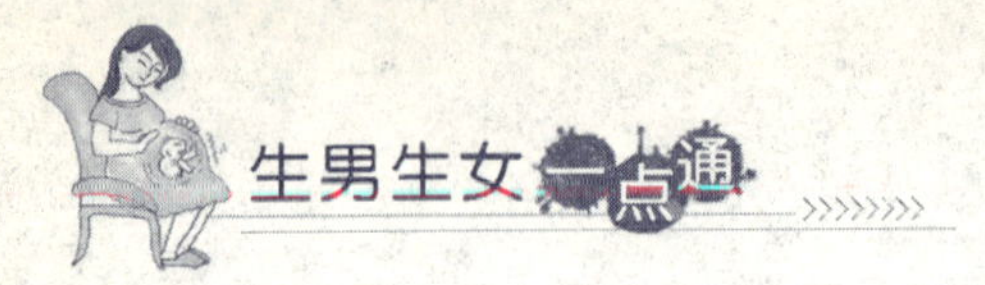

在上面盖一条较为宽大的被子即可，被子的厚薄可根据室内温度进行选择。这样孩子可在被子下面伸胳膊、踢腿，自由地活动。

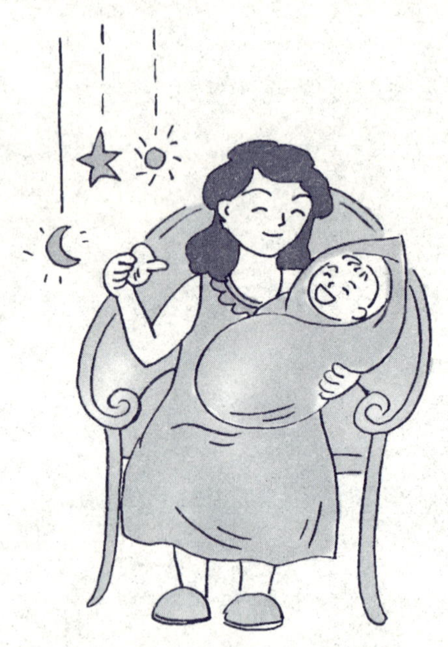

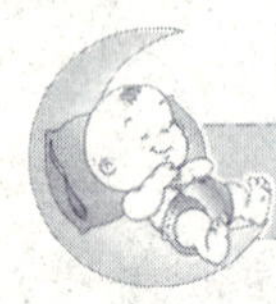

新生宝宝睡眠黑白颠倒怎么办

刚刚出生的婴儿还没有建立起天黑睡觉、天亮自然觉醒的条件反射，如果父母没有从新生宝宝期开始对其进行有针对性的训练，那么孩子就容易出现昼夜不分的现象。夜间因某种原因如饥饿、过热过冷、潮湿等影响了孩子的睡眠，出现疲劳时，婴儿就会通过白天睡觉来弥补夜间睡眠的不足。白天睡足了，夜间自然不困，如硬要关上灯，婴儿就会用哭闹来表示抗议，而且是哭声不断，弄得父母喂也不是，抱也不是，叫苦连天。

针对这种昼夜颠倒的情况，白天应尽量减少孩子的睡眠，尤其是下午及傍晚，如果孩子困倦想睡，就用换衣服，擦洗颈部、腋窝、臂部，

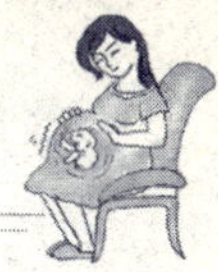

换尿布等方法，不让孩子入睡。晚上在临睡前1个多小时，仍用上述方法不让孩子入睡，让其哭闹，使其既困又饿。孩子玩耍哭闹1个小时左右，再给他洗个澡，饱饱地喂一顿，此时，饥饿问题解决了，孩子既困又累，洗完澡后浑身又很舒服，就会美美地入睡，一夜睡一两次大觉（3～5小时）。晚上睡得好，白天就会睡得少，吃得好，经过两三天的良性循环，孩子夜间哭闹的毛病基本可以改掉。

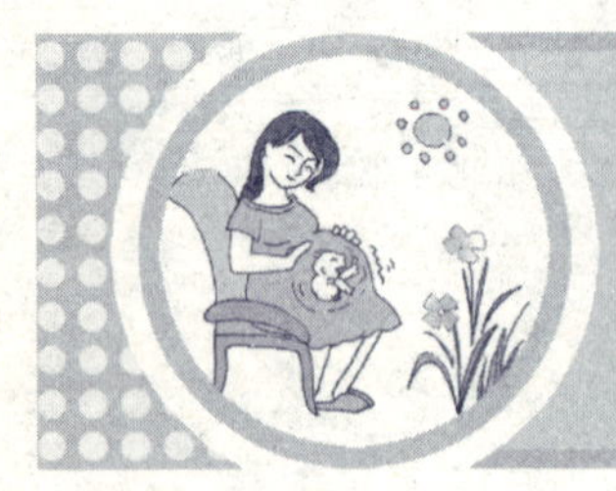

母乳喂养好，人工喂养也少不了

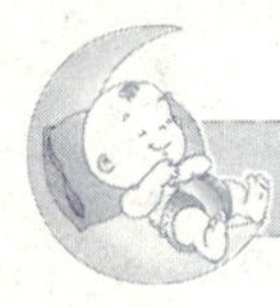

母乳喂养益处多

母乳是新生儿最理想的天然食品，具有其他代乳品不可比拟的优势，母乳喂养最大的益处是可以全面满足孩子生长的需要，具体表现在以下几个方面：

1 母乳营养丰富 母乳中钙磷比例适宜(2∶1)，有利于孩子对钙的吸收。母乳中含有较多的脂肪酸、乳糖、矿物质和微量元素等，磷脂中所含的卵磷脂和鞘磷脂较多，在初乳中微量元素锌较高，这些都有利于促进小儿生长发育。为预防佝偻病打下了物质基础。

2 母乳有助于营养吸收 母乳中的脂肪球小，且含有多种消化酶，小儿在吸吮过程中，舌咽分泌的一种舌酯酶，有利于对脂肪的消化。另外，母乳的缓冲力小，对胃酸中和作用弱，有助于营养物质的消化吸收。

3 母乳中含有免疫物质 在母乳中含有各种免疫球蛋白，如IgA、IgG、IgM、IgE等。这些物质会增强小儿的抗病能力。特别是初乳，其中含有多种抗病的抗体和免疫细胞，这是牛乳中所缺少的。

4 母乳是婴儿的天然生理食品 从蛋白分子结构看，母乳喂养婴儿，不易引起过敏反应。而在牛奶中，含有人体所不适应的异性蛋

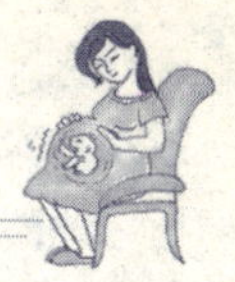

白，这种物质可以通过肠道黏膜被人体吸收，引起过敏。因此，有的婴儿哺牛奶以后，发生变态反应，引起肠道少量出血、婴儿湿疹等现象。

5 母乳方便卫生 母乳中几乎没有细菌，直接喂哺不易污染，温度合适，吸吮速度及食量可随小儿需要增减，既方便又经济。

6 母乳喂哺可增进感情 母亲哺喂婴儿时对婴儿的照顾、抚摸、拥抱、对视、逗引以及母亲胸部、乳房、手臂等身体的接触，都是对婴儿的良好刺激，这样婴儿会感到心情愉快，有利于婴儿身心健康，对婴儿的成长有好处。

7 母乳喂哺有助泌乳量 婴儿的吸吮同时也会使母亲泌乳量大增，对母亲的子宫收缩、产后恢复也是极有好处的。

另外，妈妈的初乳不容忽视。初乳指的是产妇在产后7天内分泌的乳汁。初乳多呈黄白色，且清淡。在最初的三天内，乳房中初乳的量是很少的，每次的量大约只有2～20毫升。随着宝宝月龄的增大，母乳的分泌量会逐渐增加。初乳具有高度营养和免疫的双重作用，妈妈一定要珍惜自己的初乳，尽可能不要错过给宝宝喂养初乳的机会。

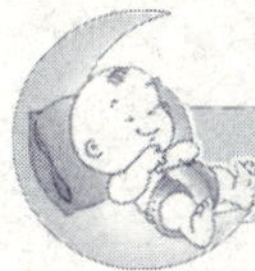

把握母乳喂养的最佳时机

很多母亲，总是抱怨自己的乳汁不能满足宝宝的需求，其实，只要你把握好“开奶”的黄金时间，就能为日后的哺乳打下坚实的基础。

从临床来看，分娩后越早让新生宝宝吸吮乳汁的母亲，母乳分泌情况也越好。这是因为，尽管产后雌激素水平的下降和垂体催乳素的升高是乳汁分泌的基础，但乳汁分泌更主要是依靠新生宝宝的吸吮刺激，刺激越多越早，乳汁的分泌量也会随之逐渐增加。

对于剖腹产的妈妈，新生宝宝可能会因为麻醉药而昏昏欲睡，对马上吃奶没什么兴趣。这时候，妈妈不要只是等待，要抓住新生宝宝稍微清醒的片刻时间，把乳头送进宝宝的口中，让他吸奶，因为哺乳会让新生宝宝快些醒来，对新生宝宝期宝宝的生长发育也有利。

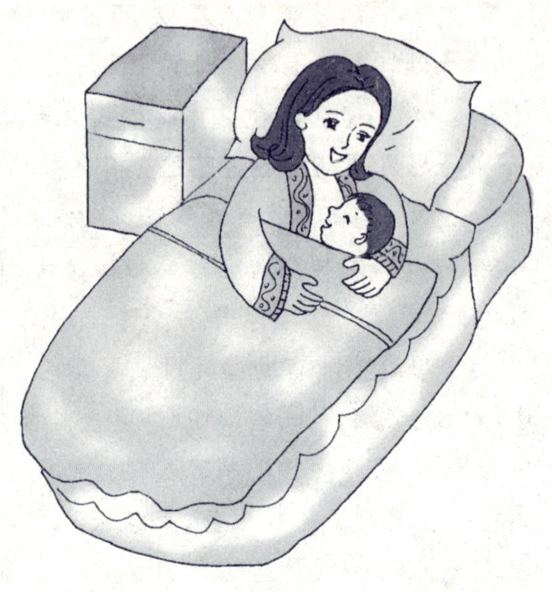

通常情况下，建议产后半小时内开始哺乳。此时，乳房内乳汁量很少，但通过新生宝宝的吸吮，一方面可使乳头传来的感觉信号达到下丘脑，促使垂体释放泌乳激素，另一方面也能反射性刺激垂体释放催乳素，使乳房泌乳。注意每次哺乳时间不超过15分钟；两侧轮流，如果这次是左侧先喂，下一次就右侧先喂；宝宝没有吸完的，用吸奶器将其完全吸空。这些都是保证最大泌乳量的重要因素。

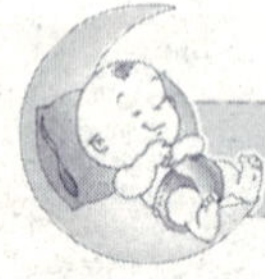

十种母乳喂养情况应禁忌

以下十种情况应避免用母乳喂养宝宝：

1 生气时喂奶　美国生理学家爱尔马的实验显示，人在生气时体内可产生毒素，此种毒素可使水变成紫色，且有沉淀。由此提示，妈妈切勿在生气时或刚生完气就喂奶，以免宝宝吸入带有“毒素“的奶汁而中毒，轻者生疮，重者生病。

2 喂奶时逗笑宝宝　吃奶时若因逗引而发笑，可使喉部的声门打开，吸入的奶汁可能误入气管，轻者呛奶，重者可诱发吸入性肺炎。

3 乳母食谱不当　喂奶母亲要讲究食谱的科学性。一不可吃素，因为宝宝发育所必需的优质蛋白、不饱和脂肪酸、微量元素以及A、D、E、K等脂溶性维生素，皆以荤食为多，如果吃素势必导致乳汁的

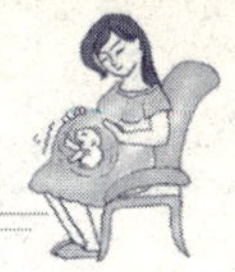

营养质量降低；二不宜大量吃味精，味精对成人是安全的，但其主要成分谷氨酸钠可渗入乳汁而进入宝宝体内，导致孩子锌元素缺乏，妨碍体格与智能发育；三不宜大量饮用麦乳精。因麦乳精有回奶作用，可能造成宝宝缺“粮”。

4 躺着喂奶 宝宝的胃呈水平位置，躺喂易导致宝宝吐奶。正确之举是妈妈取坐位或中坐位，将一只脚踩在小凳上，抱好宝宝，另一只手以拇指和食指轻轻夹着乳头喂哺，以防乳头堵住宝宝鼻孔或因奶汁太急引起婴儿呛咳、吐奶。

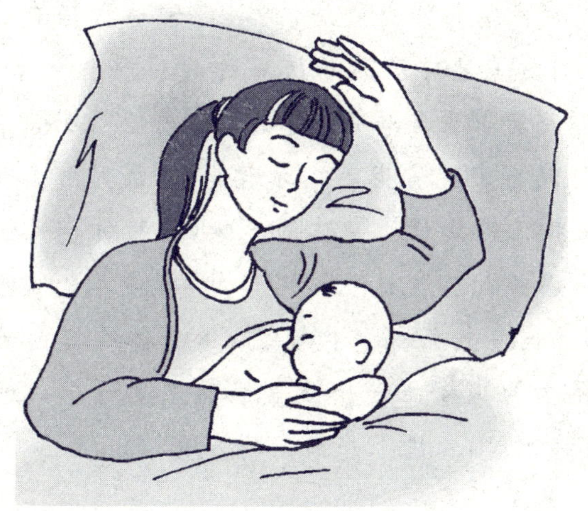

5 运动后喂奶 人在运动中体内会产生乳酸，乳酸潴留于血液中使乳汁变味，宝宝不爱吃。据测试，一般中等强度以上的运动即可产生此状，故肩负喂奶重任的妈妈，只宜从事一些温和运动，运动结束后先休息一会再喂奶。

6 常穿化纤内衣喂奶 化纤内衣的最大危害，在于其纤维可脱落而堵塞乳腺管，造成无奶的恶果，这是日本东京公立女子大学泉谷川教授的最新发现。他研究了部分无奶母亲，从其乳汁中找到了大量的茧丝状物，这些茧丝状物是因乳房在内衣或乳罩内做圆周运动时脱落而侵入乳腺管的。故喂奶母亲暂时不要穿化纤内衣，也不要佩戴化纤类乳罩，以棉类制品为佳。

7 穿工作服喂奶 实验室工作的妈妈穿着工作服喂奶会给宝宝招来麻烦，因为工作服上往往粘有很多肉眼看不见的病毒、细菌和其它有害物质，所以妈妈无论怎么忙，也要先脱下工作服（最好也脱掉外套）洗净双手后再喂奶不迟。

8 喂奶期减肥 产后大多肥胖，不少女性急着减肥而限吃脂肪。但脂肪乃是乳汁中的重要组成成分，一旦来自食物中的脂肪减少，母体就会动用储存脂肪来产奶，而储存脂肪多含有对宝宝健康不利的物质。故为宝宝的安全起见，须待断奶以后再减肥不迟。

9 香皂洗乳 为保持乳房清洁，经常清洗确有必要，但不可用香皂来清洗。因为香皂类清洁物质可通过机械与化学作用除去皮肤表面的角化层，损害其保护作用，促使皮肤表面"碱化"有利于细菌生长。时间一长，可能招来乳房炎症。为避此害，最好用温开水清洗。

10 着浓妆 喂奶母亲身体的气味（又称体臭）对宝宝有着特殊的吸引力，并可激发出愉悦的"进餐"情绪，即使刚出娘胎，也能将头转向母亲气味的方向寻找奶头。换言之，母亲体味有助于婴儿吸奶，如果浓妆艳抹，陌生的化妆品气味掩盖了熟悉的母体气味，可使宝宝难以适应而致情绪低落，食量下降而妨碍发育。

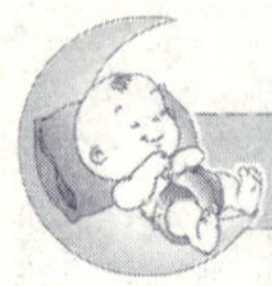

人工喂养与混合喂养

人工喂养主要指6个月以内的婴儿由于各种原因母亲不能亲自哺喂时，采用其他动物乳或代乳品替代母乳喂养婴儿的喂养方式。婴儿在下面几种情况下宜采用人工喂养：

第一，母子分离，即母子一方因病住院，另一方无法陪同。

第二，母亲有病无法哺乳。这种情况多见于母亲患有活动性肺结核病，重症心、肾疾病，急性传染病或慢性疾病长期服药，而该药对婴儿有影响等等。

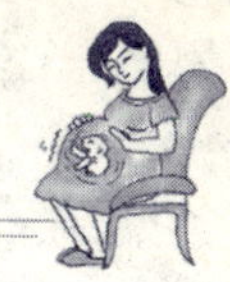

第三，母亲无奶或不愿意哺乳。

第四，公司给的产假太短或产假期间经济损失太大，尤其是白领女性怕产后休假长了会失去现有的岗位等因素也会影响这些母亲，使她们选择人工喂养。

TIPS

生活小贴士

我们提倡母乳喂养。对主观因素不肯喂母乳者，可通过健康教育帮助母亲重新选择喂养方式；但对各种客观因素造成母乳喂养失败或只能人工喂养者，则要帮助母亲接受现实，学习用科学正确的方法喂养。

若乳母因母乳不足等各种原因不能完全承担哺乳工作，而选用配方奶补充，称为部分母乳喂养或混合喂养。它虽比完全人工喂养好，但终究不如纯母乳喂养。混合喂养有以下两种方法：

第一，每次哺乳时，先喂母乳，将乳房吸空，然后再用配方乳补充不足部分。

第二，根据乳汁的分泌情况，每天用配方乳代替一至数次母乳。若母亲奶量充足而因故不能按时哺喂，可将乳汁挤出或用吸奶器吸空，以保持乳汁分泌，吸出的母乳如保存较好，煮沸后仍可喂哺。但有些婴儿因从奶瓶中吸乳较吸母乳省力，因而会逐渐拒吮母乳，使母乳喂养难以坚持。

混合喂养中所使用的奶粉量，喂了两三天就会心里有数。每次喂了母乳以后再根据年龄大小调制配方奶30～60毫升，如欲再吃，可再加20～30毫升。假如吃完母乳后婴儿再喝的配方奶量达100毫升以上时，则证明母乳严重不足，可能要完全改为人工喂养。

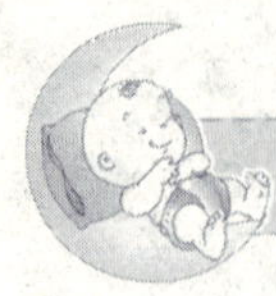

促进乳汁分泌的办法

乳汁是宝宝来到人世的第一饮食，妈妈的乳汁丰足与否，直接关系到婴儿的健康。但由于产后的饮食、情绪、工作或睡眠失调造成肝气郁结、气血虚弱，让准妈妈出现缺乳现象。那么，不妨试试以下的催乳食疗调理方案。

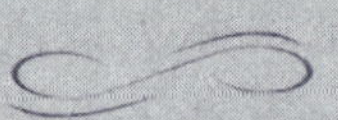

秘传涌泉猪蹄

【原料】王不留行 10 克，漏芦 10 克，母丁香 6 克，天花粉 15 克，僵蚕 10 克，穿山甲 10 克，猪蹄一对。

【做法】水煎诸药 3 次，每次均去渣留汁，用药液煮猪蹄至烂即可。饮汤吃猪蹄，分顿服食。

【功效】主治产后乳汁不下、乳房胀痛，按之有块、触痛。

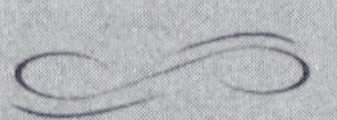

黄花通草猪肝汤

【原料】黄花菜 30 克，花生米 30 克，通草 6 克，猪肝 200 克。

【做法】将黄花菜 30 克、通草 6 克加水煮汤，去渣取汁，入花生米、猪肝煲汤。以花生米熟烂为度。吃猪肝、花生米，饮汤，每日一剂，连服 3 天。

【功效】主治产后乳汁量少、乳房柔软，食欲不振。

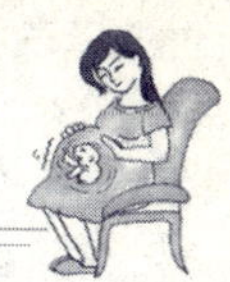

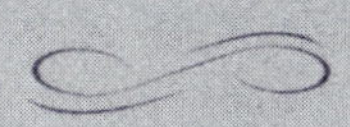

归芪鲫鱼汤

【原料】鲫鱼1尾(半斤)，当归10克，黄芪15克。

【做法】将鲫鱼洗净，去内脏和鱼鳞，与当归、黄芪同煮至熟即可。饮汤食鱼，每日服一剂。

【功效】主治产后气血不足、食欲不振、乳汁量少。

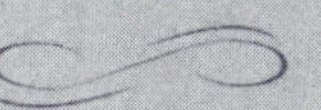

猪蹄黄豆汤

【原料】猪蹄1只，黄豆60克，黄花菜30克。

【做法】猪蹄1只洗净剁成碎块，与黄豆60克、黄花菜30克共同煮烂，入油、盐等调味，分数次吃完。2～3日一剂，连服3剂。

【功效】主治产后乳汁稀少、无乳胀、乳房柔软。

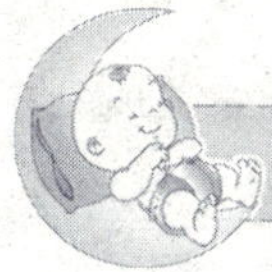

配方奶粉喂养禁忌

配方奶粉是专为婴儿生产的替代母乳的婴儿奶粉。是按照人乳成分组成、利用现代技术，将牛乳进行彻底改造，以便更适合宝宝的生理特点与营养要求。例如：加入脱盐乳清粉以增加其中乳清蛋白的含量，使乳清蛋白与酪蛋白的含量及比例接近母乳。采用不饱和脂肪酸和必需脂肪酸含量高的优质植物油替代牛乳中的奶油，使之符合婴儿生理要求。添加乳糖，提高乳糖含量，使之接近于母乳。通过这样的改造，使配方奶粉中蛋白质、脂肪与糖提供的能量比例适宜，符合宝宝生理需要。同时还脱去牛乳中过高的钙、磷和钠盐，使钙与磷、钠与钾比例适宜，更重要的是降低了牛乳中的矿物质含量，使之接近母乳，适合于肾功能尚不健全的宝宝生理特点。此外，还增加了母乳和牛乳中含量均不足的一些营养成分，如铁、锌、碘、维生素D及维生素A等多种矿物质、微量元素和维生素。这样，使吃配方奶粉的宝宝避免发生缺铁性贫血、佝偻病和缺锌症等多种营养缺乏病。

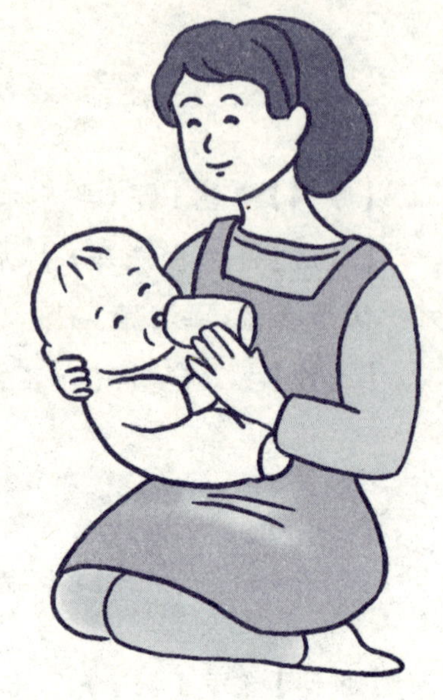

因此，对于人工喂养或混合喂养的宝宝，未经改造的动物乳品是不宜选择的，应首选配方奶粉来喂养。

给宝宝喂养配方奶粉应注意以下几点：

1 忌过浓 浓度高可能会引起宝贝发生腹泻、肠炎，当然，如果太稀也会造成营养不良。因此，应根据使用说明进行喂养。

2 忌高温 母亲的体温是37℃，这大体也是配方奶品中各种营养存在的适宜条件，宝贝的胃肠也好接受。

3 忌污染 变质配方奶所含的丰富营养，是一种良好的细菌培养基，特别是冲调好的奶粉不能耐受高温煮沸和消毒。所以，在配制过程中一定要注意卫生。如果开罐后放过长时间，都会造成污染。

另外，刚出生的宝宝抵抗力较弱，肠胃道极易感染而腹泻，为了避免发生肠胃炎，在泡奶时每次均需使用消毒过的奶瓶，奶瓶消毒应该从新生儿出生持续到5～6个月大；煮沸奶瓶时间勿过久，以免玻璃奶瓶破裂、亚克力奶瓶变形。

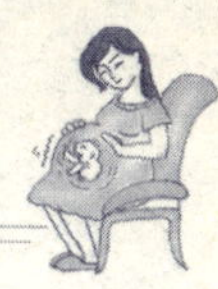

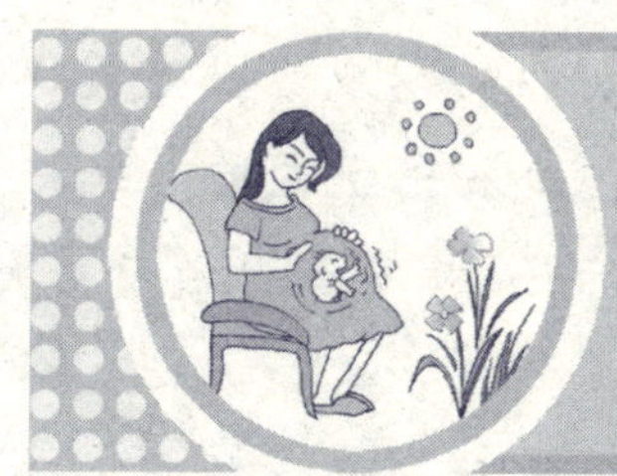

妈妈别着急，新生宝宝疾病防治

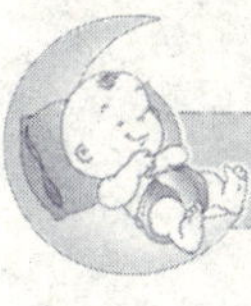

新生儿预防接种勿忽视

孩子是祖国的花朵、父母的希望，尤其是新生宝宝，他们的生理结构“脆弱”，容易受到疾病的青睐，而免疫接种是预防疾病的有效方法。爱孩子就要了解孩子的需求，对于预防接种你了解多少，现在就让专家来告诉你新生宝宝需接种的项目。

出生后的 24 小时以内宝宝就应注射乙肝疫苗。卡介苗是用来预防结核病的，应在出生后 24～72 小时内完成接种；如果因病错过接种，那也要在病愈后，尽快补种上；当宝宝 3 个月时，还应到当地的结核病防治所做结核细菌素试验，以明确接种是否有效。在注射疫苗前，父母应该注意以下几点：

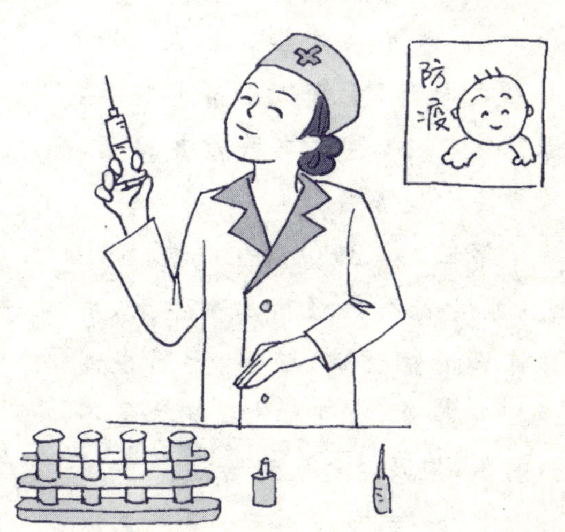

第一，准备好孩子的《预防接种证》。

第二，要详细掌握宝宝的健康情况，注意近几天有无发热、拉肚子、咳嗽等，有没有接触过正患传染病的人，以便告诉医生作为参考。

第三，孩子如果患有心脏、肝脏、肾脏疾病、癫痫病，或者发生过惊厥等，一定要告诉医生，让医生决定能否打针。如果孩子在前一次接种后出现了发高热、抽搐、尖叫等反应，或有荨麻疹、哮喘等过敏反应，都要告诉医生。

第四，应让孩子吃好、休息好，以免孩子在饥饿和过度疲劳时接种发生晕针。宝宝接种后，要适当休息，不做剧烈活动，也不要吃刺激性食物，暂时停止洗澡。

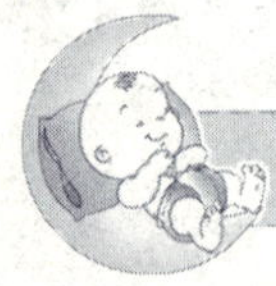

新生儿高热不可大意

新生宝宝体温调节功能尚不成熟，在过分保暖、患感染性疾病或是在炎热的夏天喂水不足时，均可能引起发烧，而发烧过高时还可能引起抽风。对已引起高热的宝宝应采取以下急救措施：

第一，当新生儿体温在38℃以下时，一般不需处理。当在38～39℃之间时，可将孩子襁褓打开，暴露在室中，通过皮肤散热降温，或枕冷水袋降温。

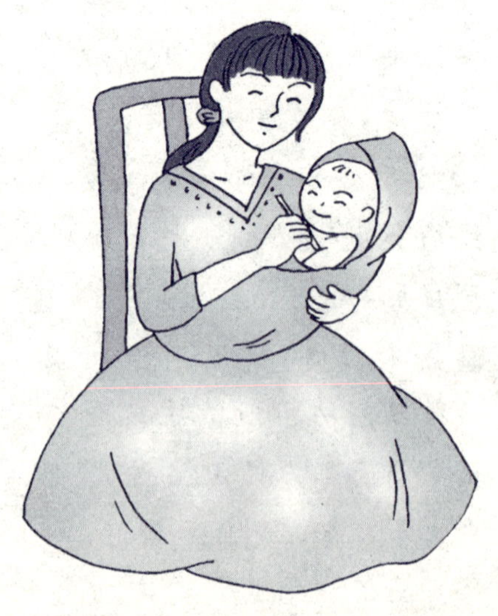

第二，对39℃以上高热的小儿，可用75%的酒精加一半水，用纱布蘸着擦颈部、腋下、大腿根部及四肢等处，方可退烧，但尽量不这样做，应及时送医院治疗。

另外，宝宝高热时，应注意以下事项：

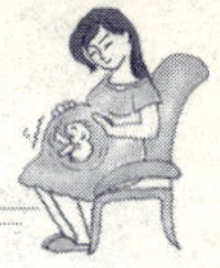

◉在炎热的夏天，常因喝水太少引起发热，除以上处理外，每隔2小时给孩子喂5～10毫升白开水或白糖水，一般24小时内就可退热。

◉对新生儿高热，除采用物理降温外，还必须找出高热的原因，然后根据原因进行治疗。

◉高烧后的新生儿易发生便秘，可用肥皂条沾水塞入肛门即可，不要给孩子服泻药。

TIPS

生活小贴士

对新生儿发热处理时，严禁吃小儿退热片、阿司匹林和APC等退热药品。临床上经常发现服退热药而引起新生儿青紫、贫血及便血、吐血、肚脐出血甚至脑内出血的现象，有的因不能及时抢救而死亡。新手爸妈在降温时必须注意，一旦体温下降就应去除降温措施，防止矫枉过正。

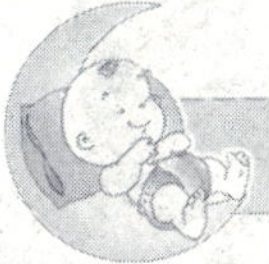

谨防新生宝宝意外窒息

因家长护理不当，健康的新生儿，有时也会突然脸色青紫，哭不出声，甚至呼吸受阻而发生窒息。这种现象往往使家长手足无措，如果抢救不及时还会造成严重后果。那么应怎样预防呢？

第一，新生儿睡的床铺最好包着床褥，如酒店铺床的方式。

第二，父母尽量不与新生儿同床睡觉。

第三，新生儿的被子要适中，不宜太大和太重，也不宜穿过多过厚的衣服。

第四，喂奶后一定要轻拍宝宝背部，并最好使宝宝仰卧，切勿让宝宝俯睡。

第五，保持室内温暖宜用安全电炉，不宜用煤气类取暖炉。

第六，使用符合安全标准的婴儿床，切勿改装或堆放杂物。

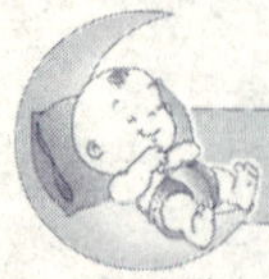

新生宝宝的黑面杀手：肺炎

新生命的诞生是一件值得庆幸的事。但是，新生宝宝的变化是极其微妙不易察觉的，像新生儿肺炎。肺炎是一种呼吸道疾病，由于新生婴儿早期无明显呼吸道症状，所以，很容易被忽视。如果病情加重会引起呼吸衰竭，导致严重后果的产生。新生儿根据发病时间可分为：三天之内的一般为宫内感染；两周以上的是外部环境所致。

发生在三天之内的一般有：羊水吸入性肺炎是由于胎宝宝宫内缺氧刺激胎宝宝在宫内呼吸而将羊水吸入肺内，多在出生或3天内出现症状。胎粪吸入性肺炎是胎宝宝宫内缺氧严重时可致胎粪排入宫腔，污染羊水，吸入了被胎粪污染的羊水可引起胎粪吸入性肺炎，多发生在生后数小时内或3天内发病。宫内感染性肺炎是母亲有感染性疾病或胎膜早破史，细菌或病毒可经胎盘血行或阴道细菌上行感染胎宝宝，多在生后3天内发病。

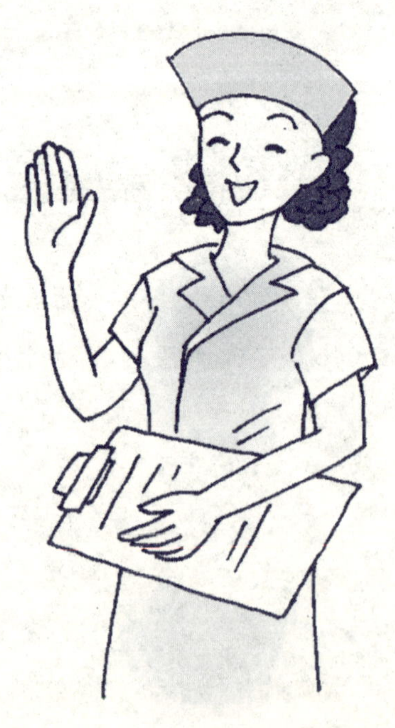

两周以上的一般有：乳汁吸入性肺炎多见于早产儿、体弱儿，由于吞咽动作不协调，或胃食道返流而致乳汁吸入肺内，多发生在喂奶时或吃奶后。

生后感染性肺炎多在生后3天以后发病，可由细菌或病毒引起。出生后由于呼吸道感染引起的肺内炎症。

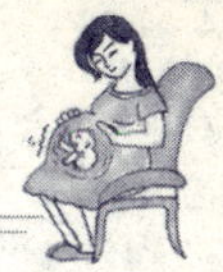

新生儿的肺炎症状表现不明显，起初一般没有呼吸道症状。只是哭闹、嘴唇发紫、鼻翼发青、口吐泡沫、体温升高。病情加重的还表现为呼吸急促、皮肤发紫，甚至会出现窒息状态。所以对于新生儿我们要极其细微的观察，万一出现不良情况要立即通知医生采取有效措施，为宝宝的生长创造良好的环境。宝宝一旦确诊为肺炎，应立即给予治疗。新生婴儿一般给抗生素或静脉注射，有严重缺氧者需吸氧治疗。据专家介绍，新生儿要注意清洗呼吸道、保暖。身体温度要保持在36.5摄氏度左右。母乳喂养的次数要频繁，但要少量。作母亲的尤其要观察宝宝的变化，新出生的婴儿不可掉以轻心，这是医生和家长的责任。

新生儿肺炎的预防：要保护新生儿避免交叉感染，注意保暖，避免受凉，减少呼吸道感染，坚持母乳喂养对于预防新生儿肺炎是有效的，母乳中含有免疫抗体，有利于预防呼吸道感染。宝宝幼小的身体需要细心的呵护！

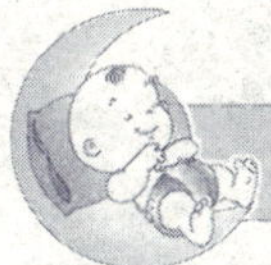

让鹅口疮远离新生宝宝

鹅口疮，俗称"雪口"，是口腔粘膜受白色念珠菌(属霉菌)感染所致。粘膜上出现乳白色的小点或融合成片，颇似奶块，白膜覆盖在口腔粘膜上，不易擦去。

有的家长喜欢用未经消毒的布给新生儿擦洗口腔，以为这是清洁口腔的好方法，其实这是错误的，它会把细菌带入口腔。因新生儿口腔粘膜薄嫩，容易擦伤，引起口腔粘膜破损、发炎、患鹅口疮。

本病特点是在颊粘膜、齿龈、舌、上腭及咽等部位发生，严重者在悬雍垂(俗称小舌头)及扁桃体上，有小白点或白膜，甚至覆盖食道粘膜。常引起胃口不好、恶心、呕吐等不适。多见于新生儿以及营养不良、腹泻、长期使用广谱抗生素或激素等患儿。

患鹅口疮后，可用2%碳酸氢钠清洁口腔，再用1%龙胆紫(紫药

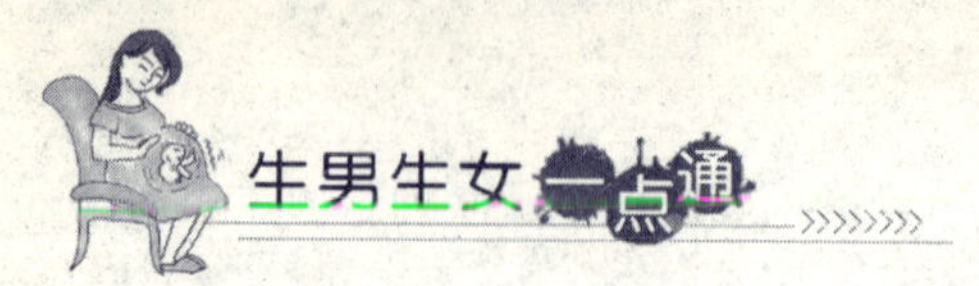

水)涂于患部,每天2~3次,轻者数天后便会自愈。或用制霉菌素,每次10万单位,加水1~2毫升,涂患处,每天3~4次。亦可口服制霉菌素,每次5~10万单位,每天3次。

TIPS

生活小贴士

新手爸妈注意宝宝所用的奶具等用开水煮沸消毒,注意口腔卫生,千万不能用布擦洗孩子的口腔。护理宝宝时必须用肥皂洗净双手,若母乳喂养,喂奶前妈妈要洗手和擦净乳头。如患有“鹅掌风”、脚癣等,特别是“鹅掌风”,不要直接接触新生儿。

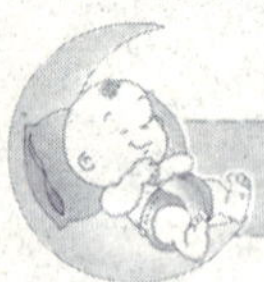

帮新生宝宝解除脐炎困扰

脐带,是胎宝宝在母体内由母亲供给胎宝宝营养和胎宝宝排泄废物的通道。胎宝宝出生后,医务人员会将脐带结扎,切断。断脐后,脐带残端逐渐干枯变细,而成为黑色。一般在宝宝出生后3~7天脐带脱落,脐带脱落前伤口很容易感染而发生脐炎。

1 脐炎产生的原因 在断脐时或断脐后,消毒处理不严,护理不当就很容易造成细菌污染,引起脐部发炎。常见的病原菌:金黄色葡萄球菌、大肠杆菌,其次为溶血性链球菌,或混合细菌感染等。

2 脐炎的临床表现 脐带根部发红,或脱落后伤口不愈合,脐窝湿润、流水,这是脐带发炎的最早表现。以后脐周围皮肤发生红肿,脐窝有浆液脓性分泌物,带臭味,脐周皮肤红肿加重,或形成局部脓肿,败血症,病情危重会引起腹膜炎,并有全身中毒症状,如发热、不吃奶、

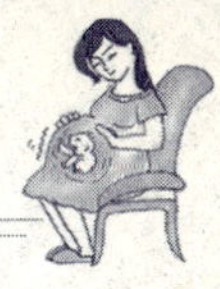

精神不好、烦躁不安等。慢性脐炎时形成脐部肉芽肿，为一小樱红色肿物突出、常常流粘性分泌物，经久不愈。

3 脐炎的治疗 脐炎的治疗可按以下原则：轻症者用3%过氧化氢液清洗脐部，再涂以75%酒精，每日3次；脐部化脓、蜂窝组织炎或出现全身症状者可用青霉素、新青霉素Ⅱ、氨苄青霉素、氧哌嗪青霉素等药。可切开排脓；肉芽肿形成者可用10%硝酸银溶液烧灼后，敷以油膏，每日更换敷料，直到愈合为止。如肉芽肿较大，可作手术切除。

4 脐炎的预防 新生儿出生时脐部应采取无菌处理，不可用不洁物品覆盖脐部，并要保持脐部干燥。如脐部潮湿、渗液或脐带脱落后伤口延迟不愈，则应作脐局部消炎处理，必要时静脉使用抗生素，以防败血症的发生。

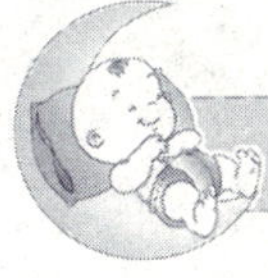

不容忽视的病：新生儿黄疸

小王的媳妇生了个儿子，全家人沉浸在喜悦中。谁知第三天孩子皮肤泛黄，连眼珠子也有点黄，急忙到一家县级医院查看。医生说：莫不是感染了肝炎吧？更把一家人吓坏了，赶紧送省城找专家。诊断结果表明，孩子得的是新生儿生理性黄疸，指数略高，在医院做了两天蓝光照射，黄疸就退了。妇幼保健专家说，黄疸是新生儿时期最常见的症状，大约有60%的孩子会不同程度地出现这一症状，家长遇到这种情况不要惊慌，可根据黄疸出现的时间、程度、发展速度作一个初步判断，生理性黄疸不必过于担心，如果黄疸程度严重、发展速度快，则有可能是病理性黄疸，应及时送医院诊治。

新生儿病理性黄疸应重在预防，如孕期防止弓形体、风疹病毒感染，尤其是在孕早期防止病毒感染；出生后防止败血症的发生；新生儿出生时接种乙肝疫苗等。家长平时要密切观察孩子的黄疸变化，一旦发现有病理性黄疸迹象，应及时送医院诊治。新生儿黄疸主要有以下几种：

1 生理性黄疸 病因：是新生儿时期特有的一种现象，由于胎宝宝在宫内低氧环境下，血液中的红细胞生成过多，且这类红细胞多不成熟，易被破坏，胎宝宝出生后，造成胆红素生成过多，约为成人的两倍；另一方面，由于新生儿肝脏功能不成熟，使胆红素代谢受限制，造成新生儿在一段时间出现黄疸现象。

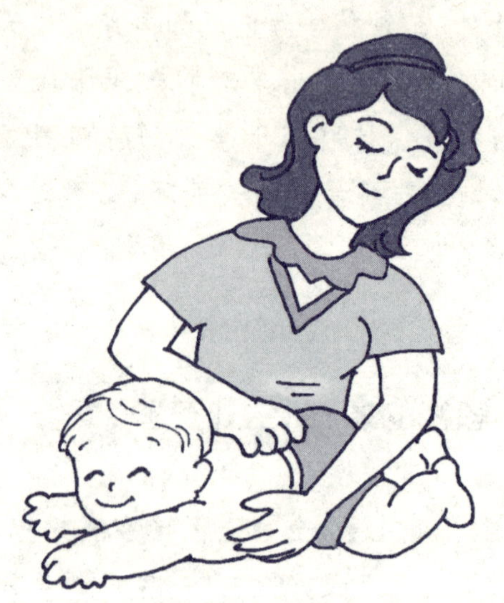

诊断：足月儿的生理性黄疸在出生后第2～3天出现，皮肤呈浅黄色，巩膜（白眼珠）以蓝为主微带黄色，尿稍黄但不染尿布，第4～5天最黄，2～3周消退，检查肝功能正常、血清未结合胆红素增加。早产儿的生理性黄疸会出现得较早、较高，持续时间也较久，大约要满月才能消退。

应对：生理性黄疸属于正常生理现象，孩子没有什么不适，一般情况下，不需治疗。

2 溶血性黄疸 病因：最常见原因是ABO溶血，它是因为母亲与胎宝宝的血型不合引起的，以母亲血型为0、胎宝宝血型为A或B最多见，且造成的黄疸较重；其他如母亲血型为A、胎宝宝血型为B或AB；母亲血型为B、胎宝宝血型为A或AB较少见，且造成的黄疸较

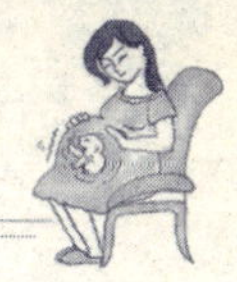

轻。据报道，新生儿 ABO 血型不合溶血的发病率为 11.9%。

诊断：溶血性黄疸的特点是出生后 24 小时内出现，且逐渐加重。

应对：如果是 ABO 血型引起的轻微症状，只要采用光照疗法即可。严重者早期可进行换血治疗。

3 母乳性黄疸 病因：因吃母乳而发生，是一种特殊类型的病理性黄疸。由于母乳中含有孕二醇激素，可以抑制新生儿肝脏中葡萄糖醛酸转移酶的活力，使血液中的胆红素不能及时进行代谢和排泄，浓度增加，出现新生儿皮肤和巩膜的黄染。

诊断：孩子吃母乳，其黄疸程度超过正常生理性黄疸。如停止哺乳 48 小时，黄疸明显下降，若再次哺乳，黄疸又上升。

应对：出现母乳性黄疸，一般不会影响小儿的健康，也无发烧和食欲不好的症状。如及时停止喂母奶，黄疸大约在 2～4 天内减弱，6～10 天内全部消失。出现母乳性黄疸也不必惊慌，停母乳时可用牛奶暂时替代，待黄疸好转后继续用母乳喂养。

4 感染性黄疸 病因：因病毒感染或细菌感染等原因，使肝细胞功能受损害而发生。病毒感染多为宫内感染，以巨细胞病毒和乙型肝炎病毒感染最常见，其他感染有风疹病毒、EB 病毒、弓形体等，较为少见。

诊断：细菌感染以败血症黄疸最多见，特点是生理性黄疸后持续不退或生理性黄疸消退后又出现持续性黄疸。若母亲坚持产前保健、检查，孩子出现感染性黄疸的很少。

应对：感染性黄疸需送医院治疗。妇幼保健专家强调，不论何种原因，病理性黄疸严重时均可引起“核黄疸”，除了造成神经系统损害外，严重的还可能引起死亡。因此，新生儿病理性黄疸应重在预防，如孕期防止弓形体、风疹病毒感染，尤其是在孕早期防止病毒感染、出生后防止败血症的发生、新生儿出生时接种乙肝疫苗等。家长平时要密切观察孩子的黄疸变化，一旦发现有病理性黄疸迹象，应及时送医院诊治。

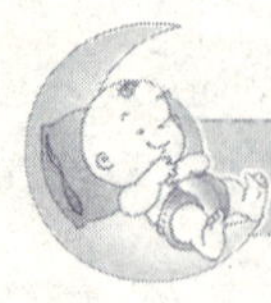

最容易被误解的病:尿布皮炎

新生宝宝的小屁股又红了,爸妈一般都认为是尿布惹的祸。其实,虽然尿布要承担主要责任,但并非全部责任。

本病症状轻者表现为尿布覆盖区皮肤粗糙、发红。症状重者可以起皮,出现小红疙瘩。更严重的甚至出现皮肤破溃和糜烂。给宝宝看尿布皮炎应选择小儿皮肤科。

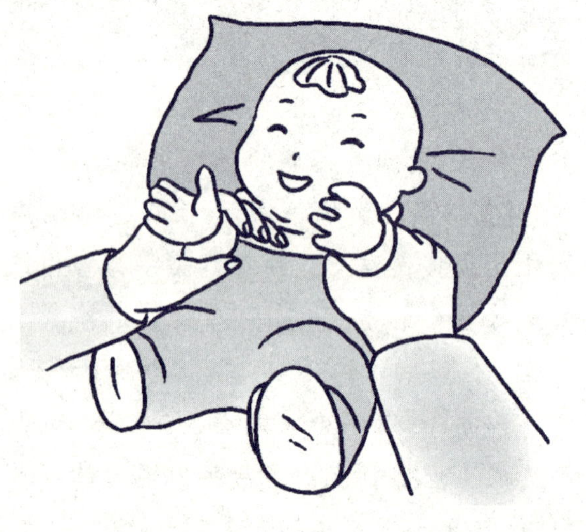

医生建议尿布皮炎的发病与尿布区皮肤闷热、潮湿和摩擦刺激有关。但是尿布皮炎不全是尿布本身惹的祸,没有及时给宝宝更换尿布或宝宝腹泻等,也是尿布皮炎常见的病因。因为尿布更换不及时,会使尿布中陈旧的尿液分解产生氨,氨使皮肤酸碱度发生改变,从而刺激皮肤出现炎症反应。避免尿布皮炎,关键在于保持小屁股的清洁和干燥。尿布一定要2～4小时更换一次。如果发现小屁股发红了,清洗后可以外用5%鞣酸软膏,每日3～4次,一般7～10天就会明显好转。如果不见好转,要及时看医生。

第八章

产后恢复:新妈妈的调养细节

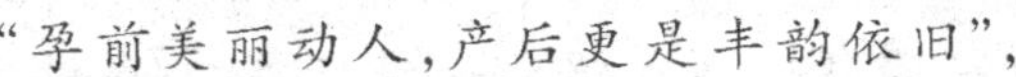

“孕前美丽动人,产后更是丰韵依旧”,这是每个妈妈的梦想!那么,产后饮食营养将如何选择,有哪些禁忌?产后身体如何复原?产后应防止哪些疾病?本章会为你解除烦忧!加强产后身体全面护理,关注产后生活细节调适,定将让你重现昔日的“天使脸庞,魔鬼身材”。

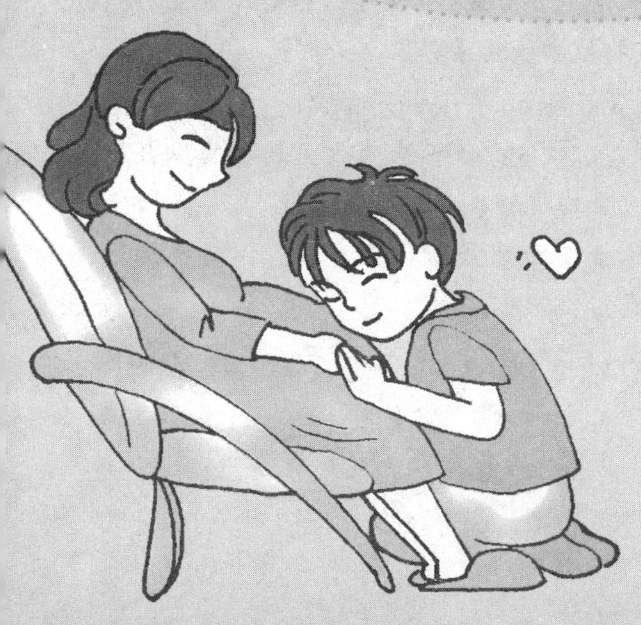

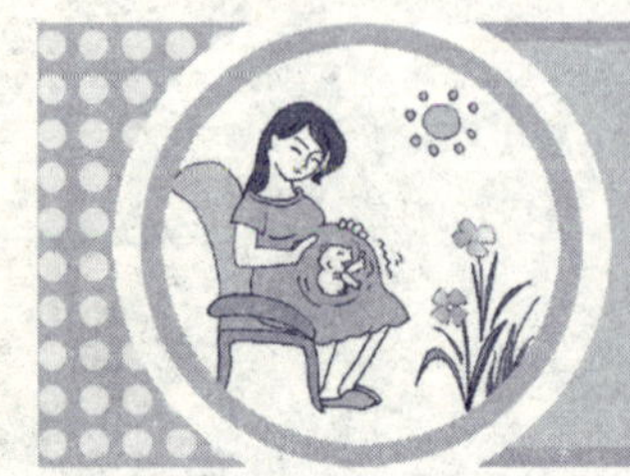

"月子"中摄取营养的要点

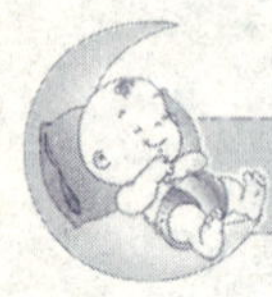

产后饮食营养的选择

产妇在产后同孕期一样需要加强营养，但也不要营养过剩，这就需要在饮食上讲点科学。产后的头1～2天，由于劳累，产妇的消化能力减弱，应该吃些容易消化、富含营养又不油腻的食物，如牛奶、豆浆、藕粉、大米或小米粥、挂面汤或馄饨等。随着体力的恢复，消化能力也增强，可以开始进普通饮食，在产后3～4天里，不要喝太多的汤，以免使乳房过度肿胀。等泌乳后再多喝汤，如鸡汤、排骨汤、猪蹄汤、鲫鱼汤等，这些汤类对产妇身体康复十分有益，不仅可促进奶汁分泌，还能提供丰富的蛋白质、脂肪、矿物质和维生素等。

产褥期产妇所需的多种营养素，可参考下列食物：

1 蛋白质 瘦肉、鱼、蛋、乳和禽类等都含有大量的动物蛋白质。花生、豆类和豆类制品含有大量的植物蛋白质。

2 脂肪 肉类和动物油含有动物脂肪。豆类、花生仁、核桃仁、葵花子、菜子和芝麻子中含有植物脂肪。

3 糖类 所有的谷物类、白薯、土豆、栗子、莲子、藕、菱角、蜂蜜和食糖中都含有大量的糖类。

4 矿物质 油菜、菠菜、芹菜（尤其是芹菜叶）、雪里蕻、荠菜、莴

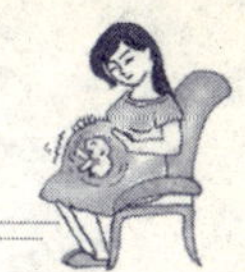

苣和小白菜中含有铁和钙较多。猪肝、猪肾、鱼和豆芽菜中含磷量较高。海带、虾、鱼和紫菜等含碘量较高。

5 维生素

(1)维生素A：鱼肝油、蛋、肝、乳都含有较多的维生素A。菠菜、荠菜、胡萝卜、韭菜、苋菜和莴苣叶中含胡萝卜素较多，胡萝卜素在人体内可以转化成维生素A。

(2)维生素B：小米、玉米、糙大米、标准面粉、豆类、肝和蛋中都含有大量的维生素B，青菜和水果中也富含维生素B。

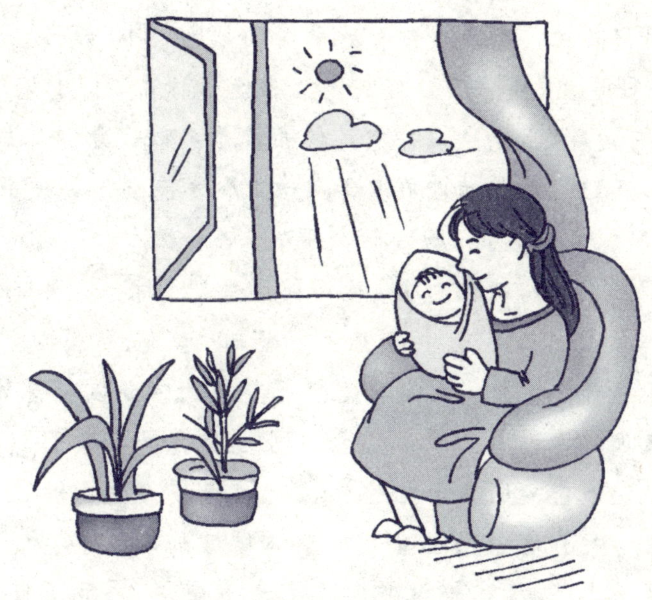

(3)维生素C：各种新鲜水果、柑、橘、橙、柚、草莓、柠檬、葡萄、红果中含有维生素C，尤其鲜枣中含量高。

(4)维生素D：鱼肝油、蛋黄和乳类中含量丰富。

为了从食物中获得各种营养，一定不要偏食，要吃精米面，也要吃杂粮，更要多吃些新鲜蔬菜。这样才会获得均衡营养。

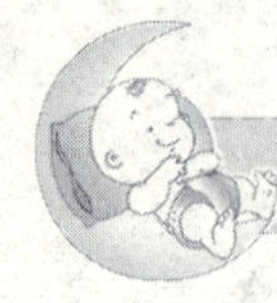

产后饮食有九忌

1 忌久喝红糖水 产妇产后适量喝些红糖水，对母婴都有好处。因产妇分娩时，精力和体力消耗非常大，加之又失血，产后还要给婴儿哺乳，需要碳水化合物和大量的铁质。红糖不仅能补血，而且能提供热量，是我国传统的滋补佳品。但红糖水也不是喝得越多越好，久喝红糖水对子宫复原不利。在产后10天，恶露逐渐减少，子宫收缩也恢复正常，如喝红糖水时间过长，会使恶露血量增多，造成产妇继续失血，可能引起贫血。产后喝红糖水的时间，以7～10天为宜。

2 忌狂吃、猛补 产妇在妊娠及分娩过程中，体内的各种营养素的储备都有消耗，因此尽快补充足够的营养素以恢复身体健康非常重要。然而，产妇的消化功能在产后1～2周才能逐渐恢复正常。产褥早期胃肠肌张力仍较低，肠蠕动减弱，产妇食欲欠佳。这时若大量进食过于肥腻的食物，骤然进补，反而使脾胃难以接受，引起消化不良、吸收不良，所以产褥早期建议少食多餐，以清淡、高蛋白质的饮食为宜，同时注意补充水分。以后根据胃肠功能的恢复以及身体的需要情况，适量增加进食进补。产后进食进补过量容易导致肥胖，同时营养太丰富，使奶水中的脂肪含量过多，婴儿也容易造成肥胖。

3 忌马上节食 通常女性产后体重增加，许多人为了恢复苗条的身材，会马上节食，这样做其实有很大危害，一方面不仅有损身体，另一方面对母乳喂养十分不利。女性产后体重增加，主要为水分和脂肪，若给宝宝授乳，必然要消耗体内的大量水分和脂肪，所以产妇不仅不能节食，还要多吃营养丰富的食物，每天必须保证2800千卡的热量摄入。

4 忌吃巧克力 产妇在产后需要给新生宝宝喂奶，如果过多食用巧克力，对哺乳婴儿的发育会产生不良的影响。这是因为，巧克力所含的可可碱，会渗入母乳并在婴儿体内蓄积，能损伤神经系统和心

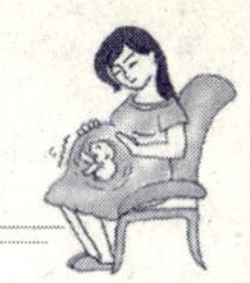

脏，并使肌肉松弛，排尿量增加，结果会使婴儿消化不良，睡眠不稳，哭闹不停。产妇整天在嘴里嚼着巧克力，还会影响食欲，使身体发胖，而必需的营养素却缺乏，这当然会影响产妇的身体健康，不利于婴儿的生长发育。

5 忌多喝浓汤 产妇产后多喝高脂肪浓汤，不但影响食欲，还使人体发胖，体态变型，并且使乳汁中的脂肪含量过高，致使新生的宝宝不能耐受和吸收而引起腹泻。产妇适宜喝脂肪适量的清汤，如蛋花汤、鲜鱼汤等。

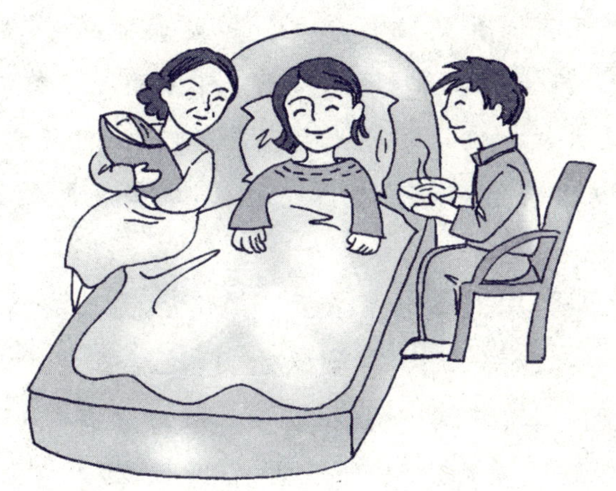

6 忌多吃鸡蛋 有的产妇为了加强营养，分娩后和坐月子期间，常以多吃鸡蛋来滋补身体的亏损，甚至把鸡蛋当成主食来吃。吃鸡蛋并非越多越好，吃鸡蛋过多是有害的。医学研究表明，分娩后数小时内，最好不要吃鸡蛋。因为在分娩过程中，体力消耗大，出汗多，体液不足，消化能力也随之下降。若分娩后立即吃鸡蛋，就难以消化，增加胃肠负担。分娩后数小时内，应吃半流质或流质饮食为宜。在整个产褥期间，根据国家对孕、产妇营养标准规定，每天需要蛋白质100克左右，因此，每天吃鸡蛋3～4个就足够了。研究还表明，一个产妇或普通人，每天吃十几个鸡蛋与每天吃3个鸡蛋，身体所吸收的营养是一样的，吃多了，并没有好处，而是带来坏处，增加肠胃负担，甚至容易引

起胃病。

7 忌吃辛辣温燥食物 辛辣温燥食物可使产妇内生热，产妇因此上火，出现口舌生疮，大便秘结及痔疮等。给宝宝授乳的妈妈有内热，能够通过乳汁影响婴儿，使宝宝体内也生热。因此，产妇饮食宜清淡温和，特别在产后5～7天之内，应以米粥、软饭、面条、蛋汤等为主，不要吃大蒜、辣椒、韭菜等，更不要饮酒。

8 忌多食味精 味精的主要成份是谷氨酸钠，母乳在摄入高蛋白饮食的同时，又多食味精，大量的谷氨酸钠通过乳汁进入宝宝体内，与宝宝血液中的锌发生特异性结合，形成不能被机体吸收的谷氨酸锌，从而引发宝宝发生急性锌缺乏。锌是人体必须的微量元素，可以改善食欲并促进消化功能，若是缺锌，则会使舌上的味蕾受累而影响味觉，并导致厌食。缺锌还能使宝宝发生弱智、性晚熟、成年侏儒症以及生长发育缓慢等病。在分娩3个月内，乳母食用的菜肴应注意不要多加味精。

9 忌立即服用人参 有些产妇在产后为使自己迅速恢复体力，立即服用人参，这样做对乳母不仅无利，还有害于产妇的健康。人参中含有人参甙、对中枢神经系统和心脏血管有兴奋作用，食用后会使产妇出现失眠、烦躁、心神不安等症状，影响产妇的休息和身体恢复。人参还会加速血液循环，刚刚分娩后的产妇内外生殖器的血管多有损伤，会妨碍受损血管的自行愈合，同时加重出血。产后2～3周，若产妇产伤已愈合、恶露明显减少时可服用人参。产后2个月，若有气虚症状，可每天服人参3～5克，连续1个月即可。

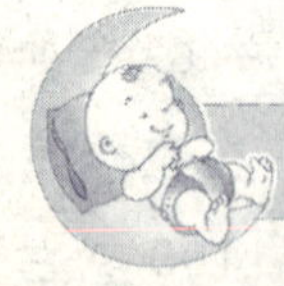

产妇应注意饮食卫生

饮食要讲卫生，对产妇来说非常重要。如果不讲饮食卫生，就会病从口入，轻者可引起腹泻，重者可发生食物中毒，甚至危及生命。为此，饮食要确保安全，防止病从口入，要注意以下几点：

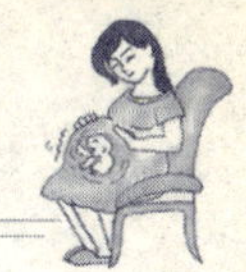

第一，要选购新鲜无公害食物，霉腐变质、污染等食物一律不能食用。

第二，在食物的加工烹调过程中，一定要做到生熟分开，如菜刀、菜板、容器，防止交叉造成污染。

第三，在夏秋季节食物中毒的高发期，为产妇做的饭菜尽量适量，最好一次吃完，尽可能不吃剩饭剩菜。对吃不完的食物尽量低温保存，吃前一定要回锅加热。

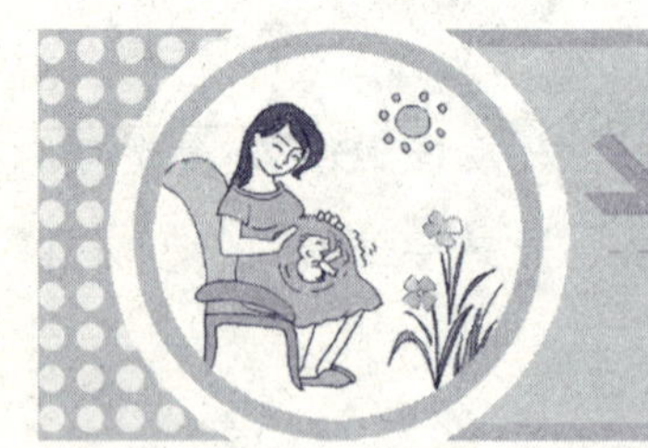

产后身体复原

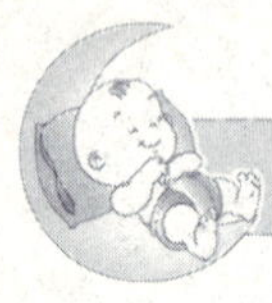

顺产妈妈侧切手术后的恢复

顺产但有侧切手术的妈妈中很多都认为，侧切还是可以忍受的，但手术后的1～2周是最难熬的。当然吃止痛片是最直接的止痛办法，不过你也可以采取一些物理疗法让伤口尽快地恢复。

拆线前，每天应该冲洗2次伤口，大便后也要冲洗1次，避免排泄物污染伤口；拆线后，如恶露还没有干净，仍然应该坚持每天用温开水冲洗外阴2次。同时，保持大便通畅，以免伤口裂开。排便时，最好采用坐式，并尽量缩短时间。另外，拆线后伤口内部尚不牢固，最好不要过多地运动，也不宜做幅度较大的动作。如果伤口出现下面的几种情况，应及时去医院进行检查。

1 伤口拆线后裂开　有个别产妇在拆线后会发生伤口裂开，此时如已经出院，则应立即去医院检查处理。

2 伤口感染　产后2～3天伤口局部出现红、肿、热、痛等症状，有时伴有硬结，挤压时有脓性分泌物。

3 伤口血肿　缝合后1～2小时刀口部位出现严重疼痛，而且越来越重，甚至出现肛门坠胀感。

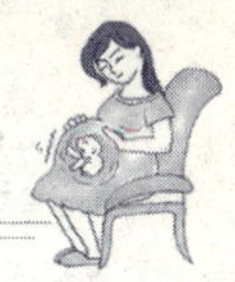

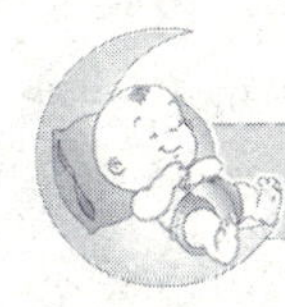

剖宫产妈妈的产后恢复

普通生产住院约需3天左右时间，实施剖宫产产妇的产后恢复和自然产的妈妈有所不同，通常住院为自住院起算6天，有引产者则为7天。同一般手术一样，剖宫产的产妇需要在床上静养，适当下床活动，避免肠管粘连。产后2日内，除了饮食之外，排便、排尿都需请家人或护士协助。术后1天后可下床，6～7天后拆线，第8天开始即可淋浴。

TIPS

生活小贴士

虽然随着手术技术的不断提高，剖宫产的伤口愈合越来越好，但是它毕竟是一个手术，不可能不留下疤痕。至于伤口的大小，疤痕的深浅与手术当时的情况、胎宝宝的大小及产妇皮肤的素质等许多因素有关，不可一概而论。

剖宫产手术后产妇应注意以下几点：

1 宜取半卧位 剖宫产的妈妈不能像正常阴道分娩的产妇那样，在产后24小时就起床活动，因此恶露相对不易排出。如果采取半卧位，同时配合多翻身，就可以促使恶露排出，促进子宫复归。

2 产后尽力排尿 在手术前后，医生会在妈妈身上放置导尿管。导尿管一般在术后24～48小时且待膀胱肌肉恢复收缩排尿功能后拔掉。拔管后妈妈要尽量努力自行解小便，否则，再保留导尿管容易引起尿路感染。另外，只要体力允许，在导尿管拔除后应尽早下床活动，并逐渐增加活动量，这样不仅可促进肠蠕动和子宫复归，还可避免术后肠黏连及血栓性静脉炎的形成。

3 少用止痛药物 剖宫术后，麻醉药作用逐渐消退，一般在术后几小时妈妈的伤口便开始出现疼痛。此时，为了让妈妈能很好地休息，医生在手术当天会安排术后镇痛，多数情况下不需要再用其他止痛药物。过量应用镇痛药物会影响肠蠕动功能的恢复，所以妈妈要做好一定的思想准备，对疼痛做些忍耐。

4 术后多翻身 由于剖宫产手术对肠道的刺激，以及受麻醉药的影响，妈妈在产后都会有不同程度的肠胀气，会感到腹胀。如果多做翻身动作，则会使促进肠道蠕动功能恢复，肠道内的气体就会尽早排出，可以解除腹胀。

5 术后饮食 术后第2天妈妈可以吃清淡的流质食物，如蛋汤、米汤，切忌进牛奶、红糖水、豆浆、大量蔗糖等胀气食品；待排气后，则可进半流质食物，如稀粥、汤面、馄饨等；稍后再恢复普通饮食。

6 术后卫生 剖宫产妈妈除了和自然分娩的产妇一样要勤刷牙、勤洗脸、勤换衣且每天冲洗外阴1～2次以外，还要注意保持腹部切口的清洁。

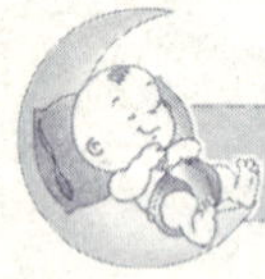

产后腹部恢复有妙方

生完宝宝后，大多数妈妈在最初的日子里腹部看起来像四、五个月妊娠般大，这是因为子宫没有完全恢复，依然胀大。经过1～2个月的时间，子宫会渐渐复原。但由于胎宝宝在子宫内生长发育时，腹壁肌肉被过度拉长和伸展，肌肉弹性会有实质性的降低，腹部肌肉松弛非常严重，如果不经过锻炼，腹壁肌肉的弹性不能复原。为了使形体恢复得更好，其中最简单、最经济、效果最好、无任何副作用的体形恢复策略，就是在产后尽快做有利于锻炼腹部肌肉的美腹操。

第一，仰卧在床，将两膝关节弯曲，两脚掌平放在床上，两手放在腹部，进行深呼吸运动，肚子一鼓一收。

第二，仰卧在床，将两手抱住后脑勺，胸腹稍微抬起，两腿伸直上下交替运动，由幅度小到幅度大，由慢到快，由少到多，连续做50次

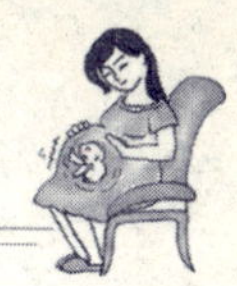

左右。

第三，仰卧在床，将两手握住床栏，两腿同时向上翘，膝关节不要弯曲，脚尖要绷直，两腿和身体的角度最好达到 90°，翘上去后停一会儿再放下，如此反复进行，直到腹部发酸为止。

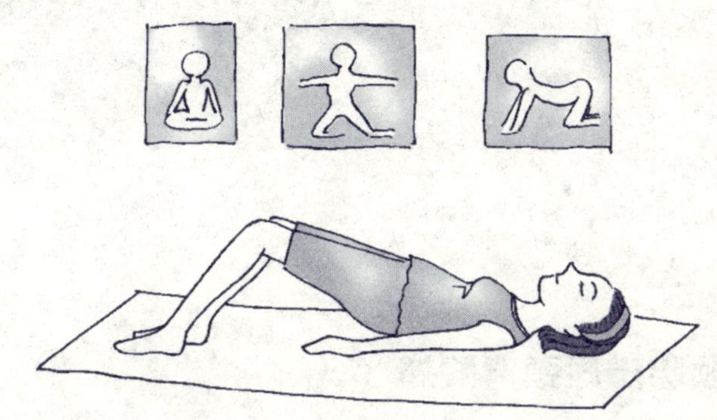

第四，将两手放在身体的两侧，用手支撑住床，两膝关节同时弯曲，两脚掌蹬住床，臀部尽量向上抬，抬起后停止 4 秒钟，然后落下，休息一会儿再继续做。

第五，将手放在身体两侧，两腿尽量向上翘，翘起来像蹬自行车一样两脚轮流蹬，累了就停下来休息一会儿，继续进行。

第六，立在床边，两手扶住床，两脚向后撤，身体成一条直线，两前臂弯曲，身体向下压，停 2～3 秒钟后，两前臂伸直，身体向上起，如此反复进行 5～15 次。

第七，一条腿立在地上，支撑整个身体，另一条腿弯曲抬起，然后用支撑身体的那条腿连续蹦跳，每次 20～30 下，两条腿交替进行，直到腿酸为止。

做恢复子宫健身操要持之以恒才能奏效，每次做时都要用力将动作做到家，做时应能体会到肌肉在用力地伸展与收缩。产后最初的一段时间身体器官尚未恢复，做操不要过于劳累。

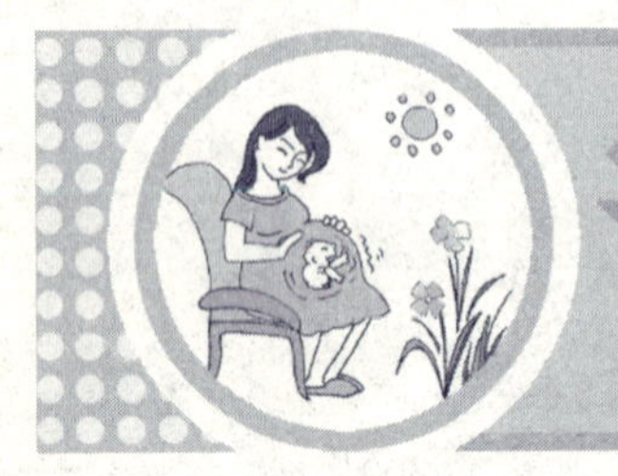

产后常见疾病的防治

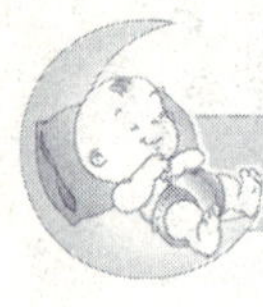

预防产后颈背酸痛

产妇如自己给宝宝喂奶(无论哺乳或用奶瓶喂宝宝),如不注意体位调节,经常长时间地低头看着宝宝吃奶,就可能因颈背部肌肉长时间紧张而疲劳,产生颈背酸痛不适;或者您有躺着哺乳的习惯,经常固定以一种姿势侧卧,也会引起颈背部肌肉紧张,导致颈背酸痛。

保持舒适的哺乳体位,在喂奶的过程中,适时活动颈部,如左右转动、前后仰伸,不要使颈背部肌肉长时间处于同一姿态,卧床休息时要时常变换睡姿。消除了诱因,就能有效地防止颈背酸痛的发生。

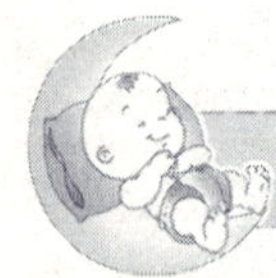

预防产妇便秘

俗话说"十人九痔",说明痔疮的发病率是比较高的。据统计,痔疮在产后妇女中发病率确实很高。

产妇发生痔疮的原因较多。在妇女怀孕后,由于胎宝宝逐渐生长发育,子宫体相应增大,向下压迫盆腔,影响了血液的回流,造成肛门周围组织水肿,从而出现肛裂和痔疮。再加上分娩时盆腔充血加重,

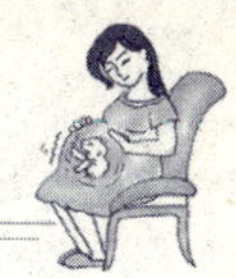

胎宝宝头部下降及娩出时肛门部位的血管组织充血水肿，也促使痔疮加重。另外，有些产妇分娩后活动量小，基本上以卧床休息为主，使肠蠕动减慢，而营养上又是大量进补，蛋白质吃得很多，有的地方以吃鸡蛋为主，而蔬菜、水果吃得很少，这种种原因使得产妇痔疮的发病率大为增高。

对于产妇痔疮和肛裂的治疗要从预防着手，要使饮食结构科学合理，荤素水果蔬菜齐全，并应多喝水。另外要养成每天排便的良好习惯，注意适度的运动。如出现便秘症状，不要强行排便，可使用开塞露、甘油栓等润滑药物，避免造成肛门裂伤和痔疮的加重。

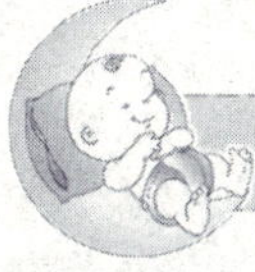

产后急性乳腺炎怎样防治

急性乳腺炎重在预防，产妇要注意做到以下几点：

第一，妊娠期要做好乳房及乳头的护理。

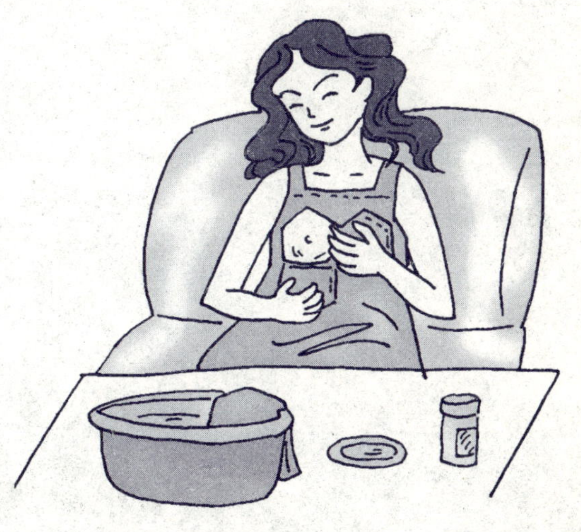

第二，每次喂奶前后，产妇要洗手，擦净乳头，喂奶后用清洁纱布敷盖乳头并用乳罩托起乳房。

第三，乳汁过多或婴儿吸不净时要用吸奶器吸空乳房。

第四，有淤积奶块时，可先做热敷轻轻用手向乳头方向揉按，使之化开，并将奶汁挤出或用吸奶器吸出。

第五，喂奶时间不应过长，以 15～20 分钟为宜，最多不要超过半小时。不要让婴儿长时间叼奶头或含着奶头入睡。

第六，发生乳头皲裂时要暂停哺乳，用吸奶器吸出乳汁，待伤口愈合后才能直接哺喂。

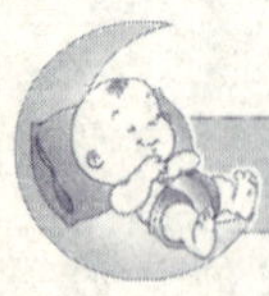

产后防止感冒很重要

产妇产后10天内，一般出汗较多，这是因为，通过排汗协助排出体内积蓄的废物，此属正常生理现象，此时应特别注意不要受风，造成感冒。这时受风寒之邪，会导致感冒咳嗽，不仅对产妇恢复健康不利，还会致病，长期不愈给后半生留下病根。

为了防止受风寒，产妇穿衣服要适当，不要一会儿穿，一会儿脱，造成身体对外界抵抗力的降低。夜间或白天盖被子要适当，以防盖被过多，夜间踢去被子受寒。